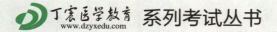

丁震医学教育 www.dzyxedu.com 系列考试丛书

U0636996

2019

丁震 护理学（师）

单科一次过（第1科）基础知识

DINGZHEN HULIXUE（SHI）DANKE YICIGUO（DIYIKE）
JICHU ZHISHI

丁 震 编著

北京航空航天大学出版社
BEIHANG UNIVERSITY PRESS

图书在版编目（CIP）数据

2019 丁震护理学（师）单科一次过. 第 1 科，基础知识／丁震编著. —北京：北京航空航天大学出版社，2018.8

ISBN 978-7-5124-2789-1

Ⅰ.① 2… Ⅱ.①丁… Ⅲ.①护理学－资格考试－自学参考资料 Ⅳ.① R47

中国版本图书馆 CIP 数据核字（2018）第 157839 号

2019 丁震护理学（师）单科一次过（第 1 科）基础知识
丁 震 编 著
责任编辑：张林平　唐小利
*
北京航空航天大学出版社出版发行
北京市海淀区学院路 37 号（邮编 100191）　http://www.buaapress.com.cn
发行部电话：（010）82317024　　传真：（010）82328026
读者信箱：yxbook@buaacm.com.cn　　邮购电话：（010）82316936
涿州市新华印刷有限公司印装　　各地书店经销
*
开本：787×1092　　1/16　　印张：17　　字数：435 千字
2018 年 8 月第 1 版　　2018 年 8 月第 1 次印刷
ISBN 978-7-5124-2789-1　　定价：55.00 元

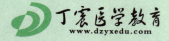
　　本书是2019年全国护理学（师）资格考试的复习参考书，专为在上一年度考试中第1科（基础知识）考试未通过的考生编写。全书分考点和单科试卷两个部分。考点部分根据考试大纲对单科目考核的内容要求和历年考试命题情况编写，除大纲要求基础知识考核的病因与发病机制、解剖、生理、病理、病理生理等内容（共占61.1%），还对跨科目且占考试比例较高的以外科护理学为主的临床表现（占19.1%）作了系统阐述，占比例较低的辅助检查、治疗要点、护理措施（共占19.8%）以附录的形式列出历年考点，确保单科复习的系统性和完整性。在每章考点之后，同步对应若干试题以加强对考点的理解。试卷部分精选4套单科试卷，共400题，供考生专项实战模拟；400道题均配有作者的原创解析，对有干扰价值的选项逐项对比解析，帮助考生深刻理解考试重点。图书考点部分采用双色印刷，重点内容用绿色字区分。

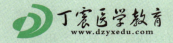

全国卫生专业技术资格（中初级）以考代评工作从2001年开始正式实施，参加并通过考试是单位评聘相应技术职称的必要依据。目前，除原初级护士并轨、独立为全国护士执业资格考试外，全国卫生专业技术资格（中初级）考试涵盖了护理、临床医学、药学、检验、影像、康复、预防医学、中医药等118个专业。考试涉及的知识范围广，有一定难度，考生对应考复习资料的需求较强烈。

2009年由我提出策划方案、组织全国数百名作者参与编写的全国卫生专业技术资格考试及护士执业资格考试丛书在人民军医出版社出版，共50余本，内容覆盖了护士、护理学（师）、护理学（中级）、药学、检验、临床医学等上百个考试专业。由于应试指导教材精练、准确；模拟试卷贴近考试方向、命中率高，已连续畅销10年，深受全国考生认可。

在图书畅销的同时，我和编写本套丛书的作者团队却感到深深的无奈，因为我们发现，市场上有相当比例的同类考试书和某些培训机构的网上试题都在抄袭我们的创作成果，有些抄袭的试题顺序都没有变。而市场上盗印、冒用"军医版"图书的情况更加严重，由我策划编著的《护考急救包》《单科一次过》等经典考试图书目前已有多个冒用版本在销售，使考生难辨"李逵"和"李鬼"。这些侵权、盗印、冒用出版物的质量粗劣，欺骗、误导考生，使原创作者和读者两方的利益都受到严重侵害。

因此，请考生一定认清，丁震是原人民军医出版社考试中心主任，原军医版的护士、护理学（师）、护理学（中级）及药学、检验、临床医学等职称考试图书均为丁震策划编写。人民军医出版社已从2017年后停止出版护理类及医学职称考试图书，丁震与原班作者队伍继续修订和出版本套考试图书，只有丁震编著的护理类或担任总主编的职称考试图书为原军医版的合法延续，目前市场上其他众多的"军医版"、"军医升级版"等考试图书均属冒用、盗印或侵权行为，我们将保留追究其法律责任的权利！

为了使本套考试书已经形成的出版价值得到进一步延续和提升，更好地为全国考生服务，2019年，由我编著的40本护理类考试图书和我担任总主编的82本卫生专业技术资格（中初级）考试图书全部授权北京航空航天大学出版社独家出版。

40本护理类考试图书包括护士考试8本、护理学（师）考试12本、护理学（中级）考试20本，延续了原军医版图书精练、准确及命中率高的特点，但较原军医版的质量有了巨大提升，主要体现在以下四个方面：

一是急救包、应试指导、点线学习法、单科一次过等教材，归纳总结了大量表格，帮助考生强化考点对比，加深理解，便于掌握和记忆；教材采用双色印刷，重要内容用绿色字标识，重点突出。

二是试卷类图书，严格按照真题重新组卷，做到了对试题的全解析，即每道试题都配有解析，对有干扰价值的选项逐一解析，以达到"举一反五"的目的；且根据近几年考试情况，删除了部分不常考的老题，增加了部分新题，尤其是护士执业资格考试新增了图形题。

三是网上学习卡，《护考急救包》的视频课程为2019年度全新录制，重点章节由我承担，并邀请全国经验丰富的护理教师共同讲解；增加了微信小程序功能，优化了"丁震医学教育"APP，网上做题更加流畅。

四是考生答疑，丁震医学教育开通了QQ客服、微信、微博等多种网络媒介，有一支专业的助教团队负责全程回答考生提出的专业问题和上网技术问题。

在护理类考试图书编写中，我始终坚持两个基本原则，一是做考试原创内容的理念，所有的考点总结和试题解析均为原创；二是年年修订，对每年考过的试题都作详细分析、增补，使考点总结更准确，试题解析更清晰，只有经过不断修订，才能出精品图书。

经过十余年的不断积累，我已建成了由数万道试题构成的护理考试题库。为了向考生提供质量更高的考试用书，我从不同角度对题库进行分析，总结历年考试的规律和变化趋势，从而较准确地预测下一年的考试方向和细节。在图书编写过程中，查阅了大量教科书、诊治指南等参考资料，以学术研究的态度对待每一个考点、每一道试题，使内容更加权威、准确。

由于编写和出版的时间紧、任务重，书中如仍有不足，请考生批评指正。

丁　震

2018 年 8 月于北京

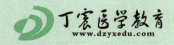

第1章　内科护理学

第2章　外科护理学

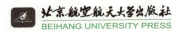

第3章　妇产科护理学

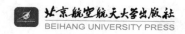

第 4 章　　儿科护理学

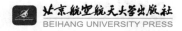
丁震医学教育 010-88453168
www.dzyxedu.com
北京航空航天大学出版社
BEIHANG UNIVERSITY PRESS

附录：基础知识历年跨科目考点

护理学（师）基础知识单科试卷

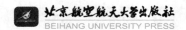

第 1 章　内科护理学

第1节　呼吸系统疾病

一、常见症状护理

（一）咳嗽、咳痰

1. 咳嗽的特点　咳嗽是呼吸系统疾病最常见的症状，属于反射性防御反应，有助于清除呼吸道分泌物及异物，但频繁、剧烈咳嗽可对机体造成损害。不同性质咳嗽对应的常见疾病见表 1-1。

表1-1　不同性质咳嗽对应的常见疾病

咳嗽性质	常见疾病
急性干咳	上呼吸道炎症，气管异物，胸膜炎
刺激性呛咳	呼吸道刺激，支气管肺癌
起床咳嗽加剧	支气管扩张，肺脓肿
夜间咳嗽明显	左心衰竭，肺结核
长期慢性咳嗽	慢性支气管炎，支气管扩张，肺脓肿和肺结核
犬吠样咳嗽	百日咳，会厌、喉部疾病，气管受压或异物
金属音咳嗽	纵隔肿瘤，主动脉瘤或支气管肺癌压迫气管
嘶哑性咳嗽	声带或喉部病变

2. 痰液的特点　痰液的性质可分为黏液性、浆液性、脓性和血性等。不同性质的痰液对应的常见疾病见表 1-2。痰液量：轻度咳痰＜ 10ml/d，中度咳痰 10 ～ 150ml/d，重度咳痰＞ 150ml/d。

表1-2　不同性质痰液对应的常见疾病

痰液性质	常见疾病
透明黏液痰	支气管炎、支气管哮喘
黄脓痰	细菌性感染，如金黄色葡萄球菌感染
翠绿色痰	铜绿假单胞菌感染
铁锈色痰	肺炎链球菌肺炎

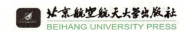

（续 表）

痰液性质	常见疾病
砖红色胶冻状痰	克雷白杆菌肺炎
红色或红棕色痰	肺癌、肺结核、肺栓塞、支气管扩张
咖啡样痰	阿米巴肺脓肿
果酱样痰	肺吸虫病
粉红色泡沫痰	急性左心衰竭
恶臭痰	厌氧菌感染
白色黏稠拉丝痰	真菌感染

（二）咯血

在我国，引起咯血的前3位病因分别是肺结核、支气管扩张症和支气管肺癌。根据咯血量不同，可分为痰中带血、少量咯血、中等量咯血和大量咯血（表1-3）。

表1-3　咯血的评估

咯血量分级	划分标准
痰中带血	
少量咯血	<100ml/d
中等量咯血	100～500ml/d
大量咯血	>500ml/d，或一次>300ml

（三）肺源性呼吸困难

1. 分型

（1）吸气性呼吸困难：表现为吸气费力，吸气时间显著延长，出现三凹征（即胸骨上窝、锁骨上窝和肋间隙），由于上呼吸道部分梗阻所致。常见于喉头水肿、气管异物等患者。

（2）呼气性呼吸困难：表现为呼气费力，呼气时间显著延长，由于下呼吸道部分梗阻所致。常见于支气管哮喘、小支气管痉挛、慢性阻塞性肺疾病患者。

（3）混合性呼吸困难：吸气和呼气均感费力，呼吸表浅、频率增加。见于重症肺炎、胸腔积液、大面积肺不张等。

2. 分度　分为轻度、中度和重度。

二、急性呼吸道感染

急性上呼吸道感染简称上感，是指外鼻孔至环状软骨下缘，包括鼻腔、咽或喉部急性炎症的总称，

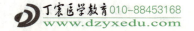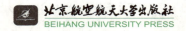

是小儿最常见的疾病。

1. 病因　各种病毒和细菌均可引起，但90%以上为病毒，如鼻病毒、呼吸道合胞病毒、流感病毒等。病毒感染后可继发细菌感染，最常见的致病菌是溶血性链球菌，其次为肺炎链球菌、流感嗜血杆菌。淋雨、受凉、气候突变、过度劳累是重要诱因。

2. 病理　一般无明显病理学改变，也可出现上皮细胞破坏和少量单核细胞浸润。鼻腔和咽黏膜充血、水肿，扁桃体肿大，颌下与颈淋巴结肿大，有较多量浆液性及黏液性炎性渗出。继发细菌感染后，有中性粒细胞浸润和脓性分泌物。

三、支气管哮喘

支气管哮喘简称哮喘，是气道的一种慢性变态反应性炎症性疾病。

1. 病因

（1）遗传因素：哮喘发病具有家族集聚现象。

（2）环境因素：是哮喘的激发因素，包括变应原性因素和非变应原性因素。

①变应原性因素：室内变应原如尘螨、家养宠物的毛、蟑螂，室外变应原如花粉等，职业性变应原如油漆、饲料，食物有海鲜、蛋、奶粉等，药物有阿司匹林、普萘洛尔、卡托普利、某些抗生素等。

②非变应原性因素：如环境污染（二氧化硫、氨气）、呼吸道感染、吸烟、运动、肥胖、妊娠、精神因素、气候改变等。

2. 发病机制

（1）气道炎症：哮喘主要由接触变应原触发或引起，哮喘的本质是免疫介导的气道慢性炎症。

（2）气道高反应性：气道对各种刺激因子如变应原、运动等呈高敏状态，接触时出现过强或过早的收缩反应。

（3）气道重构：使哮喘患者对吸入激素的敏感性降低，是哮喘的重要病理特征。

（4）神经机制：β肾上腺素受体功能低下，胆碱能神经兴奋性增加，导致支气管口径缩小，引起哮喘发作。

四、慢性阻塞性肺疾病

慢性阻塞性肺疾病（COPD）简称慢阻肺，是以持续气流受限为特征的可以预防和治疗的疾病，其气流受限多呈进行性发展。COPD多由慢性支气管炎发展而来。

1. 病因

（1）个体因素：如遗传因素（α_1-抗胰蛋白酶缺乏），免疫功能紊乱，气道高反应性，年龄增大等。

（2）环境因素

①吸烟：是最重要的环境发病因素。

②呼吸道感染：是病情加剧发展的重要因素。包括病毒（流感病毒，鼻病毒等）、支原体、细菌（常继发于病毒感染，以肺炎链球菌、流感嗜血杆菌等为常见）感染。

③大气污染。

④职业粉尘和化学物质。

⑤气候因素：冷空气刺激。

2. 病理　肺气肿是指终末细支气管远端的气道（即小支气管或小气道）弹性减退、气腔异常扩大、伴有肺泡及其组成部分的病理改变。可见肺过度膨胀、弹性减退，外观灰白或苍白。COPD是在慢性支气管炎症和肺气肿的病理基础上，出现气道阻塞，肺泡弹性纤维断裂，肺泡过度膨胀，肺泡

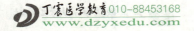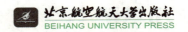

壁弹性减弱或破坏，融合成肺大疱。

3．发病机制

（1）炎症机制：气道、肺实质及肺血管的慢性炎症是 COPD 的特征性改变，中性粒细胞的活化和聚集是炎症过程的重要环节。

（2）蛋白酶 - 抗蛋白酶失衡机制：蛋白酶增多或抗蛋白酶不足均可导致组织结构破坏，发生肺气肿。

（3）其他机制：如氧化应激增加、自主神经功能失调、营养不良、气温变化等。

五、慢性肺源性心脏病

慢性肺源性心脏病简称慢性肺心病，是由肺组织、肺血管或胸廓的慢性病变引起肺组织结构和（或）功能异常，造成肺血管阻力增加，肺动脉压力增高，继而右心室结构和（或）功能改变的疾病。

1．病因

（1）慢性支气管炎并发 COPD：是慢性肺心病最主要的病因。

（2）其他：支气管哮喘、支气管扩张、胸廓运动障碍性疾病、肺血管疾病等也可引起。

2．发病机制

（1）肺动脉高压形成：是慢性肺心病发病的关键环节。呼吸性酸中毒、高碳酸血症、肺气肿、慢性缺氧与肺动脉高压形成有关。其中，缺氧是肺动脉高压形成的最主要因素。

（2）心脏病变和心力衰竭：肺动脉高压早期右心的代偿引起右心肥厚、扩张，随着肺动脉压持续升高，右心失代偿导致心力衰竭。

六、支气管扩张症

支气管扩张症是继发于急、慢性呼吸道感染和支气管阻塞后，由于反复发作支气管炎症，致使支气管管壁结构破坏，引起支气管异常和持久性扩张。

1．病因与发病机制

（1）支气管 - 肺感染：包括细菌、真菌和病毒的感染，如儿童期的麻疹和百日咳感染。

（2）免疫缺陷：低免疫球蛋白血症，长期服用免疫抑制药物，HIV 感染。

（3）先天性疾病：α_1- 抗胰蛋白酶缺乏等。

（4）先天性结构受损。

（5）其他：气道堵塞、毒性物质吸入等。

2．病理　位于段或亚段支气管管壁的破坏和炎性改变。受累管壁的结构包括软骨、肌肉和弹性组织被破坏并被纤维组织替代，管腔逐渐扩张。扩张的形态分为柱状和囊状两种，常合并存在。早期柱状扩张的管壁破坏较轻，随着病情进展，出现囊状扩张。

七、肺　炎

（一）肺炎病因、病理及分类

肺炎是指发生在终末气道、肺泡和肺间质的炎症。

1．病因与发病机制　肺炎可由多种病原体、理化因素、免疫损伤、过敏及药物所致，以细菌性肺炎最常见。病原体数量多、毒力强或机体抵抗力降低时可导致肺炎，引起肺泡毛细血管充血、水肿，肺泡内纤维蛋白渗出和细胞浸润。

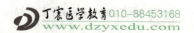
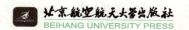

2. 病理　肺炎治愈后多不留瘢痕，其结构和功能可恢复正常。

3. 分类

（1）根据解剖位置分类：见表 1-4。

（2）根据病因分类：见表 1-5。

（3）根据患病环境分类：见表 1-6。

表1-4　根据解剖位置的肺炎分类

类　型	常见病原体	特　点
大叶性（肺泡性）肺炎	肺炎链球菌	主要表现为肺实质炎症
小叶性（支气管性）肺炎	肺炎链球菌，葡萄球菌，病毒，肺炎支原体	多继发于其他疾病或长期卧床的危重患者，常有湿啰音，无肺实变体征
间质性肺炎	细菌，支原体，衣原体，病毒，肺孢子菌	以肺间质炎症为主，呼吸道症状较轻，体征较少

表1-5　根据病因的肺炎分类

类　型	常见病原或病因
细菌性肺炎（最常见）	肺炎链球菌，金黄色葡萄球菌，溶血性链球菌，肺炎克雷白杆菌
非典型病原体所致肺炎	军团菌，支原体，衣原体
病毒性肺炎	冠状病毒，腺病毒，呼吸道合胞病毒，流感病毒，麻疹病毒
肺真菌病	白色念珠菌，曲霉菌，放线菌
其他病原体	立克次体，弓形虫，寄生虫
理化因素	放射性物质，化学物质、药物、液体、食物或呕吐物吸入

表1-6　根据患病环境的肺炎分类

类　型	定　义	病　原
社区获得性肺炎	在医院外罹患，包括具有明确潜伏期的病原体感染，入院后平均潜伏期内发病	肺炎链球菌最常见，支原体、衣原体、流感嗜血杆菌、呼吸道病毒等
医院获得性肺炎	入院时不存在，不处于潜伏期，入院48小时后在医院内发生	无感染高危因素者以肺炎链球菌常见；有感染高危因素者多为金黄色葡萄球菌、铜绿假单胞菌、大肠埃希菌

（二）成人肺炎链球菌肺炎

成人肺炎链球菌肺炎是肺炎链球菌感染引起的肺炎，居社区获得性肺炎发病率的首位。

1. 病因与发病机制　肺炎链球菌为上呼吸道正常菌群。当机体免疫力受损时，肺炎链球菌可入侵下呼吸道而致病。肺炎链球菌在干燥痰中可存活数月，但经阳光直射 1 小时或加热至 52℃ 10 分钟

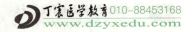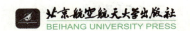

即可杀灭，对苯酚等消毒剂也较敏感。常见诱因有受凉、淋雨、疲劳、醉酒、精神刺激、上呼吸道感染、COPD、糖尿病、大手术等。

2. 病理　典型病理改变分为充血期、红肝变期、灰肝变期及消散期 4 期。

八、肺结核

肺结核是结核分枝杆菌引起的肺部慢性传染性疾病。

1. 病原　主要为人型结核分枝杆菌，具有抗酸性，生长缓慢，对干燥、冷、酸、碱等抵抗力强，可在干燥痰内存活 6～8 个月，但对热、紫外线和乙醇等较敏感，75% 乙醇 2 分钟、烈日曝晒 2 小时或煮沸 1 分钟可使其灭活。

2. 发病机制　大量毒力强的结核菌侵入机体而免疫力又下降时易发病。

九、自发性气胸

胸膜腔内积气称为气胸。根据病因，气胸分为自发性气胸和损伤性气胸。根据胸膜腔内压力情况，气胸分为闭合性气胸、开放性气胸和张力性气胸。

肺组织及脏层胸膜因肺部疾病或靠近肺表面的肺大疱等突然自发破裂，肺及支气管内气体进入胸膜腔形成气胸。

1. 继发性气胸　常继发于慢性阻塞性肺疾病、肺结核、支气管哮喘等肺部基础疾病，在这些疾病的基础上形成的肺大疱破裂或病变直接损伤胸膜导致气胸。

2. 原发性气胸　常发生于瘦高的青壮年男性，肺部无明显病变。在无防护的作业（如航空、潜水等）、用力抬举重物、剧烈运动、大笑及高低压环境间突然转变的情况下，胸膜下的肺大疱容易破裂，形成气胸。

十、原发性支气管肺癌

原发性支气管肺癌简称肺癌，是起源于支气管黏膜上皮的恶性肿瘤，发病率居男性恶性肿瘤的首位。

1. 病因与发病机制

（1）吸烟：是最重要的危险因素。烟草中含有苯并芘、尼古丁和亚硝胺等致癌物质。开始吸烟年龄越早，吸烟时间越长，吸烟量越大，肺癌的发病率越高。

（2）职业因素：长期接触石棉、砷、煤烟、焦油和石油等。

（3）空气污染：室内污染、汽车废气、工业废气、公路沥青含苯并芘等致癌物质。

（4）电离辐射：长期、大剂量电离辐射。

（5）饮食与营养：较少食用含 β 胡萝卜素的蔬菜和水果。

（6）其他：遗传因素、病毒感染、真菌感染、某些慢性肺部疾病等。

2. 分类

（1）按解剖学部位分类：中央型肺癌多为鳞癌和小细胞癌；周围型肺癌多为腺癌。

（2）按组织学分类

①鳞癌最常见，以中央型肺癌为主，多见于老年男性，与吸烟关系最密切。

②腺癌女性多见，以周围型肺癌为主，对化疗、放疗敏感性较差。

③大细胞癌恶性程度较高。

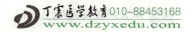 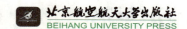

④小细胞癌 40 岁左右吸烟男性多见，恶性程度最高。

十一、慢性呼吸衰竭

呼吸衰竭简称呼衰，指各种原因引起的肺通气和（或）换气功能严重障碍，使静息状态下亦不能维持足够的气体交换，导致低氧血症伴（或不伴）高碳酸血症，进而引起一系列的病理生理改变和相应临床表现的综合征。

呼吸衰竭是临床急危重症，按照动脉血气结果，分为Ⅰ型和Ⅱ型呼吸衰竭；按照发病急缓，分为急性和慢性呼吸衰竭；按照发病机制，分为泵衰竭和肺衰竭。

1. **Ⅰ型呼衰** 仅存在缺氧而无二氧化碳潴留，即 $PaO_2 < 60mmHg$，而 $PaCO_2$ 正常或低于正常。见于肺换气功能障碍（通气 / 血流比例失调、弥散功能损害和肺动 - 静脉分流等）疾病，如急性呼吸窘迫综合征、严重肺部感染、间质性肺疾病、急性肺栓塞等。

2. **Ⅱ型呼衰** 缺氧伴二氧化碳潴留，即 $PaO_2 < 60mmHg$ 且 $PaCO_2 > 50mmHg$，多由于肺泡通气不足所致，如慢性阻塞性肺疾病。

慢性呼吸衰竭是指由于呼吸或神经肌肉系统的慢性疾病，引起呼吸功能的损害逐渐加重，经过较长时间发展形成的呼吸衰竭。

3. **病因**

（1）呼吸系统疾病：如呼吸道疾病、肺组织病变、胸廓病变、肺血管疾病等，导致肺通气不足、通气 / 血流比例失调或弥散障碍等，发生低氧血症或高碳酸血症。其中以支气管 - 肺疾病（如 COPD、哮喘、肺炎、肺间质纤维化）最为多见。

（2）神经肌肉病变：如脑血管病变、重症肌无力、破伤风、有机磷农药中毒等。

---

1. 呼吸系统疾病最常见的病因是
   A. 个人不良生活方式　　　　B. 肿瘤导致的免疫紊乱　　　　C. 病原体感染
   D. 遗传基因缺陷　　　　　　E. 理化因素刺激

2. 支气管哮喘的发病机制是
   A. 遗传基因突变　　　　　　B. 气道变态反应　　　　　　　C. 心肌急性缺血
   D. 肺泡充血水肿　　　　　　E. 肺动脉栓塞

3. 关于阻塞性肺气肿的病因及发病机制，<u>不正确</u>的是
   A. 由慢支演变　　　　　　　B. 慢性感染　　　　　　　　　C. 大气污染
   D. 长期吸烟　　　　　　　　E. 抗胰蛋白增多

4. 阻塞性肺气肿的病因及发病机制<u>不包括</u>
   A. 有害气体的长期吸入　　　B. 慢性感染　　　　　　　　　C. 大气污染
   D. 长期吸烟　　　　　　　　E. 红细胞生成激素增多

5. 体检可见桶状胸，两侧胸式呼吸活动减弱，提示可能的疾病是
   A. 血胸　　　　　　　　　　B. 肺结核　　　　　　　　　　C. 肺气肿
   D. 肺不张　　　　　　　　　E. 胸膜粘连

6. 肺源性心脏病肺动脉高压形成的最主要因素是
   A. 肺部毛细血管床减少　　　B. 血液黏稠度增加　　　　　　C. 血容量增加

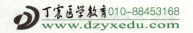 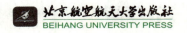

D. 肺部毛细血管微小栓子形成　　　　E. 肺小血管收缩痉挛

7. 支气管扩张最常见的病因是
A. 婴幼儿期患有支气管肺炎　　　B. 肺结核　　　　　C. 阻塞性肺气肿
D. 肺炎　　　　　E. 气胸

8. 院内获得性肺炎的病原学方面，正确的是
A. 最常见的病原菌为金黄色葡萄球菌　B. 最常见的病原菌为肺炎链球菌
C. 最常见的病原菌为革兰阴性杆菌　　D. 真菌感染最为常见
E. 除铜绿假单胞菌外，其他革兰阴性杆菌极少见

9. 与肺癌的发生关系最密切的是
A. 职业性致病因素　　　　　B. 长期吸烟　　　　　C. 空气污染
D. 电离辐射　　　　　E. 饮食与营养

10. 肺癌中恶性程度最高，对化疗、放疗最敏感的类型是
A. 鳞状上皮细胞癌　　　　　B. 小细胞未分化癌　　　　　C. 大细胞未分化癌
D. 腺癌　　　　　E. 细支气管肺泡癌

11. 长期吸烟可损伤呼吸道中
A. 纤毛　　　　　B. 平滑肌　　　　　C. 毛细血管
D. 分泌细胞　　　　　E. 巨噬细胞

12. 引起慢性呼吸衰竭最常见的诱因是
A. 气道阻塞性病变　　　　　B. 肺组织病变　　　　　C. 胸壁病变
D. 心包病变　　　　　E. 肺血管病变

13. 慢性呼吸衰竭对机体的影响<u>不包括</u>
A. 肺性脑病　　　　　B. 上消化道出血　　　　　C. 心律失常
D. 左心衰竭　　　　　E. 脑水肿

14. 患者，男，32岁。春游回家后出现胸闷、气促，诊断为支气管哮喘，其发病的原因最可能的是
A. 感染　　　　　B. 剧烈运动　　　　　C. 精神因素
D. 气候变化　　　　　E. 过敏原吸入

15. 患者，男，23岁。淋雨后出现寒战、高热、咳嗽，咳铁锈色痰，入院后测体温39.8℃，血常规示白细胞$16×10^9/L$，中性粒细胞0.85，X线示肺叶出现淡薄、均匀阴影，经诊断为大叶性肺炎。导致大叶性肺炎最常见的病原体是
A. 肺炎链球菌　　　　　B. 支原体　　　　　C. 流感嗜血杆菌
D. 冠状病毒　　　　　E. 肺炎杆菌

16. 患者，男，37岁。平素体健。淋雨后突发寒战、高热、咳嗽、咳铁锈色痰。X胸片示右肺中叶呈均匀一致的致密阴影，引发患者肺部病变最可能的病原体是
A. 病毒　　　　　B. 细菌　　　　　C. 真菌
D. 衣原体　　　　　E. 支原体

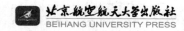

17. 患儿，男，8 岁。4 天前出现发热、咳嗽，体温最高达 39℃，阵发性刺激性干咳。体检：肺部呼吸音增粗。胸部 X 线：大片密度增高影；血清冷凝集试验呈阳性。引起该患儿肺部病变的病原体最可能是

A. 肺炎链球菌　　　　　　　B. 肺炎支原体　　　　　　　C. 流感嗜血杆菌

D. 金黄色葡萄球菌　　　　　E. 呼吸道合胞病毒

18. 患者，男，64 岁。慢性支气管炎 8 年，高血压 3 年。今晨排便时，突感右胸刀割样疼痛，随即胸闷、呼吸困难，最可能的原因是

A. 低血压　　　　　　　　　B. 急性胸膜炎　　　　　　　C. 急性心包炎

D. 自发性气胸　　　　　　　E. 心脏神经官能症

（19－21 题共用备选答案）

A. 透明黏液痰　　　　　　　B. 砖红色胶冻状痰　　　　　C. 粉红色泡沫样痰

D. 铁锈色痰　　　　　　　　E. 脓臭痰

19. 肺炎克雷伯杆菌感染患者咳

20. 急性左心衰竭患者咳

21. 慢性支气管炎患者咳

答案：1. C。2. B。3. E。4. E。5. C。6. E。7. A。8. C。9. B。10. B。11. A。12. A。
　　　13. D。14. E。15. A。16. B。17. B。18. D。19. B。20. C。21. A。

第 2 节　循环系统疾病

一、常见症状护理

1. 心源性呼吸困难

（1）原因：左心功能不全时，肺淤血导致肺的通气和换气功能异常，肺内氧分压降低、二氧化碳分压升高，呼吸中枢受到兴奋刺激，从而机体感到呼吸费力。

（2）临床表现：劳力性呼吸困难；夜间阵发性呼吸困难；端坐呼吸。

2. 心前区疼痛

（1）原因：常由心绞痛、心肌梗死引起，发生的机制为各种因素刺激支配心脏、主动脉或肋间神经的传出纤维。

（2）临床表现：见表 1-7。

3. 心悸　各种原因均可引起，如心律失常、器质性心脏病、低血糖反应、大量饮酒或浓茶等。

4. 心源性水肿　常由右心衰竭或全心衰竭引起。由体循环静脉压力增高所致。

5. 心源性晕厥　可由严重心律失常、主动脉瓣狭窄、急性心肌梗死等引起。

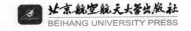

表1-7　不同疾病的心前区疼痛的临床表现

疾　病	表　现
心绞痛	胸骨后上中段或心前区，含服硝酸甘油可缓解
心肌梗死	胸骨后上中段或心前区，含服硝酸甘油多不能缓解
急性主动脉夹层动脉瘤	胸骨后或心前区撕裂样剧痛或灼烧痛
急性心包炎、胸膜炎	可因咳嗽、呼吸困难加重疼痛，呈刺痛
心血管神经症	与患者的情绪变化有关，疼痛部位不固定

二、慢性心力衰竭

（一）慢性心力衰竭

慢性心力衰竭是指在原有慢性心脏疾病基础上逐渐出现心衰的症状和体征。其特征性的症状为呼吸困难和体力活动受限，特征性的体征为水肿。

1. 病因

（1）原发性心肌损害：冠心病、心肌梗死是引起心衰最常见的原因，其他还有心肌炎、心肌疾病等。

（2）心脏负荷过重

①压力负荷（后负荷）过重：左、右心室收缩期射血阻力增加的疾病。左心室后负荷增加的疾病有原发性高血压、主动脉瓣狭窄等。右心室后负荷增加的疾病有肺动脉高压、肺动脉瓣狭窄等。

②容量负荷（前负荷）过重：二尖瓣、主动脉瓣关闭不全，血液反流。左、右心分流或动静脉分流先天性心脏病。伴有全身血容量增多的疾病，如甲状腺功能亢进症、慢性贫血等。

2. 诱因

（1）感染：呼吸道感染是最常见、最重要的诱因，可加重心衰；其次为感染性心内膜炎。

（2）心律失常：心房颤动是器质性心脏病最常见的心律失常，也是心衰最重要的诱因。

（3）血容量增加：钠盐摄入过多，输液过快、过多。

（4）生理或心理压力过大：妊娠、过度劳累、剧烈运动、情绪激动等。

（5）治疗不当：如不恰当地停用利尿药或降压药等。

（6）原有心脏病加重或合并其他疾病：如冠心病发生急性心肌梗死，合并甲状腺功能亢进症或贫血等。

3. 病理生理

心肌的病理性重构是心衰发生发展的基本病理机制。心衰发生后，心肌代偿性肥厚，能量供应不足导致心肌细胞坏死、纤维化，形成恶性循环。交感神经兴奋性增强，副交感神经功能障碍；肾素-血管紧张素-醛固酮系统（RAAS）激活，精氨酸加压素（抗利尿激素）水平升高，致水、钠潴留，加重心脏前负荷，进一步促进心肌的病理性重构。

（二）急性心力衰竭

临床最常见的是急性左心衰竭。急性左心衰竭是指急性发作或加重的心肌收缩力明显降低，造成急性心排血量骤降、肺循环压力突然升高，引起急性肺淤血、肺水肿，以及伴组织器官灌注不足的心源性休克的一种临床综合征。最常见的病因是慢性心衰急性加重。其他病因包括：

1. 新发心衰的主要原因

急性广泛心肌梗死、重症心肌炎等。

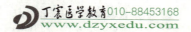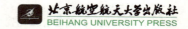

2. **可能导致心衰迅速恶化的因素**　严重心律失常、急性冠脉综合征、急性肺栓塞、高血压危象、心包填塞等。

3. **慢性心衰急性失代偿的诱因**　感染（包括感染性心内膜炎），贫血，肾功能不全，使用非甾体抗炎药、糖皮质激素、化疗药等，未经控制的高血压，甲状腺功能亢进或减退等。

三、心律失常

（一）窦性心律失常

正常窦性心律的冲动起源于窦房结，频率为 60 ～ 100 次 / 分。窦性心律失常是指由于窦房结冲动发放频率的异常或窦性冲动向心房的传导受阻而导致的心律失常。

1. 窦性心动过速

（1）定义：成人窦性心率＞ 100 次 / 分，称窦性心动过速。频率大多在 100 ～ 150 次 / 分，偶可高达 200 次 / 分。

（2）病因：可见于健康人吸烟、饮酒、饮用含咖啡因的饮料或茶、剧烈运动、情绪激动等情况下。某些病理状态如发热、贫血、甲状腺功能亢进等，应用某些药物如阿托品、肾上腺素等，也可引起。

2. 窦性心动过缓

（1）定义：成人窦性心率＜ 60 次 / 分，称窦性心动过缓。

（2）病因：见于健康的青年人、运动员、睡眠状态。某些病理状态如颅内压增高、严重缺氧、高钾血症、窦房结病变、急性下壁心肌梗死、甲状腺功能减退、阻塞性黄疸等，应用某些药物如 β 受体阻滞剂、非二氢吡啶类钙通道阻滞剂、胺碘酮、拟胆碱药及洋地黄中毒等，也可引起。

3. 窦性心律不齐

（1）定义：窦性心率，但快慢不规则称窦性心律不齐。

（2）病因：常见于儿童、青年、感染后恢复期及自主神经不稳定的患者，一般无重要临床意义。多数窦性心律不齐与呼吸周期有关，称呼吸性窦性心律不齐。吸气时，迷走神经兴奋性降低，心率增快；而呼气时迷走神经兴奋性增高，心率减慢。

（二）期前收缩

期前收缩是指由于窦房结以外的异位起搏点兴奋性增高，过早发出冲动引起的心脏搏动，也称为早搏，是临床上最常见的心律失常。根据异位起搏点部位的不同，可分为房性、房室交界区性和室性期前收缩。

1. 房性期前收缩　简称房性早搏或房早。是指起源于窦房结以外的心房任何部位的激动。多为非器质性，正常人 24 小时心电检测多数有房性期前收缩发生。常发生在情绪激动、吸烟和饮酒、饮浓茶和咖啡等情况下。各种器质性心脏病，如冠心病、心肌疾病、肺心病等，房性期前收缩多发，且易引发其他心律失常。

2. 室性期前收缩　简称室性早搏或室早，是最常见的一种心律失常。是指房室束分叉以下部位过早发生的期前收缩。常见于有器质性心脏病的患者，如高血压、冠心病、风湿性心脏病、先天性心脏病等；使用洋地黄、奎尼丁等药物也可引起，低钾血症、精神紧张、过量烟酒也可诱发。还可见于正常健康人。

（三）扑动和颤动

1. 心房扑动和心房颤动

（1）概念及分类：心房扑动简称房扑，可表现为阵发性或持续性发作。心房颤动简称房颤，分为初发、

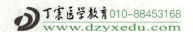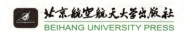

阵发、持续、长期和永久性5种类型。房扑和房颤均为心房激动频率快的心律失常。

（2）病因：常发生于器质性心脏病，如心脏瓣膜病、冠心病、高血压性心脏病、甲状腺功能亢进性心脏病、肺源性心脏病、肺栓塞、慢性心力衰竭、心肌疾病、急性酒精中毒等。房颤也可见于正常人，在情绪激动、运动或大量饮酒后发生。

2．心室扑动和心室颤动

（1）概念及分类：心室扑动简称室扑，是指心室快而弱的无效性收缩。心室颤动简称室颤，是指心室各部位不协调的颤动，是最严重、最危险的致命性心律失常，对血流动力学的影响相当于心脏骤停。

（2）病因：最常见于急性心肌梗死，室颤往往是心肌梗死早期（24 小时内）导致死亡的最常见原因。抗心律失常药、严重缺氧、电击伤等也可引起。

四、心脏瓣膜病

心脏瓣膜病是由于各种原因引起的单个或多个瓣膜的功能或结构异常，导致瓣口狭窄和（或）关闭不全。在我国，最常见于风湿性心脏病患者，与 A 组 β 型（A 族乙型）溶血性链球菌反复感染有关。其中，二尖瓣最常受累，其次为主动脉瓣。最常见的联合瓣膜病是二尖瓣狭窄合并主动脉瓣关闭不全。

急性风湿热是全身结缔组织的非化脓性炎症，主要侵犯心脏和关节。患者感染链球菌后产生异常免疫反应，链球菌抗原与抗链球菌抗体可形成循环免疫复合物，沉积于人体关节滑膜、心肌、心瓣膜，激活补体成分产生炎性病变。

五、冠状动脉粥样硬化性心脏病

冠状动脉粥样硬化性心脏病是指冠状动脉粥样硬化后造成血管腔狭窄、阻塞，导致心肌缺血、缺氧或坏死引起的心脏病，简称冠心病，又称为缺血性心脏病。是引起心脏骤停的常见心脏病。1979 年 WHO 将冠心病分为 5 型，分为隐匿型或无症状性冠心病、心绞痛、心肌梗死、缺血性心肌病、猝死。

本病的主要危险因素：年龄（＞40 岁）、血脂异常、高血压、吸烟、糖尿病或糖耐量异常、肥胖、家族遗传。其他危险因素还包括 A 型性格、口服避孕药、性别、缺少体力活动（久坐不动）、饮食不当等。

（一）稳定型心绞痛

稳定型心绞痛也称劳力性心绞痛，是在冠状动脉固定性严重狭窄的基础上，由于心肌负荷增加引起心肌急剧的、暂时的缺血缺氧的临床综合征，可伴心功能障碍，但没有心肌坏死。

冠状动脉发生粥样硬化、痉挛或小动脉病变，使冠状动脉出现固定狭窄或部分闭塞。心脏对机械性刺激并不敏感，但心肌缺血缺氧则引起疼痛。在体力劳动、情绪激动、饱餐、寒冷、吸烟等因素诱发下，心脏负荷突然增加，心肌耗氧量增加，而冠状动脉的供血却不能相应增加以满足心肌对血液的需求时，即可引起心绞痛。

（二）急性心肌梗死

急性心肌梗死（简称急性心梗）是指在冠状动脉病变的基础上，发生冠状动脉血供急剧减少或中断，使相应心肌严重、持久地缺血而导致的部分心肌急性坏死。本节主要讲解急性 ST 段抬高型心肌梗死。

1．基本病因 冠状动脉在粥样斑块的基础上形成血栓，出现固定狭窄或部分闭塞；极少数情况下虽无严重粥样硬化，因痉挛也可使管腔闭塞。而侧支循环未充分建立，一旦血供急剧减少或中断，

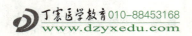 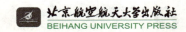

使心肌严重而持久地发生急性缺血达 20～30 分钟以上，即可发生急性心肌梗死。

2. 诱因　晨起 6 时至中午 12 时交感神经活动增强，心率快，血压高，冠状动脉张力高。饱餐特别是进食大量脂肪后，血清胆固醇增高、重体力活动、情绪过分激动、用力大便等，使左心室负荷过重，促使冠脉斑块破裂出血或血栓形成，发生急性心梗。

六、病毒性心肌炎

病毒性心肌炎是由病毒侵犯心肌引起的以心肌细胞的变性和坏死为病理特征的疾病。有时病变也可累及心包或心内膜。

1. 病因　以肠道和呼吸道感染的病毒最常见，尤其是柯萨奇病毒 B 组，占发病的半数以上，其次为埃可病毒、脊髓灰质炎病毒、腺病毒、轮状病毒等。

2. 发病机制　病毒直接对心肌的损害及病毒感染后产生的自身免疫反应。

3. 病理　心肌间质组织和附近血管周围炎性细胞浸润，心肌细胞肿胀、溶解和坏死。慢性病例常有心脏扩大，心肌纤维化形成瘢痕组织。心包可有浆液渗出。病变累及传导系统可致终身心律失常。

七、原发性高血压

高血压是一种以体循环动脉收缩压和（或）舒张压持续升高为主要表现的临床综合征。可分为原发性高血压（高血压病）及继发性高血压（症状性高血压）两类。其中，原发性高血压占绝大多数。

依据《中国高血压防治指南 2010》，高血压定义为在未使用降压药物的情况下，非同日 3 次测量血压，均有收缩压≥140mmHg 和（或）舒张压≥90mmHg。患者既往有高血压史，目前正在使用降压药物，血压虽然低于 140/90mmHg，也诊断为高血压。家庭自测血压≥135mmHg 和（或）舒张压≥85mmHg 也可诊断为高血压。

1. 病因　原发性高血压的病因为多因素，尤其是遗传和环境因素交互作用的结果。有关因素为遗传（基因显性遗传和多基因关联遗传两种方式）、饮食（高盐低钾、高蛋白质、高饱和脂肪酸、饮酒、缺乏叶酸等）、精神应激、吸烟、肥胖、药物（口服避孕药、糖皮质激素、非甾体抗炎药）、睡眠呼吸暂停低通气综合征等。

2. 发病机制　高血压的血流动力学特征主要是总外周阻力增高，心脏后负荷加重。

（1）神经机制：高级神经中枢功能失调在高血压发病中占主导地位，机制为交感神经系统活动亢进，血浆儿茶酚胺浓度升高，阻力小动脉收缩增强而导致高血压。

（2）肾脏机制：各种原因引起肾性水、钠潴留，血压升高成为维持体内水、钠平衡的一种代偿方式。

（3）激素机制：肾素 - 血管紧张素 - 醛固酮系统（RAAS）激活。肾小球入球动脉的球旁细胞分泌肾素，促进血管紧张素 II 生成，血管紧张素 II 使小动脉平滑肌收缩，并进一步刺激醛固酮分泌增加，均可使血压升高。

（4）血管机制：年龄增长、血脂异常、血糖升高、吸烟等因素损伤血管内皮功能，动脉弹性下降，致收缩压升高，舒张压降低，脉压增大。

（5）胰岛素抵抗：继发性高胰岛素可使交感神经系统活动亢进，动脉弹性减退，使血压升高。

3. 病理生理与病理　心脏和血管是高血压作用的主要靶器官。高血压早期可无明显病理改变。长期高血压可引起左心室肥厚和扩大，血管病变则主要是全身小动脉壁／腔比值增加、管腔内径缩小，导致心、脑、肾等重要器官缺血。血管内皮功能障碍是高血压最早、最重要的血管损害。

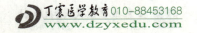
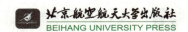

1. 关于心肌细胞动作电位的主要传导途径，描述正确的是
   A. 窦房结→心房肌→房室束及左、右束支→房室交界→浦肯野纤维→心室肌
   B. 心房肌→窦房结→房室交界→房室束及左、右束支→浦肯野纤维→心室肌
   C. 窦房结→心房肌→浦肯野纤维→房室交界→房室束及左、右束支→心室肌
   D. 浦肯野纤维→窦房结→心房肌→房室交界→房室束及左、右束支→心室肌
   E. 窦房结→心房肌→房室交界→房室束及左、右束支→浦肯野纤维→心室肌

2. 关于左心衰竭病理生理及临床表现的描述，错误的是
   A. 病理生理改变为体循环淤血
   B. 最早是劳力性呼吸困难
   C. 咳嗽、咳痰呈白色泡沫痰
   D. 如发生急性肺水肿则咳大量粉红色泡沫痰
   E. 晚期出现端坐呼吸

3. 风湿活动仍可反复发作并加重导致心瓣膜损害，引起风湿性心脏瓣膜病，最常见的导致风湿性心脏瓣膜病的细菌是
   A. 脑膜炎双球菌
   B. 金黄色葡萄球菌
   C. A组β溶血性链球菌
   D. 念珠菌
   E. 草绿色链球菌

4. 对慢性风湿性心脏病发病机制正确的描述是
   A. 细菌直接侵犯
   B. 病毒直接侵犯
   C. 细菌引发败血症
   D. 溶血性链球菌变态反应
   E. 自身免疫反应

5. 慢性风湿性心脏病患者易发生晕厥或猝死的病变基础是
   A. 主动脉瓣关闭不全
   B. 肺动脉瓣关闭不全
   C. 主动脉瓣狭窄
   D. 三尖瓣关闭不全
   E. 肺动脉瓣狭窄

6. 主动脉瓣关闭不全导致负荷增加的是
   A. 左室的前负荷
   B. 左室的后负荷
   C. 左房的前负荷
   D. 左房的后负荷
   E. 左房的后负荷

7. 急性心肌梗死患者发生休克是因为
   A. 心房颤动
   B. 疼痛应激
   C. 心脏前负荷加重
   D. 心脏后负荷加重
   E. 左心室排血量下降

8. 最易诱发冠心病患者心绞痛发作的天气是
   A. 暴雨
   B. 气压低
   C. 大风
   D. 寒冷
   E. 湿热

9. 关于WHO冠心病分型（1979）不包括
   A. 无症状性心肌缺血
   B. 心肌梗死
   C. 缺血性心肌病
   D. 猝死
   E. 心肌劳损

10. 病毒性心肌炎最常见的病原体是
    A. 合胞病毒
    B. 麻疹病毒
    C. 风疹病毒
    D. 疱疹病毒
    E. 柯萨奇病毒

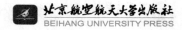

11. 高血压病导致心脏负荷增加的类型是

A. 全心负荷　　　　　　　　　B. 左心室前负荷　　　　　　C. 右心室前负荷

D. 左心室后负荷　　　　　　　E. 右心室后负荷

12. 患者，女，35 岁。有风湿性心脏病史多年，近日出现胸闷、气促伴下肢水肿，诊断为慢性心力衰竭。引起慢性心力衰竭最常见的诱因是

A. 严重脱水　　　　　　　　　B. 呼吸道感染　　　　　　　C. 严重心律失常

D. 输液过多过快　　　　　　　E. 精神过度紧张

13. 患者，女，68 岁。高血压病史 28 年。3 天来，患者自觉疲乏、胸部不适，胸前区持续疼痛。今晨感觉胸前区持续疼痛加剧，来急诊就诊。查心电图示，急性心肌梗死。引起该病最可能的原因是

A. 肺动脉栓塞　　　　　　　　B. 二尖瓣狭窄　　　　　　　C. 冠状动脉闭塞

D. 上腔静脉受压　　　　　　　E. 主动脉瓣狭窄

14. 患者，男，57 岁。高血压病史 20 年，因胸前区持续疼痛 2 小时就诊。心电图显示急性心肌梗死。最可能的原因是

A. 肺动脉栓塞　　　　　　　　B. 主动脉瓣狭窄　　　　　　C. 冠状动脉梗死

D. 门静脉高压　　　　　　　　E. 颈动脉狭窄

15. 患者，男，53 岁。体重 93kg，因工作压力大和应酬较多，近来经常出现恶心、呕吐、视物模糊、头晕等症状。查体：血压 180/95mmHg。护士向其解释导致出现上述状况最主要的发病机制是

A. 高级神经中枢功能紊乱　　　B. 肥胖　　　　　　　　　　C. 饮酒

D. 年龄偏大　　　　　　　　　E. 高血压脑病

16. 患者，男，46 岁。主诉头晕、头痛、耳鸣 1 个月。查：血压 165/100mmHg，心率 65 次 / 分，身高 176cm，体重 65kg。每天主食约 400g，副食荤素搭配。平日工作紧张，每天工作约 15 小时。睡眠差，需服镇静类药物辅助入睡。吸烟 10 年，每天 5 支。其父患冠状动脉硬化性心脏病 5 年。引起患者血压升高的因素是

A. 营养不良　　　　　　　　　B. 睡眠不良

C. 保持健康能力改变　　　　　D. 遗传因素引起

E. 焦虑状态

17. 患者，女，50 岁。体重指数（BMI）为 30。自诉经常头晕、头痛、耳鸣、乏力、失眠，查血 160/110mmHg，查甘油三酯 4.9mmol/L，胆固醇 8.12mmol/L，血糖 7.0mmol/L。导致患者血压升高最可能的发病机制为

A. 胰岛素抵抗高血压　　　　　B. 内皮素水平升高

C. 肾素 - 血管紧张素 - 醛固酮系统失调　D. 细胞膜离子转运异常

E. 交感神经兴奋，儿茶酚胺水平升高

答案：1. E。2. A。3. C。4. D。5. C。6. A。7. E。8. D。9. E。10. E。11. D。12. B。
　　　13. C。14. C。15. A。16. C。17. A。

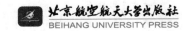

第3节 消化系统疾病

一、常见症状护理

1. **恶心、呕吐** 在消化系统疾病中常见于胃部及十二指肠疾病。
2. **腹胀** 多种原因引起，如胃炎、消化性溃疡、肠炎、肠梗阻、肠麻痹、低钾血症。
3. **腹痛** 常分为急性、慢性。取有利于减轻疼痛的体位。急性腹痛诊断未明时，应禁食、禁用强效镇痛剂，以免掩盖病情。急性多见于炎症及空腔脏器扭曲、梗死。慢性可见于消化性溃疡、溃疡性结肠炎、肝炎、胃癌、肝癌等。
4. **腹泻** 大便次数超过 3 次 / 天，且稀薄、容量及水分增加。多见于肠黏膜炎症、溃疡、消化不良、肠道吸收功能不良、胃肠道水和电解质分泌过多或吸收受抑制等引起。
5. **呕血和黑便** 上消化道出血的特征性表现。上消化道大出血均有黑便，但不一定有呕血。出血部位在幽门以上者常有呕血和黑便，若出血量少而速度慢时仅见黑便。出血部位在幽门以下多仅有黑便，若出血量大且速度快可因血液反流入胃，表现为呕血。
6. **黄疸** 胆红素超过 34.2μmol/L 时，临床出现黄疸。常见于肝炎、肝硬化、胆道阻塞性疾病、阻塞性黄疸。

二、胃　炎

（一）急性单纯性胃炎

细菌毒素或微生物污染（沙门菌属、噬盐菌最常见）的食物、刺激性饮食、长期服用药物或浓茶、普通肠道病毒感染等因素可引起，合并肠炎时称为急性胃肠炎。若不治疗，可长期存在并发展为慢性胃炎，一般预后良好。

（二）急性糜烂性胃炎

1. **饮酒** 高浓度酒可直接破坏胃黏膜，胃内的氢离子进入胃黏膜加重损害，最终导致胃黏膜糜烂和出血。
2. **药物** 长期服用某些药物直接破坏胃黏膜，从而引起胃黏膜糜烂、出血。
3. **应激状态** 严重创伤、烧伤、大手术、休克等应激状态引起胃黏膜缺血、缺氧，胃黏膜受损，从而引起临床表现。

（三）急性腐蚀性胃炎

是一种由于服用强酸、强碱或其他腐蚀剂引起的急性胃黏膜炎症。

（四）慢性胃炎

慢性胃炎指多种原因引起的胃黏膜慢性炎症。分为非萎缩性、萎缩性和特殊类型 3 类。炎症仅累及胃小弯和黏膜固有层的表层，未累及腺体，称为慢性浅表性胃炎。如炎症累及到腺体深部，并使腺体破坏，数量减少，黏膜萎缩、变薄，称为慢性萎缩性胃炎。萎缩性胃炎又分为多灶性和自身免疫性两类。

1. **幽门螺杆菌（Hp）感染** 幽门螺杆菌感染是最主要的病因，其引起慢性胃炎的主要机制是产生的毒素直接损伤胃黏膜上皮细胞、诱发炎症反应及免疫反应。长期感染可导致胃黏膜萎缩和化生，

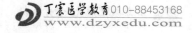
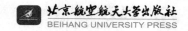

易发性与遗传也有一定关系。病变多位于胃窦和胃小弯。

2. 自身免疫　患者血液中存在壁细胞抗体和内因子抗体。壁细胞抗体破坏壁细胞，导致胃酸分泌减少；内因子抗体破坏内因子，缺乏内因子使维生素 B_{12} 不能与其结合，维生素 B_{12} 被胃酸破坏，发生恶性贫血。

3. 十二指肠 – 胃反流　由于幽门括约肌功能不全，胆汁、胰液和肠液反流入胃，削弱胃黏膜的屏障功能。吸烟也可影响幽门括约肌的功能。

4. 胃黏膜损伤因素　长期食用过冷、过热、高盐、粗糙的食物，饮浓茶，酗酒，服用非甾体抗炎药、糖皮质激素等，均可引起胃黏膜损害。

三、消化性溃疡

消化性溃疡是指发生在胃或十二指肠，被胃酸、胃蛋白酶消化而造成的慢性溃疡。

消化性溃疡发生的基本机制是对胃和十二指肠黏膜有损害作用的侵袭因素与黏膜自身的防御修复因素之间失去平衡。胃溃疡的发生主要是防御修复因素减弱，十二指肠溃疡主要是侵袭因素增强。高浓度胃酸和能水解蛋白质的胃蛋白酶是主要的侵袭因素，在消化性溃疡尤其是十二指肠溃疡的发病机制中起主导作用，而胃蛋白酶的活性又受胃酸制约，故胃酸是消化性溃疡发生的决定性因素。

1. 幽门螺杆菌（Hp）　幽门螺杆菌感染是消化性溃疡的主要病因。幽门螺杆菌一方面损害黏膜防御修复，破坏胃、十二指肠的黏膜屏障；另一方面增强侵袭因素，引起高胃泌素血症，使胃酸和胃蛋白酶分泌增加，促使胃、十二指肠黏膜损害，形成溃疡。

2. 非甾体抗炎药等药物　阿司匹林、布洛芬、吲哚美辛等非甾体抗炎药及糖皮质激素、氯吡格雷、化疗药等均可直接损伤胃黏膜。非甾体抗炎药引起消化性溃疡的机制是因其可抑制环氧合酶，使对黏膜细胞有保护作用的内源性前列腺素合成减少，削弱胃、十二指肠黏膜的防御功能。

3. 吸烟　可影响溃疡愈合，促进溃疡复发。

4. 遗传易感性

5. 胃、十二指肠运动异常　胃排空延迟可刺激胃酸分泌。十二指肠 - 胃反流，反流液中的胆汁、胰液对胃黏膜有损伤作用。

6. 应激和心理因素　长期精神紧张、焦虑或情绪波动使消化性溃疡更易发。机制是通过迷走神经影响胃酸分泌和黏膜血流的调控。

7. 饮食　烈性酒、高盐饮食、浓茶、咖啡及某些刺激性饮料除直接损伤黏膜外，还能增加胃酸分泌。

四、溃疡性结肠炎

溃疡性结肠炎是一种由多种病因引起的、异常免疫介导的直肠和结肠慢性非特异性炎症性疾病。

1. 病因与发病机制　病因尚未完全清楚，与免疫因素、遗传因素、感染因素、精神因素、氧自由基损伤有关。环境因素作用于遗传易感者，在肠道菌群的参与下，启动了难以停止的、发作与缓解交替的肠道天然免疫及获得性免疫反应，导致肠黏膜屏障损伤、溃疡经久不愈、炎性增生等病理改变。多见于 20 ～ 40 岁，男女无明显差别。

2. 病理　病变主要位于大肠，呈连续性、弥漫性分布，多数在直肠和乙状结肠，可扩展到降结肠和横结肠，也可累及全结肠，甚至回肠末端。肉眼可见大肠黏膜弥漫性充血、水肿、溃疡，由于病变局限于黏膜和黏膜下层，一般不会导致结肠穿孔。少数重症患者病变累及结肠壁全层，可发生中毒性巨结肠，表现为肠腔膨大，肠壁重度充血、变薄，如溃疡进一步累及肌层至浆膜层，可致急性穿孔。

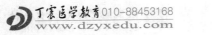 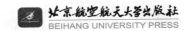

五、肝硬化

肝硬化是由一种或多种原因引起的、以肝组织弥漫性纤维化、假小叶和再生结节为组织学特征的慢性进行性肝病。

1. 病因 在我国，最常见的病因是病毒性肝炎；而欧美国家则以慢性酒精中毒多见。

（1）病毒性肝炎：乙型、丙型和丁型病毒性肝炎均可发展为肝硬化，以乙型病毒性肝炎最常见；甲型和戊型肝炎一般不会发展为肝硬化。

（2）慢性酒精中毒：长期大量饮酒导致肝硬化的机制是乙醇及其中间代谢产物直接损伤肝细胞，引起脂肪沉积及肝脏纤维化，最终发展为酒精性肝硬化。

（3）非酒精性脂肪性肝炎：多由肥胖、糖尿病、高酯血症等引起。

（4）胆汁淤积：任何原因引起肝内、外胆道阻塞，持续胆汁淤积，均可引起肝细胞损害，从而导致胆汁性肝硬化。

（5）循环障碍：慢性右心心力衰竭、缩窄性心包炎、肝静脉或下腔静脉阻塞等致肝长期淤血，肝细胞变性、坏死和纤维化，造成淤血性肝硬化。

（6）营养障碍：长期营养不足或饮食不均衡，以及多种慢性疾病导致消化吸收不良，可降低肝细胞对致病因素的抵抗力，成为肝硬化的直接或间接病因。

（7）药物或化学毒物：长期服用甲氨蝶呤、双醋酚丁、甲基多巴、异烟肼等损害肝脏的药物，或长期接触磷、砷、四氯化碳等化学毒物，可引起中毒性肝炎，最终导致肝硬化。

（8）遗传和代谢性疾病：由铜代谢障碍引起的肝豆状核变性、铁代谢障碍引起的血色病、半乳糖血症及 α_1- 抗胰蛋白酶缺乏症等疾病，可导致某些代谢产物沉积于肝脏，造成肝细胞坏死和结缔组织增生，演变为肝硬化。

（9）免疫紊乱：自身免疫性肝炎和多种累及肝脏的风湿免疫性疾病均可导致肝硬化。

（10）血吸虫病：反复或长期感染血吸虫者，虫卵及其毒性产物沉积在门静脉分支附近，引起肝纤维化和门静脉高压，最终形成肝硬化。

2. 病理 肝硬化进展的基本特点是肝细胞坏死、再生、肝纤维化和肝内血管增生、循环紊乱。广泛的肝细胞变性坏死，引起正常肝小叶结构破坏。弥漫性增生的纤维组织分割原来的肝小叶并包绕成大小不等的圆形或类圆形的肝细胞团，称为假小叶，是典型的肝硬化组织病理形态。脾功能亢进出现白细胞、红细胞、血小板等全血细胞减少，易并发感染及出血。

六、原发性肝癌

1. 病因 肝癌是发生于肝细胞与肝内胆管上皮细胞的癌。好发于 40 ～ 50 岁，男性多见。

（1）病毒性肝炎：在我国，肝癌最常见的病因是乙型肝炎及其导致的肝硬化。肝癌患者常有乙型肝炎病毒感染→慢性肝炎→肝硬化→肝癌的病史。

（2）黄曲霉毒素：主要来源于霉变的玉米和花生等。

（3）亚硝胺类化合物：在腌制食物中含量较高。

（4）其他：饮酒、饮水污染、遗传因素、毒物、寄生虫等。

2. 病理 按大体病理类型可分为结节型、巨块型和弥漫型 3 类，以结节型多见。

七、肝性脑病

肝性脑病是由严重肝病或门体分流引起的、以代谢紊乱为基础的中枢神经系统功能失调的综合征。

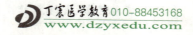
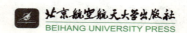

1. 病因 各型肝硬化，尤其是肝炎后肝硬化是导致肝性脑病的最主要原因。此外，门体分流术、重症肝炎、暴发性肝功能衰竭、原发性肝癌、妊娠期急性脂肪肝、严重胆道感染等均可引起肝性脑病。

2. 诱因 常见诱因包括上消化道出血（最常见）、高蛋白饮食、饮酒、便秘、感染、尿毒症、低血糖、严重创伤、外科手术、大量排钾利尿、过多过快放腹水、应用催眠镇静药和麻醉药等。

3. 发病机制

（1）氨中毒：是肝性脑病的重要发病机制。

①氨主要在结肠部位以非离子型（NH_3）弥散入肠黏膜内而被吸收。游离的 NH_3 有毒性，且能透过血 - 脑屏障；NH_4^+ 不能透过血 - 脑屏障，可随粪便排出。

②氨中毒的主要机制是干扰大脑的能量代谢，阻碍脑细胞的三羧酸循环，使大脑细胞能量供应不足。氨还可增加脑对中性氨基酸的摄取，抑制脑功能；增加谷氨酰胺的合成，导致脑细胞肿胀；直接干扰神经的电活动。

（2）神经递质变化

①γ- 氨基丁酸 / 苯二氮䓬（GABA/BZ）：弥散入大脑的氨可上调脑星形胶质细胞 BZ 受体表达，GABA/BZ 复合体被激活，促使氯离子内流而抑制神经传导。

②假神经递质：肝功能衰竭时，食物中的芳香族氨基酸不能被肝脏清除而进入大脑，形成与去甲肾上腺素化学结构相似的假性神经递质，即 β- 羟酪胺和苯乙醇胺。假性神经递质被脑细胞摄取并取代正常递质，使神经传导发生障碍，造成意识障碍甚至昏迷。

八、急性胰腺炎

急性胰腺炎是由多种病因导致胰酶在胰腺内被激活，引起胰腺组织自身消化，导致水肿、出血甚至坏死等炎性损伤，是一种化学炎症。

1. 病因 在我国，胆道疾病是最常见的病因，西方国家多由大量饮酒导致。

（1）胆道疾病（胆道梗阻）：胆石症、胆道感染或胆道蛔虫是急性胰腺炎的主要病因，其中以胆石症最多见。

（2）酗酒和暴饮暴食：大量饮酒和暴饮暴食均引起胰液分泌增加，并刺激 Oddi 括约肌痉挛，造成胰管内压增高，损伤腺泡细胞，是急性胰腺炎的第二位病因和重要诱因，也是导致其反复发作的主要原因。

（3）胰管阻塞：常见病因是胰管结石，其次胰管狭窄、蛔虫及肿瘤均可引起胰管阻塞，胰管内压过高。

（4）十二指肠液反流：球后穿透溃疡、十二指肠憩室、胃大部切除术后输入袢梗阻等可引起十二指肠内压力增高，十二指肠液向胰管内反流。

（5）手术创伤：腹腔手术、腹部钝挫伤、ERCP 等。

（6）内分泌与代谢障碍：高钙血症、高脂血症可导致胰管钙化，胰液内脂质沉着。

（7）药物：农药、磺胺类、噻嗪类、糖皮质激素及硫唑嘌呤等。

（8）感染：继发于急性流行性腮腺炎、甲型流感、柯萨奇病毒感染等，常随感染痊愈而自行缓解。

2. 临床表现

（1）症状

①疼痛剧烈而持续，可有阵发性加剧。腹痛多位于中、左上腹，向腰背部呈带状放射，取弯腰屈膝侧卧位可减轻疼痛，进食后疼痛加重，一般胃肠解痉药不能缓解。水肿型腹痛 3 ～ 5 天可缓解，坏死型腹部剧痛且持续时间较长，极少数年老体弱患者腹痛极轻微或无腹痛。

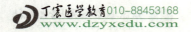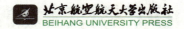

②腹胀：与腹痛同时存在，早期为反射性，继发感染后由腹膜后的炎症刺激引起。患者可出现麻痹性肠梗阻，停止排便、排气。

③恶心、呕吐：恶心、呕吐早期即可出现，呕吐物多为胃十二指肠内容物，偶有血液，呕吐后腹痛不缓解。

④发热：常为中度以上发热，持续3～5天。

⑤水、电解质及酸碱平衡紊乱：呕吐频繁者出现代谢性碱中毒。重症者可有脱水和代谢性酸中毒，伴有低钾、低镁、低钙，血糖增高。

（2）体征

①轻症急性胰腺炎：中上腹压痛，但无反跳痛、肌紧张，肠鸣音减弱，轻度脱水貌，与腹痛程度不相符。

②重症急性胰腺炎：急性重病面容，痛苦表情，脉搏增快，呼吸急促及血压下降。全腹压痛明显，有肌紧张和反跳痛。可出现移动性浊音，腹水多呈血性。胰酶、血液及坏死组织液穿过筋膜和肌层渗入腹壁下，可导致腰部两侧皮肤呈暗灰蓝色（Grey-Turner 征），或脐周皮肤出现青紫（Cullen 征）。胰头水肿压迫胆总管可引起黄疸。

（3）并发症：胰瘘、胰腺脓肿和假性囊肿、心力衰竭、急性肾衰竭、急性呼吸窘迫综合征、消化道出血、高血糖、DIC、脓毒症和菌血症等。其中休克最为常见。

九、结核性腹膜炎

结核性腹膜炎是一种由结核分枝杆菌感染引起的慢性弥漫性腹膜炎症。根据病理解剖特点可分为渗出型、粘连型、干酪型。

结核性腹膜炎是由结核分枝杆菌感染腹膜引起，多继发于肺结核或体内其他部位结核。在腹腔内结核病灶以直接蔓延为主要感染途径，肠系膜淋巴结结核、输卵管结核、肠结核等为常见的原发病灶，少数可由血行播散引起。

十、上消化道出血

上消化道出血是指屈氏韧带以上的消化道，包括食管、胃、十二指肠、胰腺、胆道及胃空肠吻合术后的空肠病变引起的出血。上消化道急性大量出血是指在数小时内失血量超过 1000ml 或循环血容量的20%。消化性溃疡、食管 - 胃底静脉曲张、急性糜烂出血性胃炎、胃癌等是最为常见的病因。具体包括：

1. **上胃肠道疾病**　食管疾病和损伤，胃、十二指肠疾病和损伤，空肠疾病。

2. **肝门静脉高压**　食管 - 胃底静脉曲张破裂出血或门静脉高压性胃病。

3. **上消化道邻近器官或组织的疾病**　胆道出血，胰腺疾病，主动脉瘤破入食管、胃或十二指肠等。

4. **全身性疾病**　血液病、尿毒症、血管性疾病、结缔组织病、应激性溃疡、急性感染性疾病。

---

1. 有关慢性胃窦炎（B 型胃炎）的叙述，错误的是

A. 病变部位在胃窦部　　　　　　　　B. 胃酸分泌稍高

C. 血清促胃液素正常　　　　　　　　D. 病因为自身免疫反应

E. 胃镜检查是最可靠的检查方法

2. 导致急性胃黏膜病变的主要发病机制是

A. 黏膜血液供应障碍　　　　　　B. 胃黏液分泌减少　　　　　　C. 胆汁反流增多

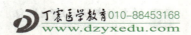 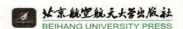

D．胃酸分泌增多　　　　　　　E．直接损伤作用

3．最易演变成胃癌的疾病是

A．胃息肉　　　　　　　　　B．慢性糜烂性胃炎　　　　　C．慢性萎缩性胃炎

D．慢性胃窦炎　　　　　　　E．慢性胃溃疡

4．在消化性溃疡发病中，占主导因素的是

A．胃酸、胃蛋白酶　　　　　　　　B．幽门螺杆菌感染

C．粗糙或刺激性食物　　　　　　　D．遗传因素

E．服用非甾体抗炎药

5．病毒性肝炎引起肝硬化的机制是

A．直接损伤肝细胞　　　　　　B．蛋白吸收障碍　　　　　C．门静脉扩张

D．肝内血管收缩　　　　　　　E．胆汁流动阻碍

6．长期饮酒致肝硬化的机制是

A．引起门静脉扩张　　　　　　B．直接损伤肝细胞　　　　　C．减少蛋白吸收

D．收缩肝内血管　　　　　　　E．阻碍胆汁流动

7．关于原发性肝癌的叙述，错误的是

A．发病与丙型肝炎病毒感染有关　　　B．原发性肝癌多由结节性肝硬化发展而来

C．黄曲霉素是主要致肝癌物质　　　　D．池塘中生长的蓝绿藻产生的微囊藻毒素可导致肝癌

E．亚硝胺、有机氯农药为可疑致癌物质

8．霉变谷物内主要致肝癌物质是

A．亚硝胺类　　　　　　　　　B．有机氯农药残留　　　　　C．黄曲霉菌

D．黄曲霉毒素 B_1　　　　　　　E．蓝绿藻藻类毒素

9．诱发肝性脑病的最常见因素是

A．上消化道出血　　　　　　　B．过多饮食　　　　　　　　C．妊娠

D．药物导泻　　　　　　　　　E．保钾利尿药

10．护士在为肝炎、肝硬化患者进行健康宣讲，关于诱发肝性脑病最主要的因素，正确的是

A．吃富含维生素 C 的新鲜水果　　B．限制蛋白摄入　　　　　　C．上消化道出血

D．保持排便通畅　　　　　　　E．饮食应细软

11．结核性腹膜炎最常见的感染途径是

A．粟粒性肺结核经血行播散　　　　　B．骨结核经血行播散

C．关节结核经血行播散　　　　　　　D．子宫内膜结核经淋巴播散

E．腹腔内或盆腔器官结核病灶直接蔓延

12．上消化道出血最常见的原因是

A．出血性胃炎　　　　　　　　B．胃癌　　　　　　　　　　C．消化性溃疡

D．门静脉高压症　　　　　　　E．肝内局限性感染、肝脓肿及外伤

13．患者，男，50 岁。夜间上腹烧灼痛发作 2 月余，进食或服阿托品后迅速缓解，诊断为十二指肠溃疡，该患者疼痛发生的主要机制是

A．交感神经兴奋　　　　　　　B．胃酸刺激溃疡面　　　　　C．胃蛋白酶增加

D．平滑肌松弛　　　　　　　　E．迷走神经张力增加

14．患者，男，32岁。胆总管结石病史5年。昨晚饱餐后突发上腹部持续剧烈疼痛，并向腰背部放射，伴恶心呕吐，呕吐物为胃内容物，吐后腹痛不缓解，来医院就诊。实验室检查：血清淀粉酶650U/L。该患者最可能的病因是

A．胆管结石　　　　　　　　　B．酗酒和暴饮暴食　　　　　C．胰管结石

D．十二指肠液反流　　　　　　E．急性胆囊炎

（15－16题共用题干）

　　患者，女，38岁。上腹部疼痛2个月。腹痛多于餐后3～4小时发生，进食后可缓解。过去2年每到秋冬季均有发作，经胃镜检查确诊为十二指肠溃疡。

15．问题1：引发本病的主要因素是

A．促胃液素过高　　　　　　　B．胃酸过高　　　　　　　　C．促胰液素过高

D．胆汁反流　　　　　　　　　E．促胰酶素过高

16．问题2：本病主要的致病菌是

A．溶血性链球菌　　　　　　　B．葡萄球菌　　　　　　　　C．幽门螺杆菌

D．伤寒杆菌　　　　　　　　　E．大肠埃希菌

（17－18题共用备选答案）

A．暴饮暴食　　　　　　　　　B．长期反复接触化学毒物　　C．血吸虫感染

D．慢性肝炎　　　　　　　　　E．循环障碍

17．与急性胰腺炎的发病有关的是

18．原发性肝癌的发病有关的是

答案： 1．D．2．A．3．C．4．A．5．A．6．B．7．C．8．D．9．A．10．C．11．E．12．C．13．B．14．A．15．B．16．C．17．A．18．D．

第4节　泌尿系统疾病

一、慢性肾小球肾炎

　　慢性肾小球肾炎简称慢性肾炎，是一组以蛋白尿、血尿、高血压和水肿为临床特征的肾小球疾病，起病方式各有不同，病情迁延，病变缓慢进展，伴有不同程度的肾功能减退，最终可导致慢性肾衰竭。

　　多数起病即为慢性，少数由急性肾小球肾炎发展所致。发病的起始因素主要是免疫介导的炎症。非免疫性因素也可导致病程慢性化，如应用肾毒性药物、高血压、高蛋白或高脂饮食等。

二、原发性肾病综合征

　　原发性肾病综合征是由各种肾疾病所致的，以大量蛋白尿（尿蛋白＞3.5g/d）、低白蛋白血症（血浆白蛋白＜30g/L）、水肿、高脂血症为临床表现的一组综合征。其中，前两项为诊断本病的必备条件。

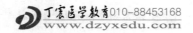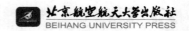

1．病因与发病机制　肾病综合征不是独立的疾病，可分为原发性和继发性。

（1）原发性肾病综合征：指原发于肾脏本身的肾小球疾病，其发病机制为免疫介导性炎症所致的肾损害。

（2）继发性肾病综合征：指继发于全身或其他系统疾病的肾损害，如糖尿病肾病、狼疮性肾炎、过敏性紫癜等。

2．病理生理

（1）大量蛋白尿：因肾小球滤过膜屏障功能受损，导致原尿中蛋白含量增多，形成大量蛋白尿。大量蛋白尿是肾病综合征的起病根源，是最根本和最重要的病理生理改变，也是导致其他三大临床表现的基本原因，对机体的影响最大。

（2）低白蛋白血症：因大量蛋白从尿中丢失所致。肝代偿性合成白蛋白不足，胃黏膜水肿影响蛋白质吸收可进一步加重低蛋白血症。

（3）水肿：低白蛋白血症导致血浆胶体渗透压下降是水肿的主要原因。

（4）高脂血症：其发生与低白蛋白血症刺激肝合成脂蛋白增加和脂蛋白分解减少有关。

三、肾盂肾炎

1．病因

（1）病原体：以革兰阴性杆菌为主，最常见的致病菌为大肠埃希菌。

（2）诱发因素

①梗阻因素，如泌尿系统结石、肿瘤等。

②机体抵抗力降低，如糖尿病或长期应用免疫抑制药的患者等。

③女性尿道短、直而宽，括约肌收缩力弱，尿道口与肛门、阴道邻近，易发生尿路感染。女性月经期、妊娠期、绝经期因内分泌等因素改变而更易发病。

④医源性因素，如留置导尿、做逆行肾盂造影等，可导致尿道黏膜损伤，致病菌侵入深部组织而发病。

2．发病机制

（1）上行感染是最常见的感染途径，致病菌经尿道进入膀胱，甚至沿输尿管播散至肾脏，致病菌多为大肠埃希菌。

（2）血行感染，较少见，多为体内感染灶的致病菌侵入血液循环后累及泌尿系统，致病菌多为金黄色葡萄球菌。

（3）淋巴感染，更少见，致病菌经淋巴管传播至泌尿系统。

（4）直接感染，偶见外伤或肾周围器官发生感染时，致病菌直接侵入所致。

四、慢性肾衰竭

慢性肾衰竭简称慢性肾衰，是各种慢性肾疾病进行性发展的最终结局，以肾功能减退，代谢产物潴留，水、电解质紊乱及酸碱平衡失调和全身各系统症状为主要表现的临床综合征。

在我国，以原发性慢性肾小球肾炎最多见。在发达国家，糖尿病肾病、高血压肾小动脉硬化为主要病因。

1．肾单位的组成是

A．肾小球和肾小囊　　　　　B．肾小体和集合管　　　　　C．肾小球和肾小管

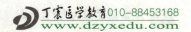

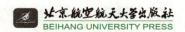

D. 肾小体和肾小管　　　　　　　　E. 皮质和髓质

2. 原尿与血浆的成分<u>不同</u>的是
A. K$^+$的含量　　　　　　B. Na$^+$的含量　　　　　　C. 葡萄糖的含量
D. 蛋白质的含量　　　　　E. 尿素的含量

3. 慢性肾小球肾炎发病的起始因素是
A. 病毒直接损害　　　　　B. 免疫介导炎症　　　　　C. 超量蛋白饮食
D. 慢性肾盂肾炎　　　　　E. 体循环衰竭

4. 慢性肾小球肾炎的发病机制是
A. 病毒直接感染　　　　　B. 代谢紊乱　　　　　　　C. 细菌直接感染
D. 免疫反应　　　　　　　E. 感染所致中毒

5. 可导致肾病综合征的疾病<u>不包括</u>
A. 急性肾盂肾炎　　　　　　　　　B. 糖尿病肾病
C. 系统性红斑狼疮性肾炎　　　　　D. 肾淀粉样变性
E. 过敏性紫癜

6. 原发性肾病综合征主要的病理生理表现<u>不正确</u>的是
A. 高脂血症　　　　　　　B. 大量蛋白尿　　　　　　C. 水肿
D. 动脉粥样硬化　　　　　E. 低蛋白血症

7. 急性肾盂肾炎最常见的致病菌是
A. 变性杆菌　　　　　　　B. 大肠埃希菌　　　　　　C. 葡萄球菌
D. 厌氧菌　　　　　　　　E. 溶血性链球菌

8. 在我国，慢性肾衰竭最常见的病因是
A. 慢性肾盂肾炎　　　　　B. 原发性慢性肾小球肾炎　　C. 肾结核
D. 肾小动脉硬化　　　　　E. 慢性尿路梗阻

9. 肾衰伴发心力衰竭的原因一般<u>不包括</u>
A. 水钠潴留　　　　　　　B. 高血压　　　　　　　　C. 严重贫血
D. 消化道出血　　　　　　E. 尿毒症性心肌病变

10. 患者，女，38岁。患慢性肾小球肾炎，可加重肾损害的因素<u>不包括</u>
A. 妊娠　　　　　　　　　B. 劳累　　　　　　　　　C. 感染
D. 预防接种　　　　　　　E. 心脏早搏

11. 患者，26岁。产后第3天出现寒战、高热、尿急、尿频，查体：体温39℃，肋脊角压痛，肾区叩痛明显。血白细胞 $16×10^9$/L，尿沉渣镜检：白细胞12个/HP，红细胞6个/HP，白细胞管型5个/HP。引起患者感染的致病菌最可能是
A. 铜绿假单胞菌　　　　　　　　　B. 葡萄球菌　　　　　　C. 粪链球菌
D. 大肠埃希菌　　　　　　　　　　E. 变形杆菌

答案：1. D。2. D。3. B。4. D。5. A。6. D。7. B。8. B。9. D。10. E。11. D。

第5节 血液及造血系统疾病

一、常见症状护理

血液由血细胞和血浆组成，血细胞包括红细胞、白细胞及血小板。红细胞进入血液循环后的平均寿命约120天，中性粒细胞平均寿命2～3天，嗜酸性粒细胞8～12天，嗜碱性粒细胞12～15天，血小板7～14天。正常成人红细胞计数，男性为（4.0～5.5）×10^{12}/L，女性为（3.5～5.0）×10^{12}/L。

1. 贫血 是血液疾病最常见的症状之一。血红蛋白浓度是反映贫血最重要的检查指标。在海平面地区，成年男性Hb＜120g/L，女性Hb＜110g/L即可诊断为贫血。

（1）分类

①红细胞和血红蛋白生成不足性贫血：造血物质缺乏，如营养性缺铁性贫血；骨髓造血功能障碍，如再生障碍性贫血；慢性感染、肾病伴发的贫血等。

②溶血性贫血：如遗传性球形红细胞增多症、新生儿溶血病等。

③失血性贫血：各种急性和慢性失血性贫血。

（2）临床表现：疲乏、困倦和软弱无力是贫血最常见和最早出现的症状。皮肤黏膜苍白是贫血最突出的体征和患者就诊的主要原因，以眼结膜、口唇、甲床多见。神经系统对缺氧最敏感，常有头晕、头痛、失眠多梦、注意力不集中等。

2. 继发感染

（1）常见原因：急性白血病、再生障碍性贫血、淋巴瘤等血液病引起白细胞数减少和功能缺陷、免疫抑制药的应用及贫血或营养不良等。

（2）临床表现：发热是感染最常见的症状。感染部位以口腔、牙龈、咽峡最常见，其次为呼吸系统、皮肤、泌尿系统等，严重者可发生败血症。

3. 出血或出血倾向 由止血和凝血功能障碍而引起自发性出血或轻微创伤后出血不止的一种症状。

（1）常见原因：血小板数量减少或功能异常，血管脆性增加，凝血因子缺乏，血液中抗凝血物质增加。

（2）临床表现：可发生在全身任何部位，以口腔、鼻腔、牙龈最常见。颅内出血最严重，可导致患者死亡。

二、贫 血

（一）缺铁性贫血

缺铁性贫血是体内储存铁缺乏，导致血红蛋白合成减少而引起的一种小细胞低色素性贫血，是最常见的贫血。

1. 铁代谢

（1）铁的来源：造血所需的铁主要来自衰老破坏的红细胞。食物也是铁的重要来源。

（2）铁的吸收：吸收铁的主要部位是十二指肠及空肠上端。

2. 病因与发病机制

（1）铁摄入不足：是妇女、小儿缺铁性贫血的主要原因。多见于婴幼儿、青少年、妊娠期和哺乳期妇女。

（2）铁吸收不良：由胃酸分泌不足或肠道功能紊乱影响铁的吸收。常见于胃大部切除、慢性胃肠道疾病等。

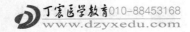 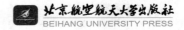

（3）铁丢失过多：慢性失血是成年人缺铁性贫血最常见和最重要的病因，如消化性溃疡出血、痔出血、月经过多、钩虫病等。

（二）再生障碍性贫血

再生障碍性贫血，简称再障。是一种可能由不同病因和机制引起的骨髓造血功能衰竭症。其病因及发病机制包括：

1. **药物及化学物质**　是最常见的致病因素。氯霉素、磺胺药、四环素、链霉素、异烟肼、保泰松、吲哚美辛、阿司匹林、抗惊厥药、抗甲状腺药、抗肿瘤药等均可导致再生障碍性贫血（再障）。以氯霉素最多见，其致病作用与剂量无关，但与个人敏感有关。

2. **物理因素**　长期接触各种电离辐射。

3. **病毒感染**　病毒性肝炎与再障的关系较明确，EB病毒、流感病毒、风疹病毒等也可引起再障。

三、特发性血小板减少性紫癜

特发性血小板减少性紫癜（ITP）是一种由免疫介导的血小板过度破坏所致的出血性疾病，是最常见的血小板减少性疾病，临床上以自发性皮肤、黏膜及内脏出血为主要表现。其病因及发病机制包括：

1. **免疫因素**　是ITP发病的重要原因，血小板自身抗体形成导致血小板破坏。

2. **感染**　多数急性ITP患者，在发病前2周左右有上呼吸道感染史。慢性ITP患者常因感染而使病情加重。

3. **肝、脾与骨髓因素**　以脾脏最为重要。

4. **雌激素**　慢性型多见于年轻女性，可能与体内雌激素水平较高有关。

四、白血病

白血病是一类造血干细胞的恶性克隆性疾病，其克隆的白血病细胞因自我更新增强、增殖失控、分化障碍、凋亡受阻，而滞留在细胞发育的不同阶段，使正常造血受抑制并广泛浸润其他组织和器官。

---

1. 血液病患者继发感染最常见的病原体是
A. 支原体　　　　　　　　　B. 衣原体　　　　　　　　　C. 葡萄球菌
D. 立克次体　　　　　　　　E. 革兰阴性杆菌

2. 红细胞进入血液循环后的寿命约为
A. 100天　　　　　　　　　B. 110天　　　　　　　　　C. 120天
D. 130天　　　　　　　　　E. 140天

3. 引起再生障碍性贫血的常见药物是
A. 氯丙嗪　　　　　　　　　B. 氯霉素　　　　　　　　　C. 利血平
D. 环磷酰胺　　　　　　　　E. 阿司匹林

4. 再生障碍性贫血的发病机制是

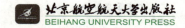

A．营养缺乏 　　　　　 B．骨髓造血功能低下 　　　　 C．失血过多
D．严重感染 　　　　　 E．溶血导致红细胞破坏增加

5．构成骨髓微环境的细胞是
A．浆细胞 　　　　　　　　 B．巨核细胞 　　　　　　 C．巨噬细胞
D．单核细胞 　　　　　　　 E．造血干细胞

6．特发性血小板减少性紫癜发病的相关因素<u>不包括</u>
A．贫血 　　　　　　　　　 B．上呼吸道感染 　　　　 C．雌激素作用
D．体内产生抗血小板抗体 　 E．肝、脾对血小板的破坏增加

7．患者，女，35 岁。头晕乏力、面色苍白 6 个月，体检贫血貌。血常规：血红蛋白 70g/L，红细胞 $2.6×10^{12}$/L，血清铁降低，总铁结合力增高。追问病史，患者常有月经过多。该患者贫血的主要原因是
A．慢性失血 　　　　　　　 B．铁代谢障碍 　　　　　 C．铁摄入不足
D．铁的吸收不足 　　　　　 E．铁的需要量增加

8．患者，男，30 岁。自诉近期头晕，乏力，注意力不集中。实验室检查：小细胞低色素贫血，其原因可能是
A．缺维生素 K 　　　　　　 B．缺维生素 B_5 　　　　 C．缺叶酸
D．缺钙 　　　　　　　　　 E．缺铁

9．患者，男，57 岁。胃大部切除术后出现头晕、乏力。查血红蛋白 80g/L。其贫血的原因是
A．铁摄入不足 　　　　　　 B．铁损失过多 　　　　　 C．铁利用障碍
D．铁吸收不良 　　　　　　 E．铁需要量增加

10．患者，男，35 岁。溃疡。经常胃出血，经医院检验血红蛋白 90g/L，红细胞 $3.8×10^{12}$/L，确诊为缺铁性贫血，此病的原因是
A．慢性失血 　　　　　　　 B．蛋白丢失 　　　　　　 C．缺维生素 B_{12}
D．缺胃蛋白酶 　　　　　　 E．缺叶酸

答案：1．E。2．C。3．B。4．B。5．C。6．A。7．A。8．E。9．D。10．A。

第 6 节　内分泌代谢性疾病

一、弥漫性毒性甲状腺肿甲状腺功能亢进症

　　甲状腺毒症是指血循环中甲状腺激素过多，引起以神经、循环、消化等系统兴奋性增高和代谢亢进为主要表现的一组临床综合征。其中由于甲状腺腺体本身功能亢进，合成和分泌甲状腺激素增加所导致的甲状腺毒症称为甲状腺功能亢进症，简称甲亢。

　　病因包括 Graves 病、多结节性甲状腺肿伴甲亢、甲状腺自主性高功能腺瘤、碘甲亢等，其中以 Graves 病最为常见，属自身免疫性甲状腺疾病，有遗传倾向。此外，细菌感染、性激素、应激、精神刺激和锂剂等环境因素对本病有促发作用。

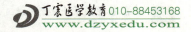
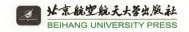

二、糖尿病

糖尿病是一组由多病因引起的以慢性高血糖为特征的代谢性疾病，由胰岛素分泌和（或）作用缺陷引起。

糖尿病分为4型，包括1型糖尿病、2型糖尿病、其他特殊类型糖尿病和妊娠糖尿病，其中以2型糖尿病为主。

1. **1型糖尿病** 多于儿童或青少年起病，胰岛B细胞被破坏而导致胰岛素绝对缺乏，具有酮症倾向，需胰岛素终身治疗。

2. **2型糖尿病** 主要与遗传有关，有家族史，多见于40岁以上成人，多数为超重者，从胰岛素抵抗为主伴相对胰岛素缺乏，逐渐发展为胰岛素缺乏为主伴胰岛素抵抗。

---

1. 维持人体内环境稳定最重要的神经内分泌器官是
A. 肾上腺   B. 性腺   C. 下丘脑
D. 甲状旁腺   E. 胰腺

2. 甲状腺素的作用<u>不包括</u>
A. 增加全身组织的耗氧量   B. 促进生长发育   C. 抑制组织分化
D. 促进蛋白质、脂肪、糖类的分解   E. 影响体内水的代谢

3. Graves病最主要的病因是
A. 遗传因素   B. 应激因素   C. 自身免疫
D. 病毒感染   E. 环境因素

4. 弥漫性甲状腺肿的诱发因素<u>不包括</u>
A. 感染   B. 创伤   C. 贫血
D. 精神刺激   E. 劳累

5. 甲状腺功能亢进症的主要病因是
A. 精神创伤   B. 病毒感染   C. 过度劳累
D. 自身免疫   E. 外部创伤

6. 1型糖尿病的主要发病原因是
A. 长期大量吃糖类食品   B. 胰岛素分泌绝对不足   C. 过度肥胖
D. 长期用糖皮质激素   E. 胰高糖素分泌过多

答案：1. C。2. C。3. C。4. C。5. D。6. B。

第7节　风湿性疾病

一、常见症状护理

1. **关节疼痛与肿胀** 关节疼痛是关节受累最常见的首发症状，也是患者就诊的主要原因。不同风湿性疾病常见的关节疼痛特点见表1-8。

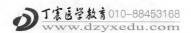 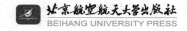

表1-8　不同风湿性疾病常见的关节疼痛特点

疾病	疼痛部位、性质	伴随症状	预后
风湿热	游走性	红、肿、热	预后好，无关节破坏
类风湿关节炎	腕、掌指、近端指关节，活动后减轻	发热、乏力	关节损伤，甚至畸形
骨关节炎	累及远端指间关节，膝关节痛于活动后减轻	行走失衡、活动受限	
系统性红斑狼疮	近端指关节、腕、足、膝、踝	多脏器损害	关节畸形

注：除痛风外其余风湿性疾病多为缓慢起病。

2．多器官系统损害　可累及皮肤、肺、肾、心脏等各个器官系统。如系统性红斑狼疮可有肾脏、神经、消化、心血管等系统等损害。

二、系统性红斑狼疮

系统性红斑狼疮（SLE）是一种具有多系统、多脏器损害表现，有明显免疫紊乱的慢性自身免疫性结缔组织疾病，血清中存在以抗核抗体为代表的多种致病性自身抗体。

1．病因与发病机制

（1）病因：尚不明确，可能与遗传、雌激素、日光、食物（芹菜、香菜、无花果、蘑菇及烟熏食物等）、药物（氯丙嗪、普鲁卡因胺、异烟肼、青霉胺、甲基多巴等）、病原微生物和精神刺激等因素有关。

（2）发病机制：主要为免疫复合物的形成及沉积。外来抗原促发异常的免疫应答，持续产生大量的免疫复合物和致病性自身抗体，造成组织损伤。

2．病理　主要病理改变为血管炎。受损器官的特征性改变包括：

（1）狼疮小体（苏木紫小体）：是细胞核受抗体作用变性为嗜酸性团块，是诊断 SLE 的特征性依据。

（2）"洋葱皮样"病变：指小动脉周围有显著向心性纤维增生，以脾中央动脉最明显。

三、类风湿关节炎

类风湿关节炎是以慢性侵蚀性、对称性多关节炎为主要表现的异质性、全身性自身免疫性疾病，是导致成年人丧失劳动力及致残的主要病因之一。

1．病因与发病机制　可能与遗传、环境、感染、代谢障碍、营养不良及不良心理社会因素等有关。常见的诱发因素有创伤、寒冷潮湿、性激素紊乱、吸烟和饮用咖啡等。免疫紊乱是类风湿关节炎主要的发病机制。抗原进入人体后，与细胞膜的 HLA-DR 分子结合形成复合物，并引起一系列免疫反应。

2．病理　基本病理改变是滑膜炎和血管炎，滑膜炎是关节表现的基础，血管炎是关节外表现的基础，炎症破坏软骨和骨质，最终可致关节畸形和功能丧失。

1．引起系统性红斑狼疮发病和病情加重的直接诱因是

A．气温急剧变化　　　　　　　　　　B．长期在潮湿环境下

C．长时间在高温环境下　　　　　　　D．空气污染严重

E．阳光照射裸露皮肤

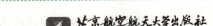

2. 系统性红斑狼疮是一种多系统受累的自身免疫性疾病，其病理机制十分复杂，与其发病相关的激素是

A. 雄激素　　　　　　　　　B. 雌激素　　　　　　　　　C. 松果体激素

D. 前列腺素　　　　　　　　E. 肾上腺髓质激素

3. 类风湿关节炎发生自身免疫反应产生的抗体是

A. 自身抗体 IgA　　　　　　B. 自身抗体 IgD　　　　　　C. 自身抗体 IgG

D. 自身抗体 IgE　　　　　　E. 自身抗体 IgM

4. 类风湿关节炎最基本的病理损害是关节的

A. 滑膜炎症　　　　　　　　B. 软骨炎症　　　　　　　　C. 骨质疏松

D. 腔隙增大　　　　　　　　E. 腔隙变窄

5. 患者，女，28岁。已婚。经常饮酒，吸烟，近半年来频发不明原因低热，近端指间关节肿痛，经医院检查疑是系统性红斑狼疮（SLE），女性多患此病的原因是

A. 与吸烟有关　　　　　　　B. 与饮食有关　　　　　　　C. 与女性激素有关

D. 与饮酒有关　　　　　　　E. 与婚姻有关

答案：1. E。2. B。3. E。4. A。5. C。

第8节　理化因素所致疾病

一、有机磷农药中毒

1. 分类　有机磷农药属于有机磷酸酯或硫代磷酸酯类化合物，有大蒜臭味，除敌百虫外，一般难溶于水，在碱性环境中易分解失效。根据有机磷农药毒性大小，可分为4类。剧毒类：甲拌磷（3911）、内吸磷（1059）、对硫磷（1605）、丙氟磷。高毒类：甲基对硫磷、甲胺磷、氧化乐果、敌敌畏。中度毒类：乐果、美曲磷酯（敌百虫）、乙硫磷（碘依可酯）。低毒类：马拉硫磷、辛硫磷和氧硫磷等。

2. 病因与发病机制

（1）病因

①职业性中毒：主要发生于杀虫药精制、出料和包装过程。

②使用性中毒：多发生于施药人员喷洒期间。

③生活性中毒：多由于误服、误用或自杀等原因。

（2）发病机制：有机磷农药的主要中毒机制是抑制体内胆碱酯酶的活性。有机磷农药能与体内胆碱酯酶迅速结合成稳定的磷酰化胆碱酯酶，使胆碱酯酶丧失分解能力，导致大量乙酰胆碱蓄积，引起毒蕈碱样、烟碱样和中枢神经系统症状和体征，严重者可因呼吸衰竭而死亡。

二、急性一氧化碳中毒

1. 病因

（1）职业性中毒：如炼钢、炼焦等生产过程中炉门关闭不严、煤气管道漏气或煤矿瓦斯爆炸。

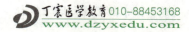
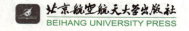

（2）生活性中毒：以家庭煤炉取暖及煤气泄漏最常见。

2. 发病机制　主要引起氧输送和氧利用障碍。一氧化碳（CO）可与血红蛋白（Hb）结合，形成稳定的碳氧血红蛋白（COHb）。CO 与 Hb 的亲和力比氧与 Hb 亲和力大 240 倍，COHb 不能携氧且不易解离，发生组织和细胞缺氧。大脑对缺氧最敏感，故最先受累。

三、中　暑

中暑是指在高温、湿度大及无风的环境中，因体温调节中枢功能障碍、汗腺功能衰竭和水、电解质丧失过多，导致以中枢神经系统和心血管功能障碍为主要表现的热损伤性疾病。

1. 病因

（1）环境温度过高：高温环境作业、室温＞ 32℃、烈日曝晒环境下。

（2）产热增加：重体力劳动、发热、甲亢及应用某些药物（苯丙胺、阿托品等）。

（3）散热障碍：湿度大（＞ 60%）、肥胖、穿透气不良衣服或通风不良等。

（4）汗腺功能障碍：硬皮病、广泛皮肤瘢痕、先天性汗腺缺乏症、使用抗胆碱药物或滥用毒品可抑制排汗。

（5）诱发因素：年老体弱、产妇、营养不良、慢性疾病、睡眠不足、工作时间过长、劳动强度过大、过度疲劳等易诱发中暑。

2. 发病机制　正常人通过下丘脑体温调节中枢控制产热和散热，以维持体温的相对稳定。当外界环境温度超过体表时，辐射、传导和对流散热受限，以蒸发为主要的散热方式，可引起机体散热绝对或相对不足，汗腺疲劳，继而导致体温调节中枢功能障碍，造成体温急剧升高。

---

1. 急性一氧化碳中毒最先受累的器官是

A. 心脏　　　　B. 脑组织　　　　C. 肺　　　　D. 胰腺　　　　E. 眼睛

2. 热衰竭的发生机制是

A. 体温调节功能障碍　　　　　　　　　　　B. 大量出汗致血容量不足

C. 散热不足致体内热蓄积　　　　D. 烈日曝晒致脑组织充血水肿

E. 大量出汗后饮水过多而盐补充不足

3. 易发生中暑的环境是

A. 超过 35℃，强辐射热　　　　　　B. 室温超过 35℃，通风

C. 湿度高，环境温度高，通风良好　　　D. 湿度高，环境温度高，通风不良

E. 湿度高，强辐射热

4. 患者，女，40 岁。与家人争执后服敌敌畏 100ml，出现呼吸困难，瞳孔缩小，视物模糊，肌肉颤动。其发病机制是

A. 乙酰胆碱增多　　　　　　B. 肾上腺素过多　　　　　　C. 胆碱酯酶失活

D. 去甲肾上腺素过多　　　　E. 谷丙转氨酶过多

答案：1. B。2. B。3. D。4. C。

第9节　神经系统疾病

一、急性脑血管疾病

（一）脑血栓形成

脑血栓形成是脑梗死最常见的类型，是因脑动脉粥样硬化等血管病变，脑动脉主干或分支管腔狭窄、闭塞或形成血栓，造成该动脉供血区血流中断而发生脑组织缺血、缺氧性坏死，引起相应的神经症状和体征。脑动脉粥样硬化是最常见和基本的病因，常伴有高血压。高血糖、高血脂、肥胖可加速脑动脉硬化的进程。

（二）脑栓塞

各种栓子随血流进入颅内动脉，使血管腔急性闭塞或严重狭窄引起脑缺血坏死及功能障碍。心源性栓子为脑栓塞最常见的病因，其中又以风湿性心瓣膜病患者房颤时附壁血栓脱落最多见。

（三）脑出血

1. 病因
（1）高血压并发细小动脉硬化为脑出血最常见的病因。
（2）颅内动脉瘤。
（3）脑动静脉畸形。
（4）其他如脑淀粉样血管病、血液病、抗凝及溶栓治疗等。

2. 发病机制　动脉硬化或产生小动脉瘤，当血压骤然升高时易造成血管破裂。高血压脑出血好发部位为基底节区，此处豆纹动脉从大脑中动脉近端呈直角发出，受高压血流冲击最大，最易破裂出血。

（四）蛛网膜下腔出血

先天性脑动脉瘤是最常见病因，其次为动静脉畸形、颅内肿瘤、血液疾病等。用力、情绪激动、酗酒等为常见诱因。

（五）短暂性脑缺血发作

短暂性脑缺血发作（TIA）是由颅内动脉病变致脑动脉一过性供血不足引起的短暂性、局灶性脑或视网膜功能障碍。主要病因是动脉粥样硬化。发病机制有微栓塞、血流动力学改变学说、脑血管狭窄或痉挛等。

二、癫　痫

癫痫是指多种原因导致的大脑神经元高度同步化异常放电所引起的短暂大脑功能失调的临床综合征。癫痫不是独立的疾病，引起癫痫的病因非常复杂，根据病因不同分为以下3类。

1. 特发性癫痫　可能与遗传因素有关，多数患者在儿童或青年期首次发病。

2. 症状性癫痫　由各种明确的中枢神经系统结构损伤或功能异常，如颅脑外伤、感染、颅内肿瘤、脑血管病和遗传代谢性疾病引起。

3. 隐源性癫痫　病因不明，但临床提示为症状性癫痫。

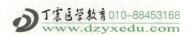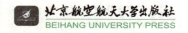

三、急性炎症性脱髓鞘性多发性神经病

　　急性炎症性脱髓鞘性多发性神经病又称吉兰 - 巴雷综合征，是一种自身免疫介导的周围神经病，主要损害多数脊神经根和周围神经，也常累及脑神经。

　　病因尚未完全明确，可能与空肠弯曲菌感染有关，也可能与病毒感染有关。本病是免疫介导的迟发型超敏反应，而病毒感染可能对免疫反应起一种启动作用。主要侵犯脊神经根、脊神经和脑神经，导致淋巴细胞对髓鞘敏感，出现髓鞘损伤和神经脱髓鞘现象，运动、感觉神经冲动传导速度减慢甚至停滞。

1．导致脑血栓形成最常见的病因是
A．风湿性心脏病　　　　　　B．脑动脉粥样硬化　　　　　C．高血压
D．长骨骨折　　　　　　　　E．脑动脉畸形

2．短暂性脑缺血发作的主要病因是
A．动脉硬化　　　　　　　　B．结节性动脉炎　　　　　　C．先天性血管畸形
D．风湿性心脏瓣膜病　　　　E．持久发作心房颤动

3．脑血栓形成的常见病因有
A．高血压　　　　　　　　　B．动脉硬化　　　　　　　　C．脑部血管畸形
D．长骨骨折　　　　　　　　E．风湿性心脏病

4．与原发性癫痫发生有关的因素是
A．脑膜炎　　　　　　　　　B．脑肿瘤　　　　　　　　　C．脑血管病
D．颅脑外伤　　　　　　　　E．遗传因素

5．急性炎症性脱髓鞘性多发性神经病的发病机制是
A．细菌感染　　　　　　　　B．真菌感染　　　　　　　　C．病毒感染
D．自身免疫　　　　　　　　E．营养不良

答案： 1．B。2．A。3．B。4．E。5．D。

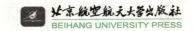

第 2 章　外科护理学

第 1 节　水、电解质、酸碱代谢紊乱

一、正常体液平衡

（一）水平衡

1. **体液的含量与分布**　人体内体液总量与性别、年龄及体重有关。肌肉组织含水量较多，脂肪细胞不含水分。体液可分为细胞内液和细胞外液，细胞外液分为血浆和组织间液两部分，细胞外液占 20%，组织间液为 15%，血浆为 5%；小儿间质液的比例较成人高。

2. **24 小时液体出入量的平衡**　显性失水为尿、粪和失血等的总和，不显性失水为皮肤和呼吸道挥发的水分，一般为 600 ～ 1000ml/d。内生水为体内代谢所产生的水分，约 300ml/d。

3. **体液平衡的调节**　体液的正常渗透压通过下丘脑 - 神经垂体 - 抗利尿激素系统来恢复和维持，血容量的恢复和维持是通过肾素 - 醛固酮系统。

（二）电解质平衡

1. **Na^+ 的平衡**　Na^+ 是细胞外液的主要阳离子，正常值为 135 ～ 145mmol/L。

2. **K^+ 的平衡**　体内 K^+ 总含量 98% 存在于细胞内，是细胞内液主要的阳离子。血清 K^+ 正常值为 3.5 ～ 5.5mmol/L。K^+ 的作用极其重要，可参与、维持细胞的正常代谢，维持细胞内液的渗透压和酸碱平衡，维持神经肌肉组织的兴奋性，以及维持心肌正常功能等。

3. **Cl^- 和 HCO_3^-**　Cl^- 和 HCO_3^- 是细胞外液中的主要阴离子，二者含量有互补作用，以维持细胞外液阴离子的平衡。

4. **Ca^{2+} 的平衡**　血清 Ca^{2+} 浓度为 2.25 ～ 2.75mmol/L。Ca^{2+} 的生理功能包括：是构成骨髓和牙齿的重要成分；调节心脏和神经的传导以及肌肉的收缩；参与凝血过程；是多种酶的激活剂；降低毛细血管和细胞膜的通透性。

5. **磷的平衡**　血清磷正常值为 0.96 ～ 1.62mmol/L。磷是核酸、磷脂及高能磷酸键的基本成分，此外，磷还参与蛋白质的磷酸化、参与细胞膜的组成，以及参与酸碱平衡等。

6. **Mg^{2+} 的平衡**　Mg^{2+} 是细胞内的主要阳离子，正常血清 Mg^{2+} 浓度为 0.70 ～ 1.10mmol/L。Mg^{2+} 可影响神经活动的控制、神经肌肉兴奋性的传递、肌肉收缩及心脏激动性。

（三）酸碱平衡

1. **血液缓冲系统**　最重要的是 HCO_3^-/H_2CO_3，正常比值为 20：1。

2. **肺**　通过呼吸，肺将 CO_2 排出，使血中 $PaCO_2$ 下降，调节血中的 H_2CO_3。

3. **肾**　是调节酸碱平衡的重要器官。肾脏通过改变排出固定酸及保留碱性物质的量，来维持正常的血浆 HCO_3^- 浓度，保持血浆 pH 稳定。

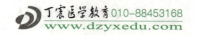

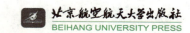

二、水和钠代谢紊乱

临床将水、钠代谢紊乱分为 4 种类型：等渗性脱水、低渗性脱水、高渗性脱水和水中毒（表 2-1）。最常见的为等渗性脱水。

表2-1　不同性质脱水的临床特点及治疗

	等渗性	低渗性	高渗性	水中毒
血钠 （mmol/L）	135～150	＜135	＞150	
病　因	消化液或体液急性丧失，如大量呕吐、肠瘘、肠梗阻、烧伤等	消化液持续丢失，长期胃肠减压失钠；限盐的肾脏、心脏疾病反复利尿；大面积烧伤慢性渗液；等渗性脱水补水过多等	摄入水分不足，如食管癌吞咽困难鼻饲高浓度营养液；高热大量出汗；大面积烧伤暴露疗法等	机体水分摄入量超过排出量，如肾功能不全；各种原因导致的抗利尿激素分泌过多；大量摄入不含电解质的液体或静脉补充水分过多等
水、钠 丢失比例	水、钠等比例丢失	失钠多于失水	失水多于失钠	
主要丧失液区	细胞外液	细胞外液	细胞内液	
临床表现	恶心、乏力、少尿，但不口渴；眼窝凹陷，皮肤干燥；体液丢失达体重5%，可有脉速、肢冷等血容量不足表现，体液丢失达体重的6%～7%可有休克	初期无口渴，恶心、视物模糊、乏力、站立性晕倒；严重者神志不清，肌痉挛性抽痛，腱反应消失，昏迷，休克；尿钠、氯低，尿比重低，早期尿量正常或略增多	体液丢失达体重2%～4%为轻度，口渴明显，无其他症状；4%～6%为中度，极度口渴，烦躁，乏力，眼窝凹陷，尿少，尿比重高；＞6%为重度，躁狂，幻觉，谵妄，昏迷	急性水中毒起病急骤，可出现神经、精神症状，重者发生脑疝；慢性水中毒发病缓慢，易被原发疾病掩盖，出现体重增加、软弱无力、恶心、呕吐、嗜睡等表现

三、电解质紊乱

（一）钾代谢异常

钾的代谢异常有低钾血症和高钾血症，以低钾血症常见。钾代谢紊乱的临床特点及治疗见表 2-2。

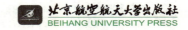

表2-2　钾代谢紊乱的临床特点及治疗

	低钾血症	高钾血症
血钾浓度	<3.5mmol/L	>5.5mmol/L
病因	①长期进食不足 ②丢失过多：严重呕吐、腹泻，持续胃肠减压，肠瘘，长期使用排钾利尿药（呋塞米等）、盐皮质激素（醛固酮），急性肾衰多尿期等 ③钾向细胞内转移：大量注射葡萄糖和胰岛素，代谢性或呼吸性碱中毒、纠正酸中毒的过程中	①排钾减少：急性肾衰竭、长期使用保钾利尿药（螺内酯） ②补钾过多：补过量、过快、浓度过高，输入大量库存血 ②钾向细胞外转移：严重组织损伤、溶血、缺氧、休克、代谢性酸中毒等
临床表现	①心脏：心肌收缩无力，心音低钝，心动过速，室颤，心衰，猝死 ②骨骼肌：最早出现的是肌无力，腱反射迟钝或消失，呼吸肌受累致呼吸困难或窒息 ③胃肠道及泌尿道平滑肌：恶心，食欲缺乏，肠蠕动减弱，腹胀，肠鸣音减弱，便秘，肠麻痹；尿潴留 ④泌尿系统：低钾、低氯性碱中毒，出现反常性酸性尿 ⑤神经系统：表情淡漠，反应迟钝，定向力差，昏睡、昏迷	①心脏：抑制心脏传导系统，抑制心肌收缩，心动过缓，房室传导阻滞，心脏停搏 ②骨骼肌：四肢软弱无力，腱反射迟钝或消失，严重者呈弛缓性瘫痪 ③神经系统：精神萎靡，嗜睡
心电图	T波低平，ST段下降，QT间期延长，出现u波	T波高尖，PR间期延长，P波下降或消失，QRS波群增宽，ST段升高

（二）磷代谢异常

人体内的磷85%存在于骨骼中，细胞外液中含量很少。磷代谢异常分为低磷血症和高磷血症。

1．低磷血症

（1）血磷浓度 < 0.96mmol/L。

（2）病因：长期经静脉或胃肠途径补充不含磷的营养物；急性酒精中毒、甲亢、肾小管性酸中毒、使用糖皮质激素或利尿药等；大量葡萄糖及胰岛素输入、呼吸性碱中毒时磷向细胞内转移。

（3）临床表现：无特异性，可有神经肌肉症状，重者出现抽搐、昏迷、精神障碍，更甚者因呼吸肌无力而死亡。

（4）治疗要点：积极处理原发病；对因甲亢引起者，可考虑手术治疗；经静脉或口服补磷。

2．高磷血症

（1）血磷浓度 > 1.62mmol/L。

（2）病因：可见于急性肾衰竭、甲状旁腺功能减退、过量服用维生素D、挤压伤、糖尿病酮症酸中毒等。

（3）临床表现：临床表现不典型，有低钙血症、肾功能受损的表现。

（4）治疗要点：积极处理原发病；减少磷的摄入，针对低钙血症进行治疗。

四、酸碱平衡紊乱和液体疗法

正常血液的 pH 为 7.35 ～ 7.45，pH < 7.35 为酸中毒，pH > 7.45 为碱中毒。酸碱平衡的本质是

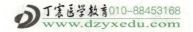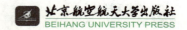

体液保持一定的 H^+ 浓度。人体代谢过程中不断产生的酸性和碱性物质，必须通过体内缓冲系统及肺、肾的调节作用使 pH 稳定在正常范围。

（一）代谢性酸中毒

代谢性酸中毒是最常见的酸碱平衡紊乱，主要由于细胞外液的 H^+ 增加或 HCO_3^- 丢失导致。

1. 常见病因

碱性物质从消化道或肾脏丢失，如腹泻，胆管引流等；摄入过多的酸性物质；酸性代谢产物堆积。

2. 临床表现　依据 HCO_3^- 测定结果，分为轻、中、重 3 度。轻度酸中毒症状不明显；典型的酸中毒表现为精神萎靡或烦躁不安，呼吸深快，呼气带酮味，面红或口唇樱桃红色，腹痛，呕吐，腱反射减弱或消失，嗜睡甚至昏迷。酸中毒时通过 H^+-K^+ 交换使细胞外 K^+ 增高，导致心律失常。

（二）代谢性碱中毒

1. 常见病因

（1）胃液丢失过多：最常见于外科患者，幽门梗阻严重呕吐或胃肠道手术后长期胃肠减压，丢失大量 H^+ 和 Cl^-；Cl^- 减少使肾近曲小管代偿性重吸收 HCO_3^-，加重碱中毒；胃液丢失时还常有 Na^+ 丢失，机体在保留 Na^+ 的代偿过程中，排出 K^+ 和 H^+，造成低钾性碱中毒。

（2）碱性物质摄入过多：如大量输入库存血，抗凝剂入血后转化为 HCO_3^-。

（3）低钾血症：使细胞内的 K^+ 和细胞外的 Na^+、H^+ 交换，引起细胞外碱中毒。呋塞米等排钾利尿药可导致低钾低氯性碱中毒。

2. 临床表现　一般无明显症状。有时有呼吸变浅、变慢，嗜睡、精神错乱，常伴有低钾血症和脱水的表现，严重者可昏迷。

（三）呼吸性酸中毒

1. 常见病因　抑制呼吸系统，如应用麻醉药或镇静药、颅内损伤等；气道梗阻或肺实质病变，如慢性阻塞性肺疾病、哮喘等；胸廓、胸膜病变，如气胸、血胸；人工呼吸机使用不当。

2. 临床表现　胸闷，呼吸困难，躁动不安，头痛。CO_2 潴留先兴奋、后抑制，兴奋表现为失眠、躁动、昼睡夜醒；体表小静脉扩张，皮肤充血，颜面潮红，球结膜水肿，四肢及皮肤温暖潮湿。慢性严重 CO_2 潴留时抑制神经中枢，可出现神志淡漠、嗜睡、昏迷、抽搐、扑翼样震颤、腱反射减弱或消失等肺性脑病的表现。

（四）呼吸性碱中毒

1. 常见病因　主要为通气过度。癔症、疼痛、发热、创伤、呼吸机辅助过度通气等。

2. 临床表现　呼吸加快，神经肌肉兴奋性增高，急性轻者可有口唇、四肢发麻、刺痛，肌肉颤动；重者有眩晕、昏迷、视力模糊、抽搐，可伴胸闷、胸痛、口干、腹胀等。

---

1. 人体对水和电解质的调节机制中，最重要的是

A. 肺调节　　　　　　B. 肾素 - 血管紧张素 - 醛固酮系统　　　　　　C. 中央化学感受器

D. 肾调节　　　　　　E. 体液的缓冲系统

2. 维持细胞外液渗透压和容量的重要离子是

A. Na^+　　　　　　B. K^+　　　　　　C. Mg^{2+}　　　　　　D. Ca^{2+}　　　　　　E. Cl^-

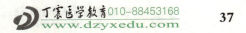
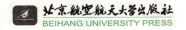

3. 有关体液平衡的叙述，错误的是
A. 成年男性细胞内液约为体重的 40%　　B. 成年男女细胞外液均为体重的 20%
C. 血浆约为体重的 5%　　D. 无功能性细胞外液为体重的 1%～2%
E. 它们之间是非动态平衡

4. 成人每天内生水量在非高分解代谢状态为
A. 100～150ml　　B. 150～250ml　　C. 250～350ml
D. 350～450ml　　E. 500ml

5. 细胞内液的主要阳离子是
A. K^+　　B. Na^+　　C. Ca^{2+}　　D. Mg^{2+}　　E. H^+

6. 正常成年人每天需要的氯化钾一般为
A. 0.5～1g　　B. 2～3g　　C. 5～9g
D. 10～12g　　E. 15～19g

7. 低渗性脱水的病因不包括
A. 频繁呕吐　　B. 严重腹泻　　C. 长期胃肠减压
D. 昏迷未补充液体　　E. 创面大量渗液

8. 等渗性脱水的主要原因是
A. 反复呕吐　　B. 急性肠梗阻
C. 大面积烧伤暴露疗法　　D. 治疗时补水过多
E. 大面积创面的慢性渗液

9. 幽门梗阻患者因长期呕吐最易引起
A. 低钾低氯性代谢性碱中毒　　B. 低钾高氯性代谢性酸中毒
C. 高钾低氯性呼吸性碱中毒　　D. 低钾低氯性代谢性酸中毒
E. 高钾低氯性代谢性碱中毒

10. 不能引起代谢性酸中毒的是
A. 休克　　B. 急性肾功能衰竭　　C. 幽门梗阻
D. 酮症酸中毒　　E. 肠梗阻

11. 患者，男，45岁。肠梗阻术后禁食4天，乏力，恶心，心悸。心电图示T波低平，有u波。拟诊为低钾血症。其根本原因是
A. 入量不足　　B. 排出过多　　C. 体内转移
D. 代谢性酸中毒　　E. 代谢性碱中毒

12. 患者，男，45岁。有溃疡病史，一周来频繁呕吐、腹胀。诊断为溃疡病合并瘢痕性幽门梗阻，该患者易发生
A. 代谢性酸中毒　　B. 代谢性碱中毒　　C. 呼吸性酸中毒
D. 呼吸性碱中毒　　E. 代谢性和呼吸性酸中毒

答案：1. D。2. A。3. E。4. C。5. A。6. B。7. D。8. A。9. A。10. C。11. A。12. B。

第2节 外科营养支持

一、肠内营养

肠内营养是指经消化道提供全面营养素的营养支持方式。

1. **适应证** 患者因原发疾病或治疗需要不能或不愿经口摄食,或摄食量不足以满足机体需要时,宜采用肠内营养。

2. **禁忌证** 胃肠道梗阻、有活动性出血、腹泻及休克患者等。

3. **制剂分类**

（1）非要素制剂：以整蛋白为主,溶液的渗透压接近等渗（约320mmol/L）,口感较好,适用于胃肠道功能较好的患者。

（2）要素制剂：由氨基酸、蛋白质、脂肪、维生素、矿物质、微量元素等组成,无需消化即可直接或接近直接吸收,适用于胃肠道消化、吸收功能部分受损者。

（3）组件制剂：以某种或某类营养素为主,对完全型肠内营养制剂进行补充或强化,以适应患者的特殊需要。

（4）疾病专用制剂：根据疾病的不同特点给予患者个体化的营养支持,如糖尿病、肾病、肝病、婴幼儿等专用制剂。

二、肠外营养

肠外营养是经静脉途径提供营养素的营养支持方式。所有营养素完全经肠外获得的营养支持方式称为全肠外营养（TPN）。

1. **适应证** 1周以上不能进食、因胃肠道功能障碍、不能耐受肠内喂养者；通过肠内营养无法达到机体需要的目标量时采用肠外营养。

2. **制剂分类**

（1）葡萄糖：是肠外营养的主要能源物质。供给量一般为 $3 \sim 3.5g/(kg \cdot d)$。

（2）脂肪乳剂：是肠外营养中较理想的能源物质,可提供能量、生物合成碳原子及必需脂肪酸。

（3）氨基酸：是肠外营养的唯一氮源,摄入量一般为 $1.2 \sim 1.5g/(kg \cdot d)$。

（4）电解质：补充钾、钠、钙、镁及磷等,以维持水电解质酸碱平衡。

（5）其他：维生素、矿物质及微量元素。

不能用于肠外营养的是

A. 脂肪乳剂　　　　B. 葡萄糖　　　　C. 氨基酸　　　　D. 维生素　　　　E. 大分子聚合物

答案：E。

第3节 外科休克

一、概　述

休克是机体受到强烈的致病因素侵袭后,引起有效循环血容量锐减、组织灌注不足、细胞代谢

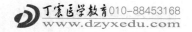 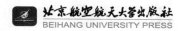

素乱和功能受损为特征的病理性综合征。氧供给不足和需求增加是休克的本质，产生炎症介质是休克的特征。

1. 病因与分类　根据病因分类可分为5类（表2-3）。低血容量性休克和感染性休克在外科最常见。

表2-3　休克的病因与分类

分　类	病　因
低血容量性休克	失血性、创伤性休克：消化道大出血，严重损伤，骨折，肝、脾破裂出血等
心源性休克	心排出量急剧减少所致，如大面积急性心梗、严重心律失常等
感染性休克	细菌及毒素作用所致，如严重胆道感染、急性化脓性腹膜炎、脓毒症等
过敏性休克	药物、血清制剂或疫苗等过敏所致
神经源性休克	剧烈疼痛、高危脊髓麻醉或损伤引起血管运动中枢抑制

2. 病理生理　有效循环血量锐减、组织灌注不足及产生炎症介质是各类休克共同的病理生理基础。

（1）微循环的变化

①微循环收缩期：又称为缺血缺氧期，毛细血管前括约肌收缩，后括约肌相对开放，动静脉间短路开放，微循环处于"只出不进"的低灌注状态。

②微循环扩张期：又称为淤血缺氧期，毛细血管前括约肌舒张，后括约肌收缩，微循环处于"只进不出"的再灌注状态，血液滞留，进一步减少回心血量。

③微循环衰竭期：又称为弥散性血管内凝血期，血液浓缩、高凝，形成微血栓，甚至DIC，微循环处于"不进不出"的停滞状态。凝血因子大量消耗和纤维蛋白溶解系统激活，易导致严重出血倾向。多系统器官功能障碍（MODS）是休克患者主要的死亡原因。

（2）内脏器官的继发性损害

①肺：低灌注和缺氧状态下可损伤肺毛细血管的内皮细胞和肺泡上皮细胞，血管壁通透性增加，导致肺间质水肿。肺泡表面活性物质生成减少，肺泡表面张力升高，可继发肺泡萎陷，出现局限性肺不张，进而出现急性呼吸窘迫综合征（ARDS）。

②肾：休克时肾血管收缩、血流量减少，肾小球滤过率降低，尿量减少。同时肾内血流重新分布，使血流主要转向髓质，滤过尿量减少，肾皮质肾小管发生缺血坏死，引起急性肾衰竭。

③心：休克早期一般无心功能异常。休克加重后，因心率过快使舒张期过短，舒张压下降，冠状动脉血流量明显减少，心肌因缺氧和酸中毒而受损。心肌微循环内血栓形成可引起局灶性心肌坏死和心力衰竭。此外，休克时缺血 - 再灌注损伤、高钾血症可加重心肌损害。

④脑：休克早期脑的血液供应基本能够保证。随着休克的发展，脑灌注压下降和血流量减少，导致脑缺氧。严重者形成脑疝。

⑤胃肠道：休克时血液进行重新分布，使胃肠道最早发生缺血和酸中毒，胃肠道黏膜发生糜烂、出血或应激性溃疡。同时可出现肠源性感染或毒血症。

⑥肝：休克时肝血流量减少，肝细胞因缺血、缺氧而明显受损。肝脏的解毒和代谢能力下降，可发生内毒素血症，严重时出现肝性脑病和肝衰竭。

（3）炎症介质释放和细胞损伤：严重损伤、感染等可刺激机体释放大量炎性介质，形成"瀑布样"连锁放大反应。

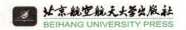

3. **临床表现**　按照休克的发病过程，可分为休克代偿期和休克抑制期，又称为休克早期和休克期（表 2-4）。血压是最常用的监测指标，收缩压＜ 90mmHg、脉压＜ 20mmHg 提示休克。心率改变出现在血压下降之前，是早期最敏感的观察指标。而尿量是反映组织灌流情况最佳的定量指标，便于观察病情变化。

表2-4　休克的临床表现

	休克代偿期	休克抑制期	
程　度	轻度	中度	重度
失血量	＜20%	20%～40%	＞40%
神　志	清楚，紧张或烦躁不安	反应迟钝，表情淡漠	意识模糊或昏迷
皮肤颜色	苍白	苍白或发绀	显著苍白，肢端青紫
皮肤温度	正常或湿冷	发凉、潮湿	厥冷（肢端明显）
心　率	＜100次/分，尚有力	100～200次/分，较弱	很弱或摸不清
血　压	正常或稍升高，脉压减小	收缩压70～90mmHg，脉压＜20mmHg	收缩压＜70mmHg或测不到
尿　量	正常或稍少	减少	极少或无尿

二、低血容量休克

1. **病因、病理**　低血容量性休克常因大量出血、体液丢失或体液积聚在第三间隙，使有效循环血量减少引起。包括失血性休克和创伤性休克。

2. **临床表现**　低血容量性休克的主要表现为中心静脉压降低、回心血量减少、心排血量下降所造成的低血压；经神经内分泌机制作用引起外周血管收缩、血管阻力增加和心率加快；以及由微循环障碍造成的各种组织器官功能不全和病变。

3. **治疗原则**　及时补充血容量、治疗病因和制止继续失血、失液。补液首选等渗盐水。

三、感染性休克

感染性休克常继发于腹腔内感染、泌尿系统感染等，也可由污染的手术或输液等引起。主要致病菌为革兰阴性菌，因该类细菌可释放大量内毒素而导致休克，故又称为内毒素休克。内毒素可促使体内多种炎性介质释放，引起全身炎症反应综合征。

1. 失血性休克时，内脏器官的继发性损害**不包括**
A．肺表面活性物质减少　　　　　B．肾小球滤过率明显下降
C．心肌局灶性缺血　　　　　　　D．肝 Kupffer 细胞释放炎症介质
E．脑缺血、缺氧，颅内压降低

2. 关于感染性休克的描述，正确的是
A．感染性休克无需糖皮质激素治疗　　B．治疗以抗感染为主，同时抗休克

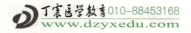
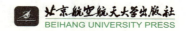

C. 感染性休克多继发于大出血　　　D. 也称为内毒素性休克

E. 应早期应用血管收缩药升高血压，保证重要器官灌注

3. 患者，女，29岁。外伤发生大出血，患者出现休克表现。下列关于各种休克的共同病理生理改变，正确的是

A. 血压下降　　　　　　　　B. 舒张压升高　　　　　C. 心排血量下降

D. 外周血管收缩　　　　　　E. 有效循环血量锐减

（4-5题共用备选答案）

A. 微动脉、微静脉收缩　　　　　B. 血液处于高凝状态

C. 静脉回心血量增加　　　　　　D. 组织灌注量增加

E. 毛细血管后括约肌收缩

4. 微循环扩张期表现为

5. 微循环衰竭期表现为

答案：1. E。2. D。3. E。4. E。5. B。

第4节　多器官功能障碍综合征

一、概　述

在急性危重病情况下，出现两个或者两个以上器官或系统同时或先后发生功能不全或衰竭，临床上称其为多器官功能障碍综合征（MODS）。

多器官功能障碍中最常见的器官是肺脏。其次是肾、肝、心、中枢神经系统、胃肠、免疫系统以及凝血系统。严重的损伤感染、心脏骤停复苏后、重症胰腺炎、各种原因引起的休克、原有基础疾病加重以及免疫功能低下均可引起MODS。输血、输液、用药或呼吸机使用不当也可引起MODS。

二、急性呼吸窘迫综合征

急性呼吸窘迫综合征（ARDS）是指由肺内、肺外因素导致的急性弥漫性肺损伤，以及由此而发展的急性呼吸衰竭。急性肺损伤（ALI）和ARDS为同一疾病过程的两个阶段，ALI代表早期和病情相对较轻的阶段，ARDS代表后期病情较严重的阶段。

1. **病因与发病机制**　可分为肺内因素（直接损伤）和肺外因素（间接损伤）两类。ARDS的本质是肺部炎症反应，即系统性炎症反应综合征（SIRS）的肺部表现。常见的危险因素包括肺炎、大面积创伤、吸入性肺损伤、非心源性休克、药物过量、输血相关急性肺损伤、溺水等。

2. **病理**　弥漫性肺泡损伤是ARDS的病理改变。病理过程的3个阶段（渗出期、增生期和纤维化期）常重叠存在。

（1）渗出期：肺泡和（或）肺血管内皮受损，血管通透性增高，肺泡渗出液中富含蛋白质，导致肺间质和肺泡水肿，肺泡内透明膜形成，炎症细胞浸润，常伴肺泡出血。大体表现为暗红或紫红肝样变，有"湿肺"之称。肺水肿和肺泡萎陷，导致功能残气量和肺泡数量相对减少，称为"小肺"。以上变化导致严重的通气/血流比例失调、肺内分流和弥散障碍，从而造成顽固性低氧血症和呼吸窘迫。

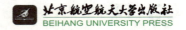

（2）增生期和纤维化期：1～3 周后可见 II 型肺泡上皮细胞、成纤维细胞增生；部分肺泡透明膜经吸收而消散，也有部分形成肺泡纤维化。

3. 临床表现

（1）症状：ARDS 发病迅速，多在原发病后的 72 小时内发生，病程一般不超过 7 天。除原发病的表现外，最早出现的症状是呼吸加快，呼吸困难进行性加重等呼吸窘迫表现，伴烦躁、焦虑、多汗等。呼吸深快、呼吸费力，伴明显发绀，不能用氧疗法改善，也不能用其他原发心肺疾病解释。

（2）体征：早期体检无明显异常体征，或仅闻少量细湿啰音。后期听诊双肺可有中小水泡音、管状呼吸音。

三、急性肾衰竭

急性肾衰竭又称急性肾损伤，是指由各种原因引起的短时间内肾功能急剧下降而出现的临床综合征。

1. 病因、病理　根据病变发生的解剖部位不同，可分为肾前性、肾后性和肾性 3 种（表 2-5）。

表2-5　急性肾衰竭的病因与发病机制

	肾前性肾衰	肾性肾衰	肾后性肾衰
发病机制	肾血流灌注不足，导致肾小球滤过率降低	肾实质损伤	急性尿路梗阻
常见疾病	血容量不足：大量脱水、出血；心输出量减少：严重心脏疾病；周围血管扩张：降压过快、感染性休克；肾血管阻力增加：使用去甲肾上腺素等	急性肾小管坏死：如挤压伤，是最常见的急性肾衰竭类型；急性间质性肾炎；肾小球或肾微血管疾病；肾大血管疾病	前列腺增生、肿瘤、输尿管结石、腹膜后肿瘤压迫

2. 临床表现

（1）起始期：未发生明显的肾实质损伤，急性肾衰竭尚可预防，持续数小时至几天。

（2）维持期（少尿期）：一般持续 7～14 天，出现一系列尿毒症表现。

①全身表现：消化系统症状常为首发症状，还可出现咳嗽、呼吸困难、高血压、心力衰竭、意识模糊、抽搐、出血倾向、感染（主要的死亡原因之一）、多脏器功能衰竭等症状。

②水、电解质和酸碱平衡失调：可表现为代谢性酸中毒、高钾血症、低钠血症、水过多等，以代谢性酸中毒和高钾血症最常见。高钾血症可致各种心律失常，严重者发生心室颤动或心脏骤停，是最主要的电解质紊乱和最危险的并发症，是少尿期的首位死因。

（3）恢复期：持续 1～3 周，可有多尿表现，每天尿量可达 3000～5000ml，随后逐渐恢复正常。多尿期早期仍可有高钾血症，后期可出现低钾血症。

四、弥散性血管内凝血

弥散性血管内凝血（DIC）是以微血管体系损伤为病理基础，凝血及纤溶系统被激活，导致机体弥散性微血栓形成、凝血因子大量消耗并继发纤溶亢进，从而引起全身性出血和微循环障碍的临床综合征。

1. 病因与发病机制

（1）严重感染：最多见，包括细菌、病毒、立克次体等。

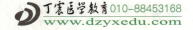
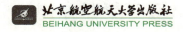

（2）严重创伤与恶性肿瘤：休克、急性白血病、淋巴瘤、前列腺癌、胰腺癌、大面积烧伤、严重挤压伤、大手术等。

（3）其他：严重疾病、中毒、产科意外、输血反应、移植排斥等。

2. 病理

（1）高凝期：血液呈高凝状态，循环血液中有血栓形成。护士抽血取化验标本时发现血液不易抽出、易凝固，重者皮肤出现瘀点或紫斑。血液凝血时间缩短，血小板黏附性增高。

（2）消耗性低凝期：血管内凝血消耗大量的凝血因子和血小板，使血液转入低凝状态。以出血为主要表现，全身各个部位均可发生。实验室检查表现为出、凝血时间和凝血酶原时间延长，凝血因子减少。

（3）继发性纤溶期：由于大量纤溶酶与纤维蛋白（原）降解产物的纤溶和抗纤凝作用，此期血液凝固性更低，出血倾向更为明显，表现为严重出血和渗血、休克等。实验室检查见血浆鱼精蛋白副凝固试验（3P 试验）阳性。

3. 临床表现

（1）出血：是 DIC 最常见的症状。表现为突然发生的自发性、多发性的出血，部位可遍及全身，多见于皮肤黏膜、伤口及穿刺部位。

（2）低血压、休克或微循环障碍：轻症多为血压降低，重症则出现休克或微循环障碍，早期即可出现多个重要器官功能不全，但休克程度与出血量常不成比例。顽固性休克是 DIC 病情严重及预后不良的先兆。

（3）栓塞：浅层的皮肤、消化道黏膜栓塞可使浅表组织缺血。内脏栓塞常见于肾、肺、脑等，可引起肾衰竭、呼吸衰竭、颅内高压等。

（4）溶血：溶血一般较轻，早期不易察觉。常表现为进行性贫血，贫血程度与出血量不成比例。

---

1. 急性呼吸窘迫综合征最基本的病理改变是

A. 低氧血症　　　　　　　　　　　B. 酸中毒

C. 肺泡内及间质水肿　　　　　　　D. 血管通透性增高

E. 肺泡表面活性物质缺失

2. 急性肾衰竭病因中属于肾性因素的是

A. 大出血　　　　　　　B. 大面积烧伤　　　　　　C. 严重心律失常

D. 严重挤压伤　　　　　E. 输尿管结石

3. 容易引起急性肾功能损伤的外伤是

A. 脑挫伤　　　　　　　B. 前臂开放性骨折　　　　C. 严重挤压伤

D. 严重裂伤　　　　　　E. 颅底骨折

4. DIC 常见病因**不包括**

A. 细菌性败血症　　　　B. 严重车祸后　　　　　　C. 严重肝功能障碍

D. 电解质紊乱　　　　　E. 休克晚期

5. DIC 在消耗性低凝期的病理变化**不包括**

A. 凝血酶原时间延长　　B. 出凝血时间延长　　　　C. 血中凝血酶增加

D. 血小板减少　　　　　E. 纤维蛋白原减少

答案： 1. C。2. D。3. C。4. D。5. C。

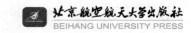

第 5 节　麻　醉

麻醉是指用药物或其他方法使患者全身或局部暂时失去感觉，达到有效消除疼痛和不适感，并使局部肌肉松弛，为手术治疗或其他医疗检查提供条件。可分为局部麻醉、椎管内麻醉和全身麻醉。

一、全身麻醉

麻醉药经呼吸道吸入或静脉、肌内注射进入人体内，产生中枢神经系统的抑制，表现为神志消失、全身的痛觉丧失、遗忘、反射抑制和一定程度的肌肉松弛，这种方法称为全身麻醉。

1. **吸入麻醉**　麻醉药经呼吸道吸入到体内，产生全身麻醉作用，称为吸入麻醉。常用的吸入麻醉药有氟烷、恩氟烷、异氟烷、氧化亚氮、七氟烷、地氟烷等。

2. **静脉麻醉**　将麻醉药直接经静脉注入血液循环，作用于中枢神经系统，产生全身麻醉的方法称为静脉麻醉。硫喷妥钠为超短效巴比妥类药，15 ～ 30 秒即可使患者入睡，常用于麻醉诱导。其他药物还有氯胺酮、咪达唑仑、丙泊酚、芬太尼，肌松药琥珀胆碱、筒箭毒碱等。

3. **复合全身麻醉**　指两种或两种以上的全麻药或方法同时应用，以达到最佳麻醉效果。

二、椎管内麻醉

1. **蛛网膜下腔阻滞**　简称腰麻，是将局部麻醉药注入蛛网膜下腔，使脊神经根的前根和后根神经传导暂时阻滞的麻醉方法。适用于 2 ～ 3 小时的下腹部、盆腔、下肢、肛门会阴部的手术，如阑尾切除术，疝修补术等。优点是局麻药用量小，全身毒性作用较轻。

2. **硬膜外阻滞**　是将局麻药注入硬脊膜外腔，暂时阻滞脊神经根神经传导的麻醉方法。适用于横膈以下各种腹腔、盆腔及下肢的手术。优点是可通过置管连续给药，使麻醉时间根据手术需要延长；缺点是局麻药用量大，可导致全身反应。

三、局部麻醉

局部麻醉简称局麻，是指麻醉药只作用于周围神经系统，主要使某些或某一神经的感觉神经传导被暂时阻滞的麻醉方法。局麻简便易行，安全有效，患者的神志清楚，并发症较少，适用于浅表部位的手术。局部麻醉方法包括表面麻醉、局部浸润麻醉、区域阻滞、神经及神经丛阻滞。常用局部麻醉药物包括：

1. **酯类**　常用药有普鲁卡因、氯普鲁卡因、丁卡因等。酯类局麻药在体内的代谢产物可成为半抗原，引起变态反应，导致少数患者出现过敏。局部浸润麻醉常用普鲁卡因。

2. **酰胺类**　常用药有利多卡因、布比卡因等。酰胺类局麻药在体内代谢后不形成半抗原，过敏反应极罕见。

引起局麻药中毒的原因<u>不包括</u>

A．药物浓度过大　　　　B．麻药中未加入血管收缩药　　C．过敏体质

D．年老体弱　　　　　　E．麻药直接注入血管内

答案：C。

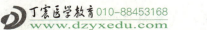 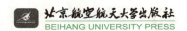

第6节　心肺脑复苏

一、概　述

1．心跳、呼吸骤停的类型

（1）心搏停止：心脏处于舒张状态，心肌张力低，心电图呈一直线。

（2）心室纤颤：心室不协调连续颤动，心电图呈不规则的室颤波。

（3）快速型心律失常：包括室性心动过速与室上性心动过速，需紧急处理。

（4）无脉电活动：包括心电机械分离、室性自主节律等。

2．心跳、呼吸骤停的诊断

（1）典型三联征：突发意识丧失、呼吸停止和大动脉搏动消失。

（2）心跳、呼吸骤停的临床表现：突然倒地，意识丧失。大动脉搏动消失，触摸不到颈动脉或股动脉。呼吸停止或呈叹息样呼吸。双侧瞳孔散大，对光反射消失。脑缺氧常引起抽搐和大小便失禁。皮肤苍白或青紫。听诊心音消失、血压测不出、脉搏摸不到。

二、心肺复苏

心肺复苏是针对心跳、呼吸骤停所采取的急救措施，包括运用胸外心脏按压、人工呼吸等方法恢复患者的自主心脏搏动和自主呼吸，达到挽救生命的目的。

1．心肺复苏时间　因大脑对缺血缺氧耐受力最差，最先受到损害。3分钟开始出现脑水肿；超过4～6分钟大脑即可发生不可逆的损害。

2．基础生命支持（BLS）　关键步骤包括：立即识别心脏骤停，启动急救反应系统，早期心肺复苏，快速除颤。

（1）识别心脏骤停

①发现意识丧失突然倒地者，应在评估环境安全、做好自我防护的情况下，快速判断心脏骤停。如环境无不安全因素，尽可能不要搬动患者。

②首先拍打患者双肩并大声呼叫患者，如无反应，接下来同时判断呼吸和检查脉搏，可以在患者没有呼吸或不能正常呼吸（仅有喘息）的情况下开始心肺复苏。

③识别心搏骤停最可靠的临床征象是意识丧失伴大动脉搏动消失。通常成人检查颈动脉，儿童检查股动脉，婴儿检查肱动脉。医务人员如需检查脉搏，时间不应超过10秒，如果无法明确触摸到脉搏，就应开始心肺复苏，切不可因反复测脉搏、观察瞳孔变化等而贻误复苏时机。

（2）启动急诊医疗服务。

（3）胸外按压（chest compressions，C）：胸外心脏按压是心脏骤停后急救处理的第一个步骤。有效的胸外心脏按压可产生60～80mmHg的动脉压，对成功复苏极为关键。

①复苏体位：将患者放置于仰卧位，平躺在坚实平面上。

②按压部位：胸骨下段，即胸骨下1/3处，乳头连线与胸骨交界处。

③按压手法：施救者跪在患者一侧，双手掌根部相叠，十指交叉相扣，身体稍前倾，肩、肘、腕关节呈一条直线，以上身的重力垂直按压。按压应快速、用力。为保证每次按压后胸廓完全回弹，放松时手掌应离开胸壁，施救者不可倚靠患者，也不得采用冲击式按压。

④按压频率和深度：按压频率100～120次/分，使胸骨下陷5～6cm。

⑤按压通气比例：单人施救时，应首先从进行30次按压开始心肺复苏，之后再给予2次通气。每个周期5组，大约2分钟。成人不论两人施救还是单人施救，均为30：2。

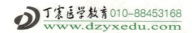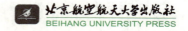

⑥按压和放松时间：比例为 1 ∶ 1 时，心排血量最大。

⑦施救轮换：胸外按压时，施救者易疲劳，故两人或两人以上施救时，应每 2 分钟（即 5 个按压呼吸周期）轮换一次，以保持按压的质量。每次轮换应在 5 秒内完成，按压中断的时间应不超过 10 秒。

（4）开放气道（airway，A）：解开患者衣领、皮带，清除口鼻分泌物、呕吐物及义齿。采用仰头提颏法、推举下颌法开放气道。

（5）人工呼吸（breathing，B）：方法有口对口（鼻）人工呼吸、口对屏障装置呼吸、球囊 - 面罩通气、高级气道通气（气管插管）等。

①口对口（鼻）人工呼吸：最简易、有效、及时的人工呼吸法是口对口（鼻）人工呼吸。每次吹气应持续 1 秒以上，看见患者胸廓抬起方为有效。在通气时不可停止胸外按压。口对口吹气时，施救者应正常呼吸，而不是深呼吸。

②口对屏障装置呼吸。

③球囊 - 面罩通气：挤压一次的空气量约 500 ～ 1000ml。

④气管插管：要求具有熟练的操作技能和经验，在心脏骤停的急救中失败率高。

（6）早期除颤：成人心脏骤停时，最初发生较为常见且较容易治疗的心律失常为室颤。单纯心肺复苏一般不可能终止室颤而恢复有效循环灌注，迅速除颤是治疗室颤最好的方法。一旦除颤仪准备就绪，应立即实施非同步直流电除颤，但在等待除颤仪的过程中，应进行心肺复苏。

（7）复苏成功的标志

①神志：出现眼球运动、对光反射、手足抽动、发出呻吟等意识恢复表现。

②面色及口唇颜色：由发绀转为红润。

③大动脉搏动：若停止按压，脉搏依然存在，说明患者已恢复自主心跳。

④瞳孔：缩小。

⑤自主呼吸恢复：出现较强的自主呼吸。

3. 高级生命支持（ACLS）

（1）建立给药途径：心脏骤停时给药途径以静脉给药为主。

（2）常用药物

①肾上腺素：是心脏复苏的首选药物。

②血管加压素：复苏效果与肾上腺素相比没有优势，故已不作为推荐用药。

③胺碘酮：是目前临床应用最广泛的抗心律失常药，用于治疗对心肺复苏、除颤和血管加压药物无反应的室颤或无脉性室速。

④利多卡因：在无法获得胺碘酮时考虑使用。

⑤硫酸镁：是用于治疗或防止尖端扭转型室性心动过速复发的辅助药物，不建议常规使用。

⑥阿托品：可减弱心肌迷走神经反射，提高窦房结的兴奋性，促进房室传导，对心动过缓有较好疗效。

⑦碳酸氢钠。

（3）控制气道与氧疗。

三、脑复苏及复苏后处理

　　心搏呼吸骤停引起脑损害的基本病理改变是脑缺氧和脑水肿。脑复苏是防治脑缺血缺氧、减轻脑水肿、保护脑细胞、恢复脑功能到心搏骤停前水平的综合措施。心脏骤停后 60 秒即出现脑细胞损害，故应尽早实施脑复苏。

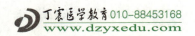 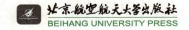

1. 脑复苏的主要治疗和护理措施

（1）降温治疗：低温可减少脑耗氧量，将体温降至 32～34℃，维持 12～24 小时。

（2）维持适当的血压水平：维持正常或稍高于正常水平的血压，保证有足够的脑灌注压维持脑血流。

（3）脱水治疗：20% 甘露醇或 25% 山梨醇，每次 200～250ml，快速（15～30 分钟）静脉滴注。可防治脑水肿。

（4）糖皮质激素：可降低颅内压，抑制血管内凝血，降低毛细血管通透性，维持血脑屏障的完整性，防止细胞自溶和死亡。

（5）解除脑血管痉挛：常用钙通道阻滞剂。

（6）高压氧治疗。

2. 脑复苏后的主要治疗和护理措施

（1）专人监护心率、心律：理想心率为 80～120 次／分。对心动过缓、过速或心律失常应及时采取防治措施。

（2）维持良好的呼吸功能：保持呼吸道通畅，及时清除呼吸道分泌物。

（3）防治肾衰竭：监测尿量及血生化改变，防治肾衰竭。

（4）确保有效循环稳定：理想血压为 80～90/50～60mmHg。

（5）防治并发症：及时发现并治疗严重并发症。观察神经系统变化，抬高头部，利于头部的静脉回流，预防脑水肿。

（6）预防感染，复苏后应常规使用抗生素。

（7）定时翻身，预防压疮。

1．为避免大脑遭受不可逆损害，心肺复苏最佳开始的时间最好<u>不超过</u>

A．4～6 分钟   B．8～10 分钟   C．12 分钟

D．15 分钟   E．20 分钟

2．BLS 的含义是

A．加强生命支持   B．基本生命支持   C．进一步生命支持

D．基本生命延续   E．加强生命监测

3．检查心脏是否跳动，最简单可靠的方法是触摸颈动脉搏动，抢救者用 2～3 个手指放在气管与颈部肌肉间轻轻按压，时间<u>不超过</u>

A．10s   B．9s   C．8s   D．7s   E．6s

4．患者，男，35 岁。施工时不小心触高压电，导致心搏、呼吸骤停。心肺初期复苏成功后，最重要的是恢复

A．消化功能   B．泌尿系统功能   C．循环功能

D．呼吸功能   E．中枢神经功能

5．患者，男，41 岁。维修家电时不慎触电，心搏、呼吸骤停来院急诊，需迅速心肺复苏。心脏复苏时，应使胸骨下陷

A．1～2cm   B．2～3cm   C．至少 5cm

D．6～8cm   E．9cm

答案： 1．A．2．B．3．A．4．E．5．C．

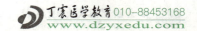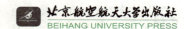

第7节　外科重症监护

重症监护病房（ICU）亦称加强监护病房，是将疑难、危重患者集中进行监测和治疗的单位，配备有专业医护人员及各种最先进的监测和治疗手段。

1. **ICU 设置及仪器设备**　一般认为，病床在 500 张以下的综合性医院可设综合性 ICU，500 张床位以上的医院应设重症医学科。其床位数可占医院病床数的 3% ～ 6%。

ICU 的基本监测治疗设备包括：多功能监测仪、心排血量测定仪、有创动、静脉测压装置、脉搏血氧饱和度仪、呼气末 CO_2 测定仪、血气分析仪、呼吸机、氧治疗用具、心电图机、除颤器、输液泵、注射泵及各种急救用具等。

2. **ICU 的人员结构及要求**　ICU 护士总数与床位数的比例为 3 ～ 4：1，护士长 1 ～ 2 名，负责护理培训和护士培训工作，并参与行政管理。

（1）合格的 ICU 护士应具备。

①从事临床护理工作 2 年以上或经过 ICU 培训的执业护士。

②具有独立工作和处理应急问题的能力。

③良好的身体素质、较强的责任心、准确的判断力及工作沉着冷静、动作敏捷。

④具有一定的外语基础，善于学习及更新知识。

⑤掌握非语言沟通的技巧。

⑥熟练掌握各种仪器的使用方法、故障排除及保管方法，掌握心肺脑复苏及监测技术，能识别正常和常见的异常心电图，诊断及处理一般心律失常等。

（2）基础监护内容包括：持续心电图、心率、呼吸频率检测；给氧、面罩、鼻导管或人工气道、呼吸机等；保证 2 条有效的静脉通路；置导尿管，观察尿量；安置好各种引流管及其他专科治疗装置；备好各种记录单及监测表；向清醒患者介绍主管医生及护士，向家属交待探视制度及联系方法。

3. **收治对象**　ICU 主要收治经过严密监测、积极治疗和加强护理后有可能恢复的各类重危患者，主要包括：

（1）严重创伤、大手术及器官移植术后需要监测器官功能的患者。

（2）各种原因引起的循环功能失代偿，需要以药物或特殊设备支持的患者。

（3）有可能发生呼吸衰竭，需要严密监测呼吸功能，或需用呼吸机治疗的患者。

（4）严重水、电解质紊乱及酸碱平衡失调的患者。

（5）麻醉意外、心脏停搏复苏后需要继续治疗和护理的患者等。

---

1. ICU 收治的对象<u>不包括</u>

A. 精神病患者　　　　　　　B. 严重感染　　　　　　　C. 持续性癫痫

D. 糖尿病酮症酸中毒　　　　E. 急性呼吸道梗塞

2. 合格的 ICU 护士<u>不具备</u>的条件是

A. 具有独立工作和处理应急问题的能力　B. 能协助医生完成气管插管，正确使用呼吸机

C. 有一定外语基础和非语言沟通技巧　　D. 能识别正常和常见的异常心电图

E. 能进行心肺脑复苏和安装临时起搏器

答案：1. A。2. E。

第8节　手术前后患者护理

一、手术前患者护理

1. **护理评估**　一般资料；辅助检查。
2. **护理措施**
（1）心理准备。
（2）身体准备：帮助患者完善必要的实验室、影像学等检查。
（3）手术区皮肤准备：根据手术部位备皮，重点是充分清洁手术野皮肤和剃除毛发，备皮范围包括切口皮肤至少 15cm 的区域。
（4）呼吸道准备：术前 1～2 周戒烟，肺部已有感染者术前 3～5 天起应用抗生素，痰液黏稠者给予超声雾化吸入。胸部手术者训练腹式呼吸，腹部手术者训练胸式呼吸。促进有效排痰。
（5）胃肠道准备：目的是减少麻醉引起的呕吐及误吸，也可以预防消化道手术中的污染。禁食禁饮，必要时胃肠减压。择期手术患者术前 8～12 小时禁食，术前 4 小时开始禁水。
（6）排便练习；放置导尿管。

二、手术后患者护理

1. **体位护理**
（1）全麻未清醒患者应去枕平卧，使头偏向一侧至清醒，防止口腔分泌物和呕吐物误吸。
（2）蛛网膜下腔阻滞麻醉者应去枕平卧 6～8 小时，防止因脑脊液外漏致头痛。
（3）硬脊膜外腔阻滞麻醉者应平卧 4～6 小时，防止血压波动。
（4）麻醉清醒，前提条件是血压平稳后，方可根据手术部位或病情需要调整体位。
2. **观察生命体征**
3. **饮食护理**　局麻下实施的小手术，如体表或肢体手术，术后即可进食。经蛛网膜下腔或硬脊膜外腔阻滞麻醉的非胃肠道手术者，术后 3～6 小时即可进食；胃肠道手术者一般术后禁食 24～48 小时，待肠蠕动恢复、肛门排气后开始进水和少量流食，逐步过渡到半流食、普食。

手术创伤会导致患者术后发生应激反应，早期的代谢改变是

A. 高血糖　　　　　　　B. 肝糖原合成增加　　　　　C. 肝糖原分解降低
D. 肌肉蛋白质分解增强　E. 外源性脂肪分解促进糖异生

答案： A。

第9节　外科感染

一、概　述

外科感染是指需要外科干预治疗的感染，包括与创伤、烧伤以及与手术相关的感染。
1. **分类**
（1）按致病菌种类和病变性质分类
①非特异性感染：又称化脓性或一般性感染，如疖、痈、急性淋巴结炎、急性阑尾炎等。

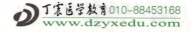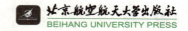

②特异性感染：指由一些特殊的病菌、真菌等引起的感染。如结核、破伤风、气性坏疽、念珠菌病等，可引起较为独特的病变。

（2）按病变进程分类：分为急性感染、亚急性感染与慢性感染 3 种。病程在 3 周之内为急性感染，超过 2 个月为慢性感染，介于两者之间为亚急性感染。

2. 病因与常见致病菌

（1）病因：外科感染发生的原因包括 2 个方面，即病原菌的致病因素和机体的易感因素。病原菌的数量和毒力直接影响了外科感染的病程及程度。正常情况下，人体天然免疫和获得性免疫共同参与抗感染的防御机制，当某些局部因素或全身因素导致防御机制受损时，就可能引起感染。

（2）常见致病菌：包括革兰阴性杆菌、革兰阳性球菌、无芽胞厌氧菌、真菌等。葡萄球菌感染的脓液特点是脓液稠厚、黄色、不臭；链球菌脓液比较稀薄，淡红色，量较多；大肠埃希菌脓液无臭，如混合感染，特别是合并厌氧菌感染脓液气味恶臭；铜绿假单胞菌脓液为绿色，甜腥臭味；变形杆菌脓液有特殊恶臭。

二、浅部软组织的化脓性感染

（一）疖

疖是单个毛囊及其周围组织的急性细菌性化脓性感染。

1. 病因　多由金黄色葡萄球菌感染所致，好发于毛囊与皮脂腺丰富的部位，如头面、颈项、背部等。多与皮肤不洁、擦伤、营养不良、环境温度高及免疫力下降（如糖尿病）等有关。多个疖同时或反复发生在身体不同部位称为疖病，营养不良和免疫力低下者多见。

2. 临床表现

（1）局部症状：早期为红、肿、热、痛的小硬结，直径 < 2cm。随后肿痛范围扩大，小硬结中央组织坏死而软化，出现黄白色的脓栓，触之有波动感。脓栓可自行脱落。脓液流尽后，炎症消退愈合。

（2）全身症状：一般无全身症状。但发生在血供丰富的部位，或机体免疫力降低时，可引起毒血症状。面疖，尤其是危险三角区，即上唇、鼻、鼻唇沟的疖，被挤压时，易致颅内化脓性海绵状静脉窦炎，出现颜面部进行性红肿、寒战、高热、头痛，甚至昏迷、死亡。

（二）痈

痈是指相邻多个毛囊及其周围组织的急性细菌性化脓性感染，也可由多个疖融合而成。

1. 病因　多由金黄色葡萄球菌感染所致。中、老年人多见，尤以糖尿病患者多发。好发部位为皮肤较厚的颈部和背部，与皮肤不洁、擦伤、机体免疫力低下有关。

2. 临床表现　局部小片皮肤硬肿，色暗红，界限不清，其中可有数个脓点，疼痛较轻。随后脓点增大、增多，中央区皮肤坏死脱落，疮口呈蜂窝状如火山口，疼痛加剧，多伴寒战、发热、食欲缺乏、乏力等全身症状，严重者可因脓毒症或全身化脓性感染而危及生命。唇痈易导致颅内化脓性海绵状静脉窦炎，危险性更大。

（三）急性蜂窝织炎

急性蜂窝织炎是发生在皮下、筋膜下、肌间隙或深部结缔组织的一种急性弥漫性化脓性感染。

1. 病因　多由 A 组 β 溶血性链球菌、金黄色葡萄球菌所致，少数由厌氧菌和大肠埃希菌引起。其炎症不易局限，与周围正常组织分界不清，扩散迅速。

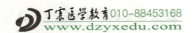
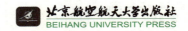

2．临床表现

（1）一般性皮下蜂窝织炎：局部疼痛、红肿，指压后可稍退色，边界不清，病变中央常缺血坏死。深部感染者，局部表现多不明显，但全身症状明显。

（2）产气性皮下蜂窝织炎：以厌氧菌为主，会阴部或下腹部多见。局部有捻发音，蜂窝组织及深筋膜坏死，脓液恶臭，全身症状严重。

（3）口底、颌下蜂窝织炎：多起源于口腔或面部，迅速波及咽喉部，易致喉头水肿、气管受压造成窒息。

（4）新生儿皮下坏疽：多发生在背部、臀部等经常受压的部位。

（四）急性淋巴管炎和淋巴结炎

急性淋巴管炎是指病原菌经破损的皮肤或其他感染性病灶如疖、足癣等处侵入淋巴管，引起淋巴管及其周围组织的急性炎症。急性淋巴管炎波及所属淋巴结时，引起急性淋巴结炎。

1．病因　致病菌主要有 A 组 β 溶血性链球菌和金黄色葡萄球菌等。

2．临床表现

（1）急性淋巴管炎：可分为网状淋巴管炎（丹毒）和管状淋巴管炎。

①丹毒：由 A 组 β 溶血性链球菌经体表小伤口或足癣病灶处侵入所致，好发于下肢和面部。起病急，先有畏寒、发热等全身症状，随后出现局部片状红疹，色鲜红，略隆起，中央较淡，边界清楚，有灼痛感。红肿区可见水疱，附近淋巴结肿大、疼痛。病情严重可致全身脓毒症。下肢丹毒反复发作可使淋巴管水肿，发展为"象皮肿"。

②管状淋巴管炎：常见于四肢，以下肢最多见，常因足癣所致。浅层急性淋巴管炎会在表皮下形成红色线条，自原发病灶向近心端延伸，质硬、有压痛。深层淋巴管炎皮肤无红线，但患肢肿胀，沿淋巴管有压痛。

（2）急性淋巴结炎：好发于颈部、腋窝和腹股沟，也可见于肘内侧或腘窝处。轻者仅有淋巴结肿大、触痛，可与周围组织分界清楚；严重者可形成局部脓肿，疼痛加重，有波动感或破溃流脓，可伴全身症状。

三、手部急性化脓性感染

手部急性化脓性感染包括甲沟炎、脓性指头炎、腱鞘炎、滑囊炎和掌深间隙感染，致病菌多为金黄色葡萄球菌。

1．病因　甲沟炎多因手指的轻微外伤，如剪指甲过深、逆拔皮刺和微小刺伤等引起。脓性指头炎的发生多因甲沟炎加重或手指末节皮肤受损。

2．临床表现

（1）甲沟炎：早期常为一侧甲沟受累，表现为局部红、肿、热、痛。化脓时甲沟皮下可见白色脓点，有波动感，但不易破溃。脓液蔓延至对侧甲沟感染，形成半环形脓肿。再向深层发展易导致脓性指头炎和指甲下脓肿，出现甲下黄白色脓液，甲与甲床分离。处理不当还可引起慢性甲沟炎和慢性指骨骨髓炎。但多无全身症状。

（2）脓性指头炎：早期表现为指头红、轻度肿胀、针刺样疼痛，继而肿胀加重、剧烈疼痛。指动脉受压时，出现搏动样跳痛，患指下垂时为甚，常伴发热等全身症状。病情严重时，还可出现末节指骨缺血坏死和慢性骨髓炎。

（3）腱鞘炎：患指肿胀，指关节仅能轻微弯曲，被动伸直可引起剧烈疼痛。治疗不及时，感染蔓延到掌侧深部或肌腱发生坏死，均可能导致患指功能丧失。

（4）滑囊炎：桡侧化脓性滑囊炎常继发于拇指腱鞘炎，表现为鱼际和拇指腱鞘区肿胀、压痛，拇指不能外展和伸直。尺侧滑囊炎多继发于小指腱鞘炎，表现为小鱼际和小指腱鞘区肿胀、压痛；小指

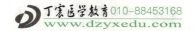 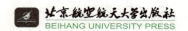

和无名指呈半屈曲状，被动伸指可引起剧痛。

（5）掌深间隙感染：包括掌中间隙感染和鱼际间隙感染。掌中间隙感染时，掌心凹消失，呈肿胀、隆起状，皮肤紧张、发白，压痛明显；中指、无名指和小指呈半屈状，被动伸指可引起剧痛。鱼际间隙感染时，掌心凹存在，鱼际和拇指指蹼处肿胀、疼痛；示指半屈，拇指外展略屈，活动受限不能做对掌运动，被动伸指可致剧痛。

四、全身性感染

全身性感染是指致病菌侵入人体血液循环，并在体内生长繁殖或产生毒素而引起的严重的全身性感染中毒症状。全身性外科感染主要包括脓毒症和菌血症。

1. 病因　全身性外科感染常继发于严重创伤后的感染或各种化脓性感染，感染的发生与致病菌数量、毒力和（或）机体抗感染能力低下有关。

2. 病理病生

（1）革兰阴性杆菌感染：革兰阴性杆菌所致的脓毒症一般较严重，此类细菌的主要毒性在于内毒素。可出现"三低"现象（低温、低白细胞、低血压），早期即可发生感染性休克。

（2）革兰阳性球菌感染：较常见的有金黄色葡萄球菌、表皮葡萄球菌、肠球菌。其外毒素能使周围血管麻痹、扩张，易经血液播散，可在体内形成转移性脓肿，感染性休克出现较晚。

（3）无芽胞厌氧菌感染：易被忽略。厌氧菌感染有 2/3 同时有需氧菌。两类细菌有协同作用，能使坏死组织增多，形成脓肿。脓液可有粪臭样恶臭。常见的无芽胞厌氧菌包括拟杆菌、梭状杆菌、厌氧葡萄球菌和厌氧链球菌。

（4）真菌：可经血性播散，常同细菌感染混合存在，临床不易区别，容易漏诊、误诊。

3. 临床表现　全身性感染起病急骤、发展迅速，体温可高达 40 ～ 41℃。出现头痛头晕、食欲缺乏、恶心呕吐、腹胀腹泻、神志淡漠、谵妄、甚至昏迷。心率加快、脉搏细速，呼吸急促甚至困难。肝、脾可肿大，出现肝、肾功能损害，重者有黄疸或皮下出血、瘀斑等。

菌血症热型多呈稽留热，血细菌培养为阳性，偶为阴性，一般不出现转移性脓肿；脓毒症热型多呈弛张热，转移性脓肿多发生在腰背部及四肢的皮下或深部软组织内。

五、特异性感染

（一）破伤风

破伤风是由破伤风梭菌经皮肤或黏膜伤口侵入人体，在缺氧环境中生长繁殖所导致的特异性感染，常继发于创伤后，尤其是窄而深的伤口，伤口分泌物无恶臭。

1. 病因、病理生理　破伤风梭菌为专性厌氧菌，革兰染色阳性。其致病因素主要是外毒素（痉挛毒素和溶血毒素）。其中痉挛毒素是引起临床症状的主要毒素，可致全身横纹肌持续性收缩与阵发性痉挛，血压升高、心率加快、发热、大汗等。而溶血毒素可引起局部组织坏死和心肌损害。

2. 临床表现

（1）临床分期

①潜伏期：长短不一，通常 7 ～ 8 天。潜伏期越短，预后越差。

②前驱期：症状无特异性，以张口不便为主要特征，出现乏力、头痛、头晕、咀嚼无力、反射亢进等前驱症状。

③发作期：典型症状是肌紧张性收缩及阵发性强烈痉挛，以咀嚼肌最先受累，随后依次为面部表情肌、颈、背、腹、四肢肌，最后为膈肌。出现相应的表现如咀嚼不能、张口困难，苦笑面容，颈项

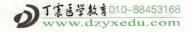
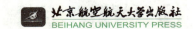

强直，角弓反张，累及膈肌可致呼吸困难，甚至呼吸暂停。轻微的刺激（声、光、疼痛、接触、饮水等）均可诱发强烈的阵发性痉挛。发作时患者神志清楚，表情痛苦，可持续数秒至数分钟。

④缓解期：病程多为 3～4 周，缓解期平均约 1 周，肌紧张与反射亢进可继续一段时间。恢复期精神症状多可自行恢复。

（2）并发症：主要并发症在呼吸道，如窒息、肺部感染。其他如骨折、尿潴留、呼吸骤停、水电解质紊乱和酸碱平衡失调等。主要死亡原因为窒息、心力衰竭和肺部感染。

（二）气性坏疽

气性坏疽是由梭状芽胞杆菌引起的特异性感染，致病菌产生的外毒素可引起严重毒血症及肌肉组织的广泛坏死。

1. **病因**　致病菌为革兰阳性的厌氧梭状芽胞杆菌，常为多种致病菌的混合感染，主要有产气荚膜杆菌、水肿杆菌、腐败杆菌和溶组织杆菌等。气性坏疽的发生除取决于梭状芽胞杆菌的存在外，还决定于人体抵抗力和伤口的缺氧环境。

2. **病理生理**　梭状芽胞杆菌的致病因素主要是外毒素和酶。一部分酶有较强的分解糖和蛋白质的作用。病变开始，可沿肌束或肌群向上、下扩展，肌肉转为砖红色，外观似熟肉，失去弹性。如侵犯皮下组织，气肿、水肿与组织坏死可迅速沿筋膜扩散。

3. **临床表现**

（1）潜伏期：潜伏期 1～4 天，常在伤后 3 天发病，可短至 6～8 小时。

（2）局部表现：患者早期自觉伤肢沉重，有包扎过紧或疼痛感。不久后伤处出现"胀裂样"剧痛，为最早的症状，一般镇痛药不能缓解。患部肿胀呈进行性加重，压痛剧烈。伤口周围皮肤肿胀、苍白、发亮，很快变为紫红色，进而变为紫黑色，出现大小不等的水疱，轻压可有捻发感，有气泡从伤口溢出，并有稀薄、恶臭的浆液样血性分泌物流出。伤口内肌肉坏死，呈暗红色或土灰色，失去弹性。

---

1. 特异性感染的致病菌包括
A. 大肠埃希菌　　　　　　　　B. 白色念珠菌　　　　　　　　C. 铜绿假单胞菌
D. 金黄色葡萄球菌　　　　　　E. 乙型溶血性链球菌

2. 引起丹毒的最常见致病菌是
A. 金黄色葡萄球菌　　　　　　B. A 组 β 溶血性链球菌　　　　C. 产气荚膜梭菌
D. 白色念珠菌　　　　　　　　E. 铜绿假单胞菌

3. 泌尿道感染常见的致病菌是
A. 革兰阳性球菌　　　　　　　B. 革兰阴性杆菌　　　　　　　C. 厌氧菌
D. 真菌　　　　　　　　　　　E. 支原体

4. 患者，女，45 岁。背部大片烫伤后感染，创面脓液为绿色，特殊的甜腥臭味，感染的细菌可能是
A. 金黄色葡萄球菌　　　　　　B. 溶血性链球菌　　　　　　　C. 大肠埃希菌
D. 铜绿假单胞菌　　　　　　　E. 变形杆菌

5. 患者，男，34 岁。一周前左足底被铁针刺伤，自行包扎，昨夜突感胸闷、紧缩感。晨起张口困难、抽搐，诊断为破伤风。该患者引发症状的直接原因是
A. 破伤风梭菌侵入机体　　　　B. 免疫力低下　　　　　　　　C. 破伤风梭菌在体内迅速繁殖

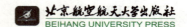

D．破伤风梭菌产生的外毒素作用　　E．破伤风梭菌的菌体蛋白作用

答案：1．B。2．B。3．B。4．D。5．D。

第10节　损　伤

一、概　述

损伤是指各类致伤因素对人体所造成的组织结构完整性的破坏或功能障碍。

1. 分类　按皮肤完整性，可分为闭合性和开放性损伤。

（1）闭合性损伤：损伤部位的皮肤黏膜完整，多由钝性暴力所致。具体类型及表现见表2-6。

（2）开放性损伤：损伤部位的皮肤黏膜破损，深部组织经伤口与外界相通。具体类型及表现见表2-7。

表2-6　闭合性损伤的常见类型和表现

分　类	发生原因	表　现
挫　伤	最常见的软组织损伤，钝性暴力引起	局部肿胀、触痛，皮肤红或青紫
挤压伤	肌肉丰富部位受重物长时间挤压	挤压综合征，出现高钾血症和急性肾衰竭
扭　伤	间接暴力使关节超出生理活动范围	
爆震伤（冲击伤）	爆炸产生的强烈冲击波造成	体表无明显损伤，但脏器或鼓膜可出血、破裂或水肿

表2-7　开放性损伤的常见类型和表现

分　类	发生原因	表　现
擦　伤	与表面较粗糙的物体快速摩擦造成	创面有擦痕、小出血点和浆液渗出
切割伤	锐利器械切割	创缘平整，创口小、深，易造成血管、神经、肌腱等深部组织损伤
刺　伤	尖锐物体刺入组织	伤口深而细小，可伤及深部器官
撕脱伤	浅表和深部组织撕脱、断裂	组织破坏较严重，出血多，易休克和感染。最严重的头皮损伤是头皮撕脱伤
裂　伤	钝器打击造成皮肤及皮下组织断裂	伤口不规则，创缘多不整齐
火器伤	枪弹或弹片所致	贯通或盲管伤，损伤范围大，坏死组织多，病情复杂，易感染

2. 病理生理

（1）局部反应：主要表现为局部创伤性炎症反应，与一般炎症基本相同。

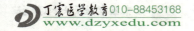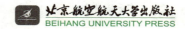

（2）全身反应：是非特异性应激反应，表现为发热、神经内分泌反应、分解代谢增强、免疫力下降。

3. **创伤的修复**　组织修复的过程分为炎症反应阶段、组织增生和肉芽形成阶段及组织塑形阶段。愈合类型有一期愈合和二期愈合。

（1）一期愈合：又称原发愈合。组织修复以原来细胞为主，仅含少量纤维组织，伤口边缘整齐、严密、呈线状，组织结构和功能修复良好。

（2）二期愈合：又称瘢痕愈合。以纤维组织修复为主，修复较慢，瘢痕明显，愈合后对局部结构和功能有不同程度的影响。

（3）影响创伤愈合的因素

①局部因素以伤口感染最常见。

②全身性因素包括老年、营养不良、大量使用细胞增生抑制剂、免疫功能低下、慢性疾病及全身严重并发症等。

4. **临床表现**

（1）局部症状：疼痛、肿胀、功能障碍、伤口和出血（开放性损伤特有的征象）。伤口按清洁度可分为3类。

①清洁伤口：无菌手术切口或经清创术处理后的、无明显污染的创伤伤口。

②污染伤口：被异物或细菌沾染、但未发生感染的伤口，一般指伤后8小时以内的伤口。

③感染伤口：伤口有脓液、渗出液及坏死组织，周围皮肤红、肿、热、痛。

（2）全身症状：轻者无明显全身表现。重者可有发热、脉速、呼吸加快、食欲缺乏等全身炎症反应综合征的表现。

二、清创术与更换敷料

（一）清创术

清创术是指伤后早期充分清除坏死或失去生机的组织、血块、异物等有害物质，控制伤口出血，为伤口早期愈合创造良好的局部条件。清创时间越早越好，伤后6～8小时是清创的最佳时间，一般都可达到一期愈合。但对污染较轻、头面部的伤口、早期已应用有效抗生素等情况，清创缝合的时限可延长至伤后12小时。若伤口污染较重或处理时间超过8～12小时，清创后伤口放置引流条并行延期缝合。

（二）更换敷料

更换敷料又称换药，是对经过初期治疗的伤口（包括手术切口）做进一步处理。能动态观察伤口变化，保持引流通畅，控制局部感染，使肉芽组织健康生长，利于伤口愈合，也可为植皮做好准备。换药顺序为清洁伤口→污染伤口→感染伤口。肉芽创面的处理：见表2-8。

表2-8　肉芽创面护理

类　型	护　理
健康肉芽组织	外敷等渗盐水或凡士林纱布
肉芽生长过度	将肉芽剪平后或用10%硝酸银烧灼后生理盐水湿敷
肉芽水肿	5%氯化钠溶液湿敷
伤面脓液量多而稀薄	0.02%呋喃西林溶液纱布湿敷
伤面脓液稠厚且坏死组织多	硼酸溶液湿敷

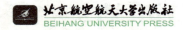

三、烧　伤

烧伤是指由火焰、热液、高温气体、激光、炽热金属液体或固体等所引起的组织损害。

1. 病理生理

（1）急性体液渗出期（休克期）：组织烧伤后立即发生的反应是体液渗出，一般以伤后 6～12 小时内最快，持续 24～48 小时，以后渐趋稳定并开始回吸收。休克是烧伤后 48 小时内最大的危险，也是导致患者死亡的最主要原因。大面积烧伤使毛细血管通透性增加，大量血浆外渗至组织间隙及创面，引起有效循环血量锐减，而发生低血容量性休克。

（2）急性感染期：严重烧伤由于皮肤、黏膜屏障功能受损，机体免疫功能受抑制，抵抗力降低，易感性增加，易发生全身性感染。

（3）创面修复期：创面的修复与烧伤的深度、面积及感染的程度密切相关。

（4）康复期：进行锻炼、工疗、体疗和整形以促进恢复。

2. 临床表现

（1）烧伤面积

①中国新九分法：将体表面积划分为 11 个 9% 的等份，另加会阴的 1%，构成 100% 的总体表面积，见表 2-9。

②手掌法：患者本人五指并拢，单掌手掌的面积约为体表总面积的 1%，适用于小面积烧伤，也可辅助九分法评估烧伤面积。

表2-9　新九分法估计烧伤面积

部　位		占成人体表面积		占儿童体表面积
头颈部	发	3%	9%	9%+（12－年龄）%
	面	3%		
	颈	3%		
双上肢	双手	5%	9%×2＝18%	18%
	双前臂	6%		
	双上臂	7%		
躯　干	腹侧	13%	9%×3＝27%	27%
	背侧	13%		
	会阴	1%		
双下肢	双臀	5%	9%×5+1%＝46%	46%－（12－年龄）%
	双足	7%		
	双小腿	13%		
	双大腿	21%		

注：①女性烧伤面积双臀和双足各占 6%。

　　②记忆口诀：三三三上五六七，腹背十三会阴一，双臀男五女为六，下七十三二十一

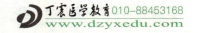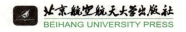

（2）烧伤深度：通常采用三度四分法，见表2-10。

（3）烧伤严重程度：按烧伤的总面积和烧伤的深度将烧伤程度分为4度（表2-11）。

表2-10　烧伤深度的评估

深　度	烧伤深度	临床表现	预　后
Ⅰ度	伤及表皮角质层、透明层和颗粒层	皮肤红斑（红斑性烧伤），痛觉过敏，无水疱	3～7天愈合，不留痕迹
浅Ⅱ度	伤及真皮浅层（乳头层），部分表皮生发层（基底层）健在	创面红润潮湿，疼痛剧烈，大小不一的水疱（水疱性烧伤），疱壁较薄，含黄色澄清液体	2周左右愈合，有色素沉着，不留瘢痕
深Ⅱ度	伤及真皮乳头层以下，仍残留部分网状层	触之较韧，痛觉迟钝，有拔毛痛，创面苍白与潮红相间，有水疱，疱壁较厚	3～4周可自行愈合，留有瘢痕
Ⅲ度	伤及皮肤全层，皮下、肌肉或骨骼	痛觉消失，创面无水疱，干燥如皮革样或呈蜡白、焦黄，痂下可见树枝状栓塞的血管	3～4周后焦痂自然脱落，难愈合，须植皮

表2-11　烧伤严重程度的判断

严重程度	判断标准
轻度烧伤	Ⅱ度面积＜10%
中度烧伤	Ⅱ度面积11%～30%，或有Ⅲ度烧伤但面积＜10%
重度烧伤	总面积31%～50%，或Ⅲ度面积11%～20%，或并发休克、复合伤或吸入性烧伤
特重烧伤	总面积＞50%，或Ⅲ度面积＞20%，或已有严重并发症

（4）吸入性烧伤：又称呼吸道烧伤，常与头面部烧伤同时发生，由吸入浓烟、蒸汽、热气或吸入有毒、有刺激性的气体所致。多表现为口鼻有黑色分泌物、咳炭末样痰、声嘶、呛咳、呼吸困难、发绀等。因吸入性窒息，部分患者无体表烧伤即已死亡，故头面部烧伤的患者应重点观察呼吸情况。

---

1. 关于创伤后的早期病理生理反应错误的是
A. 白细胞增加　　　　　　　B. 血管通透性增加　　　　　　C. 体温升高
D. 儿茶酚胺分泌减少　　　　E. 分解代谢增强

2. Ⅰ期愈合是指
A. 伤口无感染的愈合　　　　　　B. 伤口无瘢痕的愈合
C. 所有无菌切口的愈合　　　　　D. 虽无感染但是延期的愈合
E. 无感染且呈线状瘢痕的愈合

3. 浅Ⅱ度烧伤的深处可达
A. 表皮　　　　　B. 真皮浅层　　C. 真皮深层　　D. 皮肤全层　　E. 皮下脂肪层

答案：1. D。2. E。3. B。

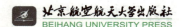

第 11 节　器官移植

1. **概念**　移植术是指将某一个体有活力的细胞、组织或器官用手术或其他的方法移植到自体或另一个体（异体）的体表或体内某一部位。

2. **分类**

（1）按供者和受者的遗传学关系分类

①同质移植：一卵双生的孪生兄弟、姐妹，其组织器官相互移植，能永久存活而不产生排斥反应。

②同种异体移植：供者和受者属同一种族，如人的组织或器官移植给另一人，是目前临床应用最广泛的移植方法。短时期内可存活，但以后有排斥反应。

③异种移植：以不同种族动物的组织进行移植，有强烈的排斥反应。

④自体移植：以自身的细胞、组织或器官进行移植，移植后不会引起排斥反应，可以永久存活。如断指（指）再植、自体皮肤移植等。

（2）按移植物植入的部位分类

①原位移植：移植物植入到原来的解剖部位，移植前需将受者原来的器官切除。如原位心脏移植、原位肝移植。

②异位移植：又称辅助移植，移植物植入到另一个解剖位置，不必切除受者原来器官，如将肾脏移植到髂窝内。

③原位旁移植：移植物植入到贴近受者同名器官的位置，不切除原来器官，如原位旁胰腺移植。

（3）按移植物的活力分类

①活体移植：移植物来源于活体供体，在移植过程中始终保持活力。

②结构移植：又称支架移植，指移植物已丧失活力，移植后仅提供支持性基质和机械性解剖结构。术后不会发生排斥反应。

（4）按移植的方法分类

①游离移植：移植物从供体取下时，完全断绝与供体的联系，移植至受体后重新建立血液循环。如游离皮片移植。

②带蒂移植：属于自体移植。移植物与供者始终带有主要血管以及淋巴或神经的蒂相连，以便转移到其他需要的部位，移植过程中始终保持有效血供，待移植物在受体建立了新的血液循环后，再切断该蒂。如各种皮瓣移植。

③吻合移植：利用血管吻合技术，将移植物中的血管与受体的血管吻合，使移植器官即刻得到血液供应。如心脏移植、肾移植和肝移植等。

④输注移植：将移植物制成具有活力的细胞或组织悬液，通过各种途径输入或注射到受者体内，例如输血、骨髓移植、胰岛细胞移植等。

（5）按移植物供体来源分类：包括活体供体移植与尸体供体移植。

（6）排斥反应：是受体免疫系统对具有抗原特异性的供体器官抗原的特异性免疫应答反应。

①超急性排斥反应：主要发生在异种移植时，通常是由于受者体内预先存在针对供者特异性抗原的抗体。多发生于移植术后 24 小时之内。

②急性排斥反应：最常见，多发生于术后 1～2 周，主要是由细胞介导的免疫反应。

③慢性排斥反应：可能在术后几周至数年后发生，移植物被逐渐破坏而失去功能。

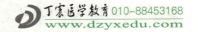 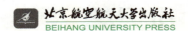

1. 急性排斥反应一般出现在移植术后
A. 24 小时内　　　　B. 5 天内　　　　C. 1～2 周　　　D. 1 个月内　　　E. 3 个月内

2. 中厚皮片包括
A. 表皮　　　　　　　　　　　B. 表皮及极少量真皮　　　　　C. 表皮及部分真皮
D. 表皮及全部真皮　　　　　　E. 表皮、真皮及少量皮下组织

3. 植皮手术时供皮区的消毒液应选用
A. 70% 乙醇　　　　B. 2% 碘酊　　　C. 0.75% 碘酊　　D. 碘伏　　　E. 0.2% 新洁尔灭

答案：1. C。2. C。3. A。

第12节　肿　瘤

一、概　述

　　肿瘤是各种始动与促进因素引起组织细胞异常增生和分化而形成的新生物。其生长不受正常生理调节，可破坏正常组织与器官。

　　1. **分类**　按肿瘤的形态和对机体的影响，可分为良性肿瘤和恶性肿瘤两大类（表2-12）。良性肿瘤一般称为"瘤"。恶性肿瘤来自上皮组织称为"癌"，来自间叶组织称为"肉瘤"。此外，少数肿瘤形态上属良性，但浸润性生长，易复发，甚至转移，称为交界性肿瘤；癌变细胞局限于上皮层，未突破基底膜的早期癌为原位癌。各种肿瘤因其组织和器官来源部位不同而冠以不同的名称。同一器官可出现不同细胞类型的肿瘤，同一细胞类型的肿瘤又因细胞分化程度不同进行区分。

表2-12　良性肿瘤和恶性肿瘤鉴别

	良性肿瘤	恶性肿瘤
细胞分化程度（根本区别）	高，成熟	低，不成熟
生长速度	缓慢	较快
生长方式	膨胀性生长有包膜，与周围组织分界清楚，能推动；外生性生长	浸润性生长无包膜，与周围组织分界不清，不能推动；外生性生长常伴侵袭性生长
继发改变	很少发生坏死、出血	常发生出血、坏死、溃疡
转　移	无	常有
复　发	很少	容易
对机体影响	局部压迫或阻塞	局部压迫、阻塞，破坏原发处和转移处组织，造成恶病质和死亡

　　2. **病因、病理**
　　（1）致癌因素（外源性因素）：环境因素，包括化学、物理、生物因素等。不良生活方式。慢性

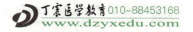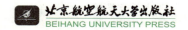

刺激和炎症。

（2）促癌因素（内源性因素）：遗传因素，内分泌因素，免疫因素，心理社会因素。

（3）转移途径：常见病理类型、转移途径及部位见表 2-13。

表2-13　恶性肿瘤的常见病理类型、转移途径及转移部位

肿　瘤	常见病理类型	转移途径	转移部位
甲状腺癌	乳头癌	淋巴途径	颈部淋巴结
食管癌	鳞癌	淋巴途径	颈部、左锁骨上、纵隔、膈下、胃周及肺门淋巴结
胃　癌	腺癌	淋巴途径（主要） 血行途径	胃旁、胸导管、左锁骨上淋巴结 肝
原发性肝癌	大体：结节型 组织：肝细胞型	门静脉系统血行途径 肝外血行途径	肝内转移 肺、骨、脑
胰腺癌	导管细胞腺癌	淋巴途径 血行途径	锁骨上淋巴结（晚期） 肝
大肠癌	大体：溃疡型 组织：腺癌	淋巴途径（主要） 血行途径	肠系膜血管周围淋巴结 肝
肾　癌	成人：肾细胞癌（腺癌） 小儿：肾母细胞瘤	淋巴途径 血行途径	肾蒂淋巴结 肺
膀胱癌	上皮性肿瘤	淋巴途径（最主要） 血行途径（晚期）	盆腔淋巴结 肝
子宫颈癌	大体：外生型 组织：鳞癌	直接浸润（最常见） 淋巴途径 血行途径（极少见）	阴道壁 子宫旁及子宫颈旁
子宫内膜癌	内膜样腺癌	直接浸润 淋巴途径（主要）	输卵管、宫颈管及阴道 腹主动脉旁、腹股沟淋巴结
卵巢癌	上皮性肿瘤	直接浸润、腹腔种植 淋巴途径	盆、腹腔内广泛转移灶
侵蚀性葡萄胎、绒毛膜癌	滋养细胞肿瘤	血行途径	最常见肺转移 最主要的死亡原因是脑转移
乳腺癌	导管上皮癌	淋巴途径（最主要） 早期已有血行转移	同侧腋窝淋巴结 骨、肺、肝
骨肿瘤	骨肉瘤	血行途径	肺
支气管肺癌	鳞癌、腺癌	淋巴途径 血行途径	同侧颈部、右锁骨上淋巴结 骨、脑、肝

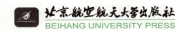

①直接蔓延：肿瘤细胞以原发灶为中心扩散生长，侵入毗邻组织。

②淋巴转移：肿瘤细胞沿淋巴管转移到邻近区域淋巴结，或出现"跳跃式"越级转移。

③血行转移：肿瘤细胞沿血液循环转移到远处部位。

④种植性转移：肿瘤细胞脱落后在体腔或空腔脏器内的转移，以胃癌种植转移最常见。

（4）分期：目前常用的为国际抗癌联盟提出的 TNM 分期法：T 指原发肿瘤，N 指区域淋巴结，M 指远处转移。根据不同 TNM 的组合，诊断为Ⅰ、Ⅱ、Ⅲ、Ⅳ期。

3. 预防

（1）一级预防：为病因预防，是指消除或减少可能致癌的因素，降低发病率。如保护环境，控制大气、水源、土壤等污染。改变不良的饮食习惯、生活方式。减少职业性暴露于致癌物。接种疫苗。避免持续过度的精神紧张及压力。

（2）二级预防：是指早期发现、早期诊断、早期治疗，以提高生存率，降低死亡率。

（3）三级预防：是指治疗后的康复，以提高生存质量、减轻痛苦、延长生命。

二、常见体表肿瘤

1. 皮肤乳头状瘤 为常见的皮肤良性肿瘤。见于全身各部位，以躯干、四肢及会阴处多见。呈乳头状突起，有蒂，单发或多发。表面常有角化，时伴溃疡。质坚韧，偶有恶变，如阴茎乳头状瘤极易癌变为乳头状鳞状细胞癌。手术切除是首选的治疗方法。

2. 黑痣与黑色素瘤

（1）黑痣：又称色素痣，为色素斑块。包括皮内痣、交界痣和混合痣。皮内痣最多见，位于真皮区，有时带有汗毛；交界痣位于表皮与真皮交接处，生长活跃，色素较深，一般无毛发生长，可恶变；混合痣位于表皮基层和真皮浅层，部分有恶变倾向，可行完整切除治疗。

（2）黑色素瘤：可由黑痣恶变而来，也可自行发生。黑痣若迅速增大、色素加深、痛痒不适、溃烂、出血，周围出现色素环或卫星状小瘤，应考虑为黑色素瘤。黑色素瘤发展快，妊娠时发展更快，较早转移。一旦明确诊断，首选手术切除。切忌活检。

3. 脂肪瘤 为最常见的良性肿瘤之一，好发于四肢、躯干。多见于皮下，单发或多发，圆形、扁圆或分叶状，大小不定，边界清楚，质软，无压痛。常需手术切除。小的脂肪瘤若无症状，可不处理。

4. 纤维瘤 位于皮肤及皮下的纤维结缔组织肿瘤。可发生于全身各部位，单发或多发，瘤体多不大，质硬，圆形或卵圆形，表面光滑，可自由推动，生长缓慢。

5. 血管瘤 临床常见，多发生于皮肤、皮下。血管瘤的常见类型有毛细血管瘤、海绵状血管瘤、蔓状血管瘤 3 类。

---

1. 良性、恶性肿瘤的根本区别是

A. 活动度 　　　　　　　　　B. 细胞分化程度 　　　　　　　　C. 肿块大小

D. 表面光滑程度 　　　　　　E. 有无外包膜

2. 交界性肿瘤的特征是

A. 良性肿瘤位于 2 个脏器的交界处 　　B. 良性肿瘤来源于 2 种组织

C. 形态上良性，浸润性生长，切除后易复发

D. 良性肿瘤偶有远处转移

E. 包膜不完整的良性肿瘤

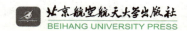

3．原位癌变的范围是

A．到达肌层　　　　　　　B．到达浆膜层　　　　　　C．突破基膜

D．突破浆膜　　　　　　　E．局限于上皮层内

4．以下癌症转移的扩散途径正确的是

A．区域淋巴结转移　　　　B．间接蔓延　　　　　　　C．肿瘤占位

D．体液转移　　　　　　　E．肿瘤破裂

答案：1．B。2．C。3．E。4．A。

第13节　颅内压增高

一、颅内压增高

颅内压增高是指在病理状态下，颅腔内容物体积增加或颅腔容积减小，超出颅腔可代偿调节的范围，导致颅内压力超过 200mmH$_2$O（2.0kPa），常以头痛、呕吐、视神经乳头水肿为三主征。

1．病因　脑组织体积增大（脑水肿）、脑脊液增多（脑积水）、颅内血容量增多、颅内占位性病变、先天性颅腔畸形等。

2．病理生理　正常成人颅内压为 70～200mmH$_2$O，儿童为 50～100mmH$_2$O。颅腔内容物体积增大或颅腔容量缩减可导致颅内压增高。颅腔内容物主要包括脑组织、血液和脑脊液。脑脊液是这3种内容物中最容易改变的成分，颅内压的调节主要依靠脑脊液量的增减来实现。

3．临床表现

（1）头痛：是最常见的症状，以早晨或晚间较重，多位于额部及颞部，表现为胀痛和撕裂痛，可从颈枕部向前放射至眼眶。程度可随颅内压增高而进行性加重，咳嗽、打喷嚏、用力、弯腰或低头活动时易加重。

（2）呕吐：呈喷射性，由迷走神经受激惹所致，常于剧烈头痛时发生，易发生于餐后。

（3）视神经乳头水肿：是颅内压增高的客观体征。长期、慢性颅内压增高可致视神经乳头颜色苍白、视野向心缩小，引起视神经继发性萎缩，甚至失明。

（4）意识障碍：慢性颅内压增高时进展缓慢，有时不一定出现，表现为意识淡漠，嗜睡，反应迟钝。急性颅内压增高时出现早而明显，呈进行性意识障碍，甚至昏迷。

（5）生命体征变化：代偿期出现典型生命体征改变（库欣反应），"两慢一高"，即脉搏减慢，呼吸深慢，血压升高，尤其是收缩压增高、脉压增大。继而出现潮式呼吸，血压下降，脉搏细弱，最终死于呼吸循环衰竭。

（6）其他症状和体征：复视、头晕、猝倒、头皮静脉怒张等。小儿可有头颅增大、囟门饱满、颅缝增宽或分离。头颅叩诊可呈破罐声。

二、急性脑疝

由于颅内压增高导致脑组织从高压区向低压区移位，部分脑组织被挤入颅内生理空间或裂隙，当移位超过一定的解剖界限时，产生相应的临床症状，称为脑疝。脑疝是神经系统疾病最严重的症

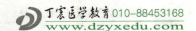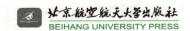

状之一，是颅内压增高的危象和引起死亡的主要原因。

1. 解剖概要 颅腔有 3 个彼此相通的分腔，被大脑镰、小脑幕分隔。小脑幕上腔容纳大脑，被大脑镰分为大脑左、右半球，小脑幕下腔容纳小脑、脑桥、延髓。颅腔与脊髓相连处的出口为枕骨大孔，延髓经此孔与脊髓相连，小脑扁桃体位于延髓下端的背侧，其下与枕骨大孔后缘相对。

2. 分类 小脑幕切迹疝（小脑幕裂孔疝或颞叶钩回疝）、枕骨大孔疝（小脑扁桃体疝）、大脑镰下疝（扣带回疝）。

3. 临床表现

（1）小脑幕切迹疝

①颅内压增高症状：进行性加重的剧烈头痛，伴躁动不安，出现与进食无关的频繁喷射性呕吐。

②进行性意识障碍：意识是判断病情进展的重要指标，反映大脑皮质和脑干的功能状态。

③瞳孔改变：可判断病变部位的指标，主要表现为一侧瞳孔进行性散大。脑疝初期由于患侧动眼神经受刺激导致患侧瞳孔缩小，随着脑疝进行性恶化，脑干血供受影响，动眼神经麻痹致患侧瞳孔散大，直接、间接对光反应消失，伴眼睑下垂及眼球外斜。脑疝晚期对侧动眼神经受脑干移位也受到推挤，表现为双侧瞳孔散大固定，对光反应消失。

④运动障碍：病变对侧肢体肌力减弱或瘫痪，病理征阳性，甚至出现去大脑强直发作，是脑干受损严重的信号。

⑤生命体征变化：先出现库欣反应，脑干受压后生命中枢功能紊乱或衰竭，可出现血压忽高忽低、脉搏快弱、心律不齐，呼吸浅而不规则，高热或体温不升，甚至死亡。

（2）枕骨大孔疝：为小脑幕下的小脑扁桃体及邻近小脑组织经枕骨大孔向椎管内移位。病情变化更快，常有进行性颅内压增高的临床表现，因脑干缺氧，瞳孔可忽大忽小，剧烈头痛、频繁呕吐、颈项强直或强迫头位，生命体征紊乱出现早，意识障碍出现较晚。因呼吸中枢受损严重，患者早期即可突发呼吸骤停而死亡。

1．**不会**引起颅内压增高的是
A．脑水肿　　　　　　　　　B．颅内肿瘤　　　　　　　　C．皮下血肿
D．颅内脓肿　　　　　　　　E．凹陷性骨折

2．成人颅内压增高是指颅内压持续高于
A．70mmH$_2$O（0.68kPa）　　　　B．100mmH$_2$O（0.98kPa）
C．150mmH$_2$O（1.47kPa）　　　　D．200mmH$_2$O（1.96kPa）
E．230mmH$_2$O（2.26kPa）

3．颅内压增高患者死亡的主要原因是
A．窒息　　　　B．猝倒　　　　C．脑疝　　　　D．呼吸衰竭　　　　E．循环衰竭

4．枕骨大孔疝时被压迫的脑组织是
A．大脑颞叶钩回　　　　　　B．大脑海马回　　　　　　　C．脑桥
D．小脑中脚　　　　　　　　E．小脑扁桃体

答案：1．C。2．D。3．C。4．E。

第14节 颅脑损伤

一、颅骨骨折

颅骨骨折是指颅骨受暴力作用引起颅骨结构的改变。其严重性并不在于骨折本身，而在于可能同时并发的脑、脑膜、颅内血管和脑神经的损伤。

1. 解剖概要 颅盖由额骨、枕骨和顶骨构成，底由中部的蝶骨、后方的枕骨、两侧的颞骨、前方的额骨和筛骨构成。颅顶部骨折易形成硬脑膜外血肿。颅底有颅前窝、颅中窝和颅后窝，呈阶梯状。颅底部的硬脑膜与颅骨贴附紧密，颅底骨折时易撕裂硬脑膜形成脑脊液漏，也是导致颅内感染的原因。

按骨折部位分为颅盖骨折和颅底骨折。按骨折是否与外界相通分为开放性骨折和闭合性骨折。按骨折形态分为线形骨折和凹陷性骨折。

2. 临床表现

（1）颅盖骨折

①线性骨折：发生率最高，常有局部压痛、肿胀，伴局部骨膜下血肿。

②凹陷性骨折：好发于额、顶部，局部可扪及颅骨下陷，骨折片损伤脑功能区，可出现相应的病灶症状和局限性癫痫。并发颅内血肿，可导致颅内压增高表现。

（2）颅底骨折：以线性骨折为主，易撕裂硬脑膜，产生脑脊液外漏，为开放性骨折。根据骨折部位分为颅前窝骨折、颅中窝骨折和颅后窝骨折（表2-14）。

表2-14 颅底骨折的临床表现

	颅前窝骨折	颅中窝骨折	颅后窝骨折
脑脊液漏部位	鼻漏	鼻漏和耳漏	无
瘀斑部位	眶周、球结膜下瘀斑（熊猫眼）	乳突区瘀斑（Battle征）	乳突区、枕下部、咽后壁瘀斑
可能损伤的脑神经	视、嗅神经	面、听神经	第Ⅸ～Ⅻ对脑神经

二、脑损伤

按损伤后脑组织是否与外界相通，脑损伤分为开放性脑损伤和闭合性脑损伤。开放性脑损伤主要表现为头皮裂伤、颅骨骨折、硬脑膜破裂、脑脊液漏等。以下主要介绍闭合性脑损伤。

（一）脑震荡

伤后立即出现短暂的意识障碍，一般不超过半小时。清醒后大多出现逆行性遗忘。意识障碍期间可有皮肤苍白、血压下降、心动徐缓、呼吸浅慢、肌张力降低、各生理反射迟钝或消失。此后可出现头痛、头晕、恶心、呕吐等症状。

（二）脑挫裂伤的临床表现

1. 意识障碍 是脑挫裂伤最突出的表现。伤后立即出现，绝大多数在半小时以上，重症者可长期持续昏迷。

2. 局灶症状和体征 受伤时当即出现，依损伤的部位和程度而不同。

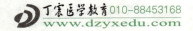 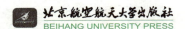

3. **颅内压增高和脑疝** 头痛与呕吐。

4. **原发性脑干损伤** 是脑挫裂伤最严重的类型。受伤后立即出现长时间深度昏迷，可不伴有颅内压增高表现。

（三）颅内血肿

颅内血肿是颅脑损伤中最常见、最严重的继发病变。按血肿的来源和部位，分为硬膜外血肿、硬膜下血肿和脑内血肿。按血肿引起颅内压增高或早期脑疝所需时间分型，分为急性型（72小时以内）、亚急性型（3天至3周）和慢性型（3周以上）。临床表现分为以下几类：

1. **硬膜外血肿** 多由颅盖部特别是颞部的直接暴力导致，出血以脑膜中动脉最常见。血肿引起的意识障碍可有以下3种类型。

（1）伤后昏迷有中间清醒期为典型表现，原发性脑损伤最初短时昏迷，之后中间意识清醒，后因脑疝形成继之昏迷。

（2）若原发性脑损伤较重，血肿形成迅速，则伤后昏迷进行性加重或持续昏迷。

（3）若无原发性脑损伤，早期可无意识障碍，当血肿引起脑疝时才出现意识障碍。

2. **硬膜下血肿** 是临床最常见的颅内血肿类型。

（1）急性硬脑膜下血肿：多见于额颞部，常合并脑挫裂伤及继发的脑水肿，出血多来自挫裂的脑实质血管，表现为进行性加深的意识障碍，无中间清醒期。

（2）亚急性硬脑膜下血肿：脑挫裂伤较轻，血肿形成较慢，可有意识好转期。

（3）慢性硬脑膜下血肿：好发于老年人，有轻微或无明显外伤史，其血肿形成完整包膜，缓慢增大，进而出现颅内压增高症状。

3. **脑内血肿** 多因脑挫裂伤致脑实质内血管破裂引起，常与硬脑膜下血肿同时存在，多伴有颅骨凹陷性骨折。表现为进行性加重的意识障碍，若血肿累及重要脑功能区，可出现偏瘫、失语、癫痫等症状。

---

1. 脑震荡的病理解剖改变是

A. 脑挫伤   B. 无明显的器质性改变   C. 脑组织明显水肿

D. 脑组织萎缩   E. 脑组织内出血

2. 患者，男，40岁。由高空摔下致颅底骨折，合并脑脊液耳漏，其脑脊液漏出是通过

A. 额窦   B. 筛窦   C. 蝶窦   D. 乳突气房   E. 硬脑膜破裂

答案：1. B。2. E。

第15节 颈部疾病

一、解剖生理概要

1. **解剖** 甲状腺是人体最大的内分泌腺，位于颈下部、气管上部的双侧和前方，呈"H"形，分为左右两叶，中间以峡部相连。甲状旁腺常位于甲状腺两叶背侧，上、下各1对。甲状腺的血液供应主要来自两侧的甲状腺上动脉和甲状腺下动脉。

2. **生理** 甲状腺腺体被结缔组织分割成许多小叶，每个小叶均由许多滤泡构成，滤泡是甲状腺

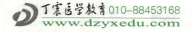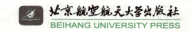

结构和分泌的功能单位，产生并分泌甲状腺素（T_4）和小部分三碘甲腺原氨酸（T_3）。甲状腺激素是体内唯一储存在细胞外的内分泌激素，能促进机体的新陈代谢和生长发育，特别对脑和骨骼的正常发育和功能有重要的作用。甲状腺激素分泌不足可引起婴幼儿的呆小症、成人的黏液性水肿，分泌过多可致甲状腺功能亢进。滤泡旁细胞分泌的降钙素有促进成骨的作用，并有对抗甲状旁腺素的作用，使血钙浓度降低。

甲状旁腺分泌甲状旁腺素，能升高血钙，调节钙、磷代谢，与降钙素共同维持血钙稳定。如甲状腺手术时不慎误切，可引起血钙下降，手足抽搐。

二、甲状腺功能亢进症

甲状腺腺体本身功能亢进，合成和分泌甲状腺激素增加所导致的甲状腺毒症称为甲状腺功能亢进症，简称甲亢。

1. 病因　可分为 Graves 病、多结节性甲状腺肿伴甲亢、甲状腺自主性高功能腺瘤、碘甲亢等，其中以 Graves 病最为常见，属自身免疫性甲状腺疾病，有遗传倾向。此外，细菌感染、性激素、应激、精神刺激和锂剂等环境因素对本病有促发作用。

2. 分类

（1）原发性甲亢：在甲状腺肿大的同时，出现功能亢进症状。患者年龄多在 20 ～ 40 岁之间。表现为腺体弥漫性、两侧对称肿大，常伴有眼球突出，又称"突眼性甲状腺肿"。

（2）继发性甲亢：较少见，如继发于结节性甲状腺肿的甲亢。发病年龄多在 40 岁以上。腺体呈结节状肿大，两侧多不对称，无突眼，易发生心肌损害。

（3）高功能腺瘤：少见，甲状腺内有单或多个自主性高功能结节，无突眼，结节周围的甲状腺组织呈萎缩改变。

3. 临床表现　以青、中年女性高发。多数起病缓慢，少数在感染或精神创伤等应激后急性起病。

（1）甲状腺毒症表现

①高代谢综合征：由于 T_3、T_4 分泌增多，导致交感神经兴奋性增高和新陈代谢加速，常有心悸、乏力、怕热、多汗、消瘦、食欲亢进等。

②神经系统：神经过敏，多言好动，紧张焦虑，焦躁易怒，失眠不安，注意力不集中，记忆力减退，手、眼睑震颤，腱反射亢进。

③心血管系统：心悸、胸闷、气短、第一心音亢进。心搏出量增加可致收缩压增高，外周血管扩张，血管阻力下降，可致舒张压下降，导致脉压增大。窦性心动过速，心律失常以房性期前收缩最常见。合并甲状腺毒症心脏病时，可出现心脏增大和心力衰竭，心律失常则以心房颤动多见。

④消化系统：胃肠蠕动增快，食欲亢进，消瘦，排便频繁。重者可有肝大、肝功能异常，偶有黄疸。

⑤肌肉与骨骼系统：可伴发周期性麻痹和近端肌肉进行性无力、萎缩。也可伴发重症肌无力及骨质疏松。

⑥生殖系统：女性常有月经减少或闭经。男性有勃起功能障碍，偶有乳腺发育。

⑦造血系统：淋巴细胞、单核细胞增高，但白细胞总数减低。伴发血小板减少性紫癜。

⑧血 ACTH 及 24 小时尿 17- 羟皮质类固醇升高，继而受过高 T_3/T_4 抑制而下降。

（2）甲状腺肿：程度不等的甲状腺肿大，呈弥漫性、对称性，质地中等，无压痛。甲状腺上下极可触及震颤，闻及血管杂音，为本病重要的体征。

（3）突眼征：可分为单纯性和浸润性突眼两类。

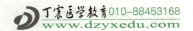 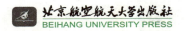

①单纯性突眼：与甲状腺毒症导致的交感神经兴奋性增高有关。

②浸润性突眼：称为 Graves 眼病，与眶周组织的自身免疫炎症反应有关。表现为眼内异物感、胀痛、畏光、流泪、视力下降。检查见突眼，眼睑肿胀，结膜充血水肿，眼球活动受限。严重者可形成角膜溃疡、全眼炎，甚至失明。

（4）甲状腺危象：也称为甲亢危象，表现为所有甲亢症状的急剧加重和恶化，多发生于较重甲亢未予治疗或治疗不充分，导致大量 T_3、T_4 释放入血的患者。

①诱因：应激状态（感染、手术、放射性碘治疗等），严重躯体疾病，口服过量 TH 制剂，严重精神创伤，手术中过度挤压甲状腺。

②临床表现：原有甲亢症状加重，继而出现高热或过高热（体温 ≥ 39℃），大汗，心动过速（≥ 140 次/分），常有心房颤动或心房扑动，烦躁，焦虑不安，谵妄，恶心，呕吐，腹泻，危重患者可有心力衰竭、休克及昏迷，病死率在 20% 以上。

三、单纯性甲状腺肿

单纯性甲状腺肿也称为非毒性甲状腺肿，是指非炎症和非肿瘤原因导致的不伴有临床甲状腺功能异常的甲状腺肿。

1. 病因

（1）地方性甲状腺肿：最常见的原因是碘缺乏，多见于山区和远离海洋的地区。

（2）散发性甲状腺肿：原因复杂，包括食物中的碘化物、致甲状腺肿物质和药物、儿童先天性甲状腺激素合成障碍等。

2. 预防 多食海带、紫菜等含碘丰富的食物，避免过多食用卷心菜、萝卜、菠菜及花生等抑制甲状腺激素合成的食物。

四、甲状腺肿瘤

1. 甲状腺腺瘤 是最常见的甲状腺良性肿瘤。多见于 40 岁以下的妇女。按形态可分为滤泡状和乳状囊性腺瘤两种，滤泡状腺瘤多见。颈部出现圆形或椭圆形结节，多为单发，稍硬，表面光滑，无压痛，随吞咽上下移动。大部分患者无任何症状，腺瘤生长缓慢。当乳头状囊性腺瘤因囊壁血管破裂发生囊内出血时，肿瘤可在短期内迅速增大，局部出现胀痛。

2. 甲状腺癌 是最常见的甲状腺恶性肿瘤。组织学分型主要包括乳头状癌、滤泡状癌、未分化癌及髓样癌 4 类。

（1）乳头状癌：最多见，多数成人及全部儿童均属此类型。30～45 岁女性多见，低度恶性，较早出现颈部淋巴结转移，但预后较好。

（2）滤泡状癌：50 岁左右女性多见，中度恶性，有侵犯血管倾向，常有血行转移，预后较乳头状癌差。

（3）未分化癌：70 岁左右老年人多见，高度恶性，50% 早期发生颈淋巴结转移，也常血行转移至肺、骨等处，预后最差。

（4）髓样癌：来源于滤泡旁细胞，恶性程度中等，较早发生淋巴和血行转移，预后较乳头状癌及滤泡状癌差，但较未分化癌好。

发病早期多无明显症状，腺体内单发肿块，固定、质硬、表面高低不平、边界不清，增长较快，吞咽时上下活动度降低。晚期可压迫气管、食管或神经而出现呼吸困难、吞咽困难、声音嘶哑、Horner 综合征（患侧上睑下垂、瞳孔缩小、眼球内陷、额部少汗等）等。可有颈淋巴结肿大及远处

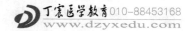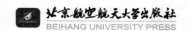

器官转移症状。髓样癌组织可产生激素样活性物质（5-羟色胺和降钙素等），常有腹泻、心悸、颜面潮红和血钙降低等症状。

五、常见颈部肿块

（一）甲状舌管囊肿

甲状舌管囊肿是与甲状腺发育有关的先天性畸形。多见于 15 岁以下儿童，男性为女性的 2 倍。表现为在颈前区中线、舌骨下方有直径 1 ～ 2cm 的圆形肿块，境界清楚，表面光滑，有囊性感，能随吞咽或伸、缩舌而上下移动。

（二）颈淋巴结结核

颈淋巴结结核多见于儿童和青年人。颈部一侧或两侧有多个大小不等的肿大淋巴结，初期，肿大的淋巴结较硬，无痛，可推动。病变发展可发生淋巴结周围炎，淋巴结相互粘连，融合成团，形成不易推动的结节性肿块。晚期淋巴结发生干酪样坏死、液化，形成寒性脓肿，脓肿破溃后形成经久不愈的窦道或慢性溃疡。少部分患者可有低热、盗汗、食欲缺乏、消瘦等全身中毒症状。

（三）慢性淋巴结炎

多继发于头、面、颈部的炎症病灶。肿大的淋巴结分散在颈侧区或颌下、额下区。黄豆大小、较扁平，质软或中等，表面光滑、活动，可有或无压痛需与恶性病变鉴别。

（四）恶性淋巴瘤

包括霍奇金病和非霍奇金淋巴瘤，是来源于淋巴组织恶性增生的实体瘤，多见于男性青壮年。肿大的淋巴结可表现单侧或双侧可粘连成团，生长迅速，伴腋窝、腹股沟等全身淋巴结肿大，肝脾肿大，发热。

（五）转移性肿瘤

发病率仅次于慢性淋巴结炎和甲状腺疾病。以鼻咽癌和甲状腺癌转移最为多见。肿大的淋巴结坚硬，表面不平、固定。锁骨上窝转移性淋巴结的原发灶多在胸腹部，胃肠道、胰腺、妇科恶性肿瘤多经胸导管转移至左锁骨上淋巴结。

---

1. 甲状腺激素的作用<u>不包括</u>

A. 增加全身组织的耗氧量　　　　B. 促进生长发育　　　　C. 抑制组织分化

D. 促进蛋白质、脂肪、糖类的分解　　E. 影响体内水的代谢

2. 引起地方性甲状腺肿的主要原因是

A. 促甲状腺素分泌增加　　　　B. 甲状腺素需要增加　　　　C. 环境缺碘

D. 甲状腺合成障碍　　　　　　E. 甲状腺分泌障碍

3. 单纯性甲状腺肿的发病因素<u>不包括</u>

A. 环境缺碘　　　　　　　　　B. 青春期　　　　　　　　　C. 哺乳期妇女

D. 绝经期妇女　　　　　　　　E. 久服硫脲类药物

答案： 1. C. 2. C. 3. D.

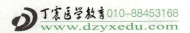
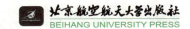

第16节　乳房疾病

一、解剖生理概要

1. 乳房的解剖　成年女性乳房是两个半球形的性征器官，位于胸大肌浅面，约在第2～6肋骨水平的浅筋膜浅、深层之间。乳头位于乳房的中心，周围的色素沉着区为乳晕。

乳腺有15～20个腺叶，每一腺叶分成很多腺小叶，腺小叶由小乳管和腺泡组成，是乳腺的基本单位。每一腺叶有其单独的导管（乳管），腺泡和乳管均以乳头为中心呈放射状排列。小乳管汇至乳管，乳管开口于乳头，乳管靠近开口的1/3段略为膨大，为输乳管窦，是乳管内乳头状瘤的好发部位。腺叶、小叶和腺泡间有结缔组织间隔，腺叶间还有与皮肤垂直的纤维束，上连浅筋膜浅层，下连浅筋膜深层，称Cooper韧带。

2. 乳腺的生理　乳腺是许多内分泌腺的靶器官，其生理活动受腺垂体、卵巢及肾上腺皮质等分泌的激素影响。妊娠及哺乳时乳腺明显增生，腺管延长，腺泡分泌乳汁。哺乳期后，乳腺又处于相对静止状态。平时，育龄期妇女在月经周期的不同阶段，乳腺的生理状态在各激素影响下呈周期性变化。绝经后腺体渐萎缩，为脂肪组织所替代。

乳房的淋巴网甚为丰富，其淋巴液输出有4个途径。

（1）乳房大部分淋巴液经胸大肌外侧缘淋巴管回流至腋窝淋巴结，再流向锁骨下淋巴结。部分乳房上部淋巴液可经胸大、小肌间淋巴结，直接到达锁骨下淋巴结。通过锁骨下淋巴结后，淋巴液继续流向锁骨上淋巴结。

（2）部分乳房内侧的淋巴液通过肋间淋巴管流向胸骨旁淋巴结。

（3）两侧乳房间皮下有交通淋巴管，一侧乳房的淋巴液可流向另一侧。

（4）乳房深部淋巴网可沿腹直肌鞘和肝镰状韧带通向肝。

二、急性乳腺炎

急性乳腺炎是乳腺的急性化脓性感染，常见于产后哺乳期妇女，以初产妇居多。

1. 病因

（1）乳汁淤积：为发病的主要原因，淤积的乳汁是理想的培养基，有助于细菌生长繁殖。

（2）细菌入侵：乳头破损或皲裂导致细菌沿淋巴管入侵是感染的主要途径，主要致病菌为金黄色葡萄球菌。

2. 临床表现　患侧乳房局部变硬、红肿、发热，有压痛及搏动性疼痛。脓肿形成时，可有波动感，肿胀明显。常伴患侧腋窝淋巴结肿大、压痛。全身中毒症状可有寒战、高热、脉搏加快等。

三、乳房良性肿块

常见乳房良性肿块及其对比见表2-15。

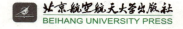

表2-15　常见乳房良性肿块

疾 病	病因病理	好发部位	临床特点
乳腺纤维腺瘤	可能与纤维细胞所含雌激素受体的量或质的异常有关。好发于20～25岁青年女性	乳房外上象限	无痛肿块，圆形或扁圆形，质坚韧，表面光滑或结节状，分界清楚，活动度大
乳腺囊性增生病	女性激素代谢障碍，特别是雌、孕激素比例失调；部分乳腺实质成分中女性激素受体的质和量异常。好发于中年妇女	乳房外上象限或分散于整个乳房	肿块大小与质地可随月经周期变化，增厚区与周围组织分界不明显。周期性乳房胀痛，月经前疼痛加重，月经来潮后减轻或消失
乳管内乳头状瘤	与癌的发生有一定的关系，是乳腺癌发生的危险因素之一。好发于40～50岁的经产妇	大乳管近乳头的壶腹部	瘤体很小，常不可触及，带蒂，有绒毛，血管壁薄，易出血。乳头溢液为血性、暗棕色或黄色液体

四、乳腺癌

乳腺癌是主要由乳腺导管上皮发生的恶性肿瘤，是女性最常见的恶性肿瘤之一，也是女性最常见的肿瘤死亡原因。

1. 病因

（1）遗传因素：有家族聚集的特征。

（2）激素分泌紊乱：雌激素（雌酮和雌二醇）对乳腺癌的发病有直接关系。

（3）月经婚育史：月经初潮早（＜12岁）、绝经期晚（＞52岁）、不孕或初次足月产迟（＞35岁）均与乳腺癌发病有关。

（4）乳腺良性疾病。

（5）饮食与营养：营养过剩、肥胖、高脂饮食。

（6）环境和生活方式。

2. 病理　分为非浸润性癌、早期浸润癌、浸润性特殊性癌和浸润性非特殊癌。其中，浸润性非特殊癌最常见，分化低，预后差。转移途径有直接浸润、淋巴转移和血行转移。淋巴转移为主要的转移方式，最易累及患侧腋窝淋巴结。血行转移最常见的转移部位依次为骨、肺、肝。

3. 临床表现　多发于40～60岁的女性。

（1）乳房肿块：为最常见的症状，早期为无痛、单发的小肿块，质硬，表面不光滑，与周围组织分界不清，活动度差，以乳房外上象限最常见。

（2）乳房外形改变

①"酒窝征"：癌细胞累及 Cooper 韧带，使其缩短而致皮肤表面凹陷，是乳腺癌的特征性体征。

②乳头改变：癌细胞侵入乳管使之缩短，把乳头牵向癌肿方向，造成乳头内陷、扁平、回缩而致两侧乳头不对称。

③"橘皮样"改变：癌细胞堵塞皮下淋巴管，导致局部淋巴回流障碍。

④铠甲胸：晚期结节彼此融合，弥漫成片，延伸至背部和对侧胸壁，使胸壁紧缩，呈铠甲状，限制呼吸。

⑤卫星结节：晚期出现多个坚硬小结节，呈卫星样围绕原发病灶。

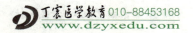
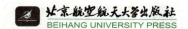

⑥皮肤破溃：晚期癌肿侵及皮肤，易出血，伴恶臭。

（3）疼痛和乳头溢液：晚期累及骨膜或神经后疼痛明显。少数患者乳头溢出血性分泌物。

（4）转移症状：出现转移部位的相应症状。

1. 最主要的乳房淋巴液的输出途径是

A. 与腹直肌鞘和肝镰状韧带的淋巴管相通

B. 经肋间淋巴管→胸骨旁淋巴结

C. 经胸大肌外侧缘淋巴管→腋窝淋巴结

D. 经胸大、小肌间淋巴结→锁骨下淋巴结

E. 经皮下交通淋巴管→对侧

2. 关于乳腺解剖生理的说法，<u>不正确</u>的是

A. 乳腺是许多内分泌器官的靶器官

B. 乳腺的生理活动受腺垂体和卵巢分泌激素的影响

C. 妊娠和哺乳期乳腺增生

D. 育龄期妇女在月经各个阶段，乳腺生理状态处于相对静止状态

E. 绝经后乳腺腺体逐渐萎缩

3. 绝经期前后女性易患乳腺癌的主要原因是

A. 免疫力低下　　　　　　B. 性激素变化　　　　　　C. 肥胖

D. 精神因素　　　　　　　E. 癌前病变

4. 乳腺癌淋巴转移的主要途径是

A. 同侧腋窝淋巴结　　　　B. 同侧胸骨旁淋巴结　　　C. 颈部淋巴结

D. 锁骨下淋巴结　　　　　E. 纵隔淋巴结

5. 患者，28 岁。产后 3 周，母乳喂养。2 天前出现右乳胀痛，高热、寒战，右侧腋窝下淋巴结肿大。白细胞计数为 $18×10^9/L$，中性粒细胞 0.75。导致该疾病的致病菌最可能是

A. 白色念珠菌　　　　　　B. 草绿色链球菌　　　　　C. 铜绿假单胞菌

D. 幽门螺杆菌　　　　　　E. 金黄色葡萄球菌

答案：1. C。2. D。3. B。4. A。5. E。

第 17 节　胸部损伤

一、解剖生理概要

1. 解剖　胸部的骨性胸廓支撑保护胸内脏器，参与呼吸功能，由胸壁、胸膜及胸腔内脏器组成。胸壁由胸椎、胸骨和肋骨组成的骨性胸廓以及附着在其外面的肌群、软组织和皮肤组成。胸部的上口由胸骨上缘和第 1 肋组成，下口为膈所封闭。

胸腔分右肺间隙、左肺间隙和纵隔三部分。纵隔在胸腔中央，上为胸腔入口，下为膈肌，两侧为左、右肺间隙，前有胸骨，后抵胸椎；纵隔有食管、气管、大血管、心脏和心包。

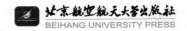

2. **生理** 胸膜是附着于胸壁内面和覆盖于肺表面的浆膜。脏胸膜被覆在肺的表面，与肺紧密结合，伸入叶间裂内。壁胸膜贴附于胸内筋膜内面、膈上面和纵隔侧面，向上突至颈根部。胸膜腔为脏、壁胸膜在肺根处相互延续共同围成左、右各一的密闭窄隙，腔内为负压，并有少量浆液，起润滑作用。腔内保持 $-0.78 \sim -0.98kPa$（$-8 \sim -10cmH_2O$）的压力，吸气时负压增大，呼气时减小；稳定的负压可以维持正常的呼吸，且能防止肺萎缩。

二、肋骨骨折

肋骨骨折的病因有外来暴力和病理因素，是最常见的胸部损伤。

1. **病因、病理** 肋骨骨折的病因有外来暴力和病理因素，是最常见的胸部损伤。

（1）肋骨骨折的特点：因第 4 ～ 7 肋骨长而薄，最易折断，故第 4 ～ 7 肋骨骨折最多见。第 1 ～ 3 肋短粗，且被锁骨保护，不易骨折。第 8 ～ 10 对假肋及第 11、12 对浮肋的弹性大，也不易骨折。

（2）连枷胸：单根或多根肋骨单处骨折时对呼吸影响不大，若刺破壁胸膜、肺组织和肋间血管可出现明显症状。相邻多根、多处肋骨骨折使局部胸壁失去完整肋骨的支撑而软化，可导致连枷胸，是最严重的肋骨骨折。患者常发生吸气时软化区胸壁内陷，呼气时外突，这种现象称为反常呼吸运动。若软化区范围较大，可致呼吸时双侧胸腔内压力不平衡，造成纵隔左右摆动，重者可出现呼吸和循环衰竭。

2. **临床表现**

（1）症状：局部疼痛，咳嗽、深呼吸或变换体位时加重。疼痛及反常呼吸可引起胸闷、气促、呼吸困难、发绀、休克等，此时呼吸情况是最重要的评估内容。

（2）体征：受伤胸壁肿胀、畸形，局部压痛明显，间接挤压疼痛加重（胸廓挤压征阳性），有助于与软组织挫伤鉴别。可产生骨摩擦音或摩擦感。骨折断端向内移位可刺破胸膜、肺组织，产生气胸、血胸或皮下气肿。多根多处肋骨骨折时，伤侧胸壁可见反常呼吸运动，导致纵隔扑动。

三、损伤性气胸

胸膜腔内积气称为气胸。多由利器或肋骨断端刺破胸膜、肺及支气管后，胸膜腔与外界沟通，外界空气进入所致。根据胸膜腔内压力情况，气胸分为闭合性气胸、开放性气胸和张力性气胸。

1. **病理病生**

（1）闭合性气胸：胸膜腔内压低于大气压。空气通过胸壁或肺的伤口进入胸膜腔后，伤口立即闭合，患侧肺组织部分受压。

（2）开放性气胸：胸膜腔内压几乎等于大气压。胸壁存在开放性伤口，患侧胸膜腔与大气直接相通，空气自由进入胸膜腔，胸膜腔内负压消失，肺组织萎陷。由于呼吸时两侧胸膜腔的压力发生变化，可出现吸气时纵隔向健侧移位，呼气时又移回患侧，导致纵隔位置随呼吸而左右摆动，称为纵隔扑动。

（3）张力性气胸：胸膜腔内压高于大气压。较大的肺泡或支气管破裂、肺裂伤等形成的裂口所产生的单向活瓣与胸膜腔相通，吸气时开启，呼气时关闭，使胸膜腔内积气不断增加、患侧胸膜腔内压力进行性增高，患侧肺严重萎陷，从而使呼吸和循环功能发生严重障碍。同时也会造成皮下气肿等。

2. **临床表现**

（1）闭合性气胸：根据胸膜腔内积气的量与速度，小量气胸（肺萎陷 30% 以下）患者可无症状；中量、大量气胸（肺萎陷超过 30%）患者有明显呼吸困难。体检可发现患侧胸廓饱满，气管向健侧

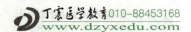
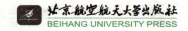

移位，语颤减弱，叩诊呈鼓音，听诊呼吸音减弱或消失。

（2）开放性气胸：患者可出现明显的呼吸困难、口唇发绀、颈静脉怒张、鼻翼扇动等表现，严重者休克。外界空气自由进出胸膜腔，呼吸时可闻及吸吮样的声音，称为胸部吸吮伤口。气管、心脏向健侧移位，患侧胸壁叩诊呈鼓音，听诊呼吸音减弱或消失。

（3）张力性气胸：是可迅速致死的危急重症。患者有严重或极度的呼吸困难，大汗淋漓、发绀、烦躁不安、意识障碍，严重者出现休克或窒息。气管明显移向健侧，颈静脉怒张，皮下气肿明显，患侧胸部饱满，肋间隙增宽，叩诊呈高度鼓音，听诊呼吸音消失。

四、损伤性血胸

胸膜腔内积血称为血胸。血胸与气胸同时存在，称为血气胸。

1. **病因、病理**　胸膜腔积血多来源于心脏、胸内大血管及其分支、肺组织和胸壁、膈肌等出血。肺裂伤出血多能自行停止；肋间血管、胸廓内血管或动脉出血不易自行停止；心脏和大血管受损出血易造成循环衰竭。血胸的发生可引起循环功能障碍，压迫肺组织，使呼吸面积减少。纵隔因血胸偏移，可导致健侧肺受压，静脉回流受阻。

2. **临床表现**　与出血速度、出血量及个人体质有关。

（1）少量血胸（成人在 500ml 以下）可无明显症状。

（2）中量（500～1000ml）和大量（1000ml 以上）血胸，尤其是急性出血时，患者可出现面色苍白、脉搏细速、血压下降等低血容量性休克的表现，同时可出现呼吸急促、肋间隙饱满等胸腔积液的表现。当血胸合并感染时，患者可有高热、寒战、出汗和疲乏等表现。

（3）进行性血胸：持续脉搏加快，血压下降或补充血容量后仍不稳定。胸腔闭式引流血量≥200ml/h，持续 3 小时。血红蛋白量、红细胞计数、血细胞比容进行性降低。

（4）感染性血胸：全身感染表现，常有畏寒、高热等。1ml 胸腔积液中加入 5ml 蒸馏水出现浑浊。白细胞计数增加。细菌培养发现致病菌。

（5）凝固性血胸：当胸腔内迅速积聚大量血液，超过肺、心包和膈肌运动所起的去纤维蛋白作用时，胸腔内积血发生凝固，形成凝固性血胸。

---

1. 纵隔内的脏器**不包括**
A. 食管　　　　B. 气管　　　　C. 肺　　　　D. 心脏　　　　E. 大血管

2. 多根多处肋骨骨折的病理生理变化，**不包括**
A. 胸壁软化　　　　　　　　　B. 胸腔负压消失
C. 缺氧及二氧化碳蓄积　　　　D. 纵隔扑动
E. 回心血量下降

3. 易发生骨折的肋骨是
A. 第 1 肋骨　　　B. 第 3 肋骨　　　C. 第 5 肋骨　　　D. 第 8 肋骨　　　E. 第 9 肋骨

4. 张力性气胸的成因是
A. 形成了血气胸　　　　　　　B. 破裂口自动闭合　　　　　C. 肺大疱破裂出血
D. 破裂口呈单向活瓣　　　　　E. 破裂口较大而持续开放

5. 闭合性气胸伤侧肺萎陷 30% 以下时的病理变化是

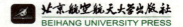

A. 吸气时伤侧负压正常或偏高　　　B. 伤侧胸膜腔负压变化不大

C. 吸气时伤侧胸膜腔负压消失　　　D. 吸气时伤侧胸膜腔进行性压力增高

E. 呼气时伤侧胸膜腔负压增高

6. 关于开放性气胸，说法正确的是

A. 吸气时伤侧负压进行性下降　　　B. 伤侧胸膜腔负压变化不大

C. 伤侧胸膜腔负压消失　　　　　　D. 伤侧胸膜腔内压力大于大气压

E. 纵隔会向伤侧移位

7. 最易引起纵隔扑动的是

A. 闭合性气胸　　　　　　B. 开放性气胸　　　　　　C. 张力性气胸

D. 损伤性血胸　　　　　　E. 多根多处肋骨骨

答案：1. C。2. B。3. C。4. D。5. B。6. C。7. B。

第 18 节　脓　胸

　　胸膜腔内积存有脓液称为脓胸。根据致病菌不同分为化脓性脓胸、结核性脓胸及特异病原性脓胸；根据病变范围分为全脓胸和局限性脓胸；根据病理发展过程分为急性脓胸和慢性脓胸。脓胸可发生于任何年龄，以幼儿及年老体弱者多见。

一、急性脓胸

1. 病因　多为继发性感染，最主要的原发病灶是肺部感染，常见的致病菌为金黄色葡萄球菌，其他如肺炎双球菌、链球菌、大肠埃希菌、真菌、结核杆菌和厌氧菌等。致病菌侵入胸膜腔并引起感染的途径

　　（1）直接侵入：化脓病灶侵入或破入胸膜腔，如肺脓肿或邻近组织的脓肿破裂。

　　（2）间接感染：外伤、异物存留、手术污染或血肿引起继发感染。

　　（3）淋巴途径：如膈下脓肿、肝脓肿、纵隔脓肿、化脓性心包炎等，通过淋巴管侵犯胸膜腔。

　　（4）血源性播散：在败血症、脓毒血症时，致病菌经血液循环进入胸膜腔。

2. 病理生理

　　（1）浆液性渗出期：感染侵犯胸膜后，引起大量炎性胸水渗出。早期渗出液稀薄，含有白细胞和纤维蛋白，呈浆液性。若排尽脓液，肺能完全膨胀。

　　（2）脓性渗出期：随着病程进展，脓细胞及纤维蛋白增多，渗出液逐渐由浆液性转为脓性，纤维蛋白沉积于脏、壁胸膜表面。病变局限者为局限性脓胸；病变广泛，脓液布满全胸膜时为全脓胸。

　　（3）脓腔形成期：初期纤维素膜附着不牢固，易脱落，随着纤维素层的不断加厚，韧性增强而易粘连，使脓液局限，形成局限性或包裹性脓胸。脓液被分割为多个脓腔时称多房脓胸；若伴有气管、食管瘘，脓腔内有气体，出现液平面，形成脓气胸。脓胸穿破胸壁，成为自溃性脓胸或外穿性脓胸。

3. 临床表现

　　（1）症状：常有高热、脉速、食欲缺乏等，胸痛、咳嗽、咳痰及全身不适，积脓较多时，患者感觉胸闷、呼吸急促等，严重者可伴有发绀和休克。

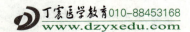 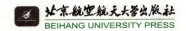

（2）体征：患侧呼吸运动减弱，肋间隙饱满，叩诊呈浊音，纵隔向健侧移位，呼吸音减弱或消失。脓气胸者上胸部叩诊呈鼓音，下胸部叩诊呈浊音。

二、慢性脓胸

一般急性脓胸的病程超过3个月，即进入慢性脓胸期。

1．病因

（1）急性脓胸引流不及时，引流部位不当，或过早拔出引流管，脓液未能排尽。

（2）异物存留于胸膜腔内。

（3）伴有支气管胸膜瘘或食管瘘。

（4）出现结核、真菌及寄生虫等感染。

（5）邻近组织有慢性感染，如肋骨骨髓炎、膈下脓肿、肝脓肿等。

2．病理生理　在急性脓胸的基础上发展而来，毛细血管及炎性细胞形成肉芽组织，纤维蛋白沉着机化并在脏、壁胸膜上形成韧厚致密的纤维板，构成脓腔壁。纤维板日益增厚，机化形成瘢痕而固定紧束肺组织，牵拉胸廓使之内陷，纵隔向患侧移位，并限制胸廓的活动，降低呼吸功能。由于壁胸膜变厚，使肋间肌萎缩、肋间隙变窄，可出现肋骨畸形及脊椎侧凸。

3．临床表现　低热、食欲减退、消瘦、贫血、低蛋白血症、气促、咳嗽、咳脓痰等症状。体检见胸廓内陷，呼吸运动减弱，肋间隙变窄，气管及纵隔偏向患侧，听诊呼吸音减弱或消失，杵状指（趾）等。

1．急性脓胸最常见的致病菌是

A．厌氧菌　　　　　　　　　B．大肠埃希菌　　　　　　　C．肺炎球菌

D．金黄色葡萄球菌　　　　　E．溶血性链球菌

2．引起急性脓胸最主要的原发病灶是

A．肺脓肿　　　B．肝脓肿　　　C．膈下脓肿　　　D．纵隔脓肿　　　E．化脓性心包炎

答案：1．D．2．A。

第19节　肺癌外科治疗

1．病因　肺癌的病因尚未完全明确，吸烟是最重要的危险因素。其他危险因素包括职业因素（长期接触石棉、砷、煤烟、焦油和石油等）、空气污染、电离辐射、饮食与营养、某些慢性肺部疾病等。

2．分类及病理

（1）按解剖学部位分类：中央型肺癌多为鳞癌和小细胞癌；周围型肺癌多为腺癌。分布以右肺多于左肺，上叶多于下叶。

（2）按组织学分类：鳞癌最常见，以中央型肺癌为主，多见于老年男性，与吸烟关系最密切。腺癌女性多见，以周围型肺癌为主，对化疗、放疗敏感性较差。大细胞癌恶性程度较高。小细胞癌40岁左右吸烟男性多见，恶性程度最高。

（3）转移途径：有直接扩散、淋巴转移及血行转移3种转移方式。淋巴转移最常见，常转移至同侧颈部、右锁骨上淋巴结。晚期可发生血行转移，累及骨、脑、肝等。

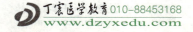

3. 临床表现

（1）原发肿瘤症状：咳嗽、血痰、咯血、喘鸣、低热、体重减轻、食欲减退等。其中咳嗽是出现最早的症状，多为刺激性咳嗽，痰中带血。

（2）肿瘤压迫症状：胸痛、吞咽困难、声音嘶哑、腔静脉压迫综合征、Horner 综合征等。

（3）远处转移症状：头痛、颅内压增高、骨痛、病理性骨折、肝区疼痛、肝大、黄疸、淋巴结肿大等。

（4）副癌综合征：骨关节痛，杵状指，库欣综合征，男性乳房发育，重症肌无力，多发性肌肉神经痛，钙、磷代谢紊乱。

---

1. 诱发肺癌最重要的危险因素是
A．从事石棉等职业因素　　　B．吸烟　　　C．工业废气
D．营养失调　　　E．电离辐射
2. 恶性程度最高的肺癌是
A．鳞癌　　　B．小细胞癌　　　C．大细胞癌　　　D．腺癌　　　E．周围型癌
3. 肺癌的分布特点是
A．左肺多于右肺，上叶多于下叶　　　B．右肺多于左肺，上叶多于下叶
C．左肺多于右肺，下叶多于上叶　　　D．右肺多于左肺，下叶多于上叶
E．上叶多于下叶，前段多于后段

答案：1．B。2．B。3．B。

第20节　食管癌

一、解剖生理概要

食管是连接咽和胃的细长肌性管道，功能是把食物和唾液等运送到胃内。成年人食管长约25cm，切牙距食管起点约15cm。食管有 3 处生理狭窄：第 1 处在食管入口处，第 2 处在食管与左主支气管交叉处，第 3 处在食管穿过膈肌的裂孔处。这 3 处狭窄是食管异物滞留及食管癌的多发处。食管壁由黏膜、黏膜下层和肌层组成，没有浆膜层，故食管癌等病变易扩散至纵隔。

二、食管癌

1. **病因**　吸烟与重度饮酒是重要原因；亚硝胺及真菌；遗传因素；营养不良及微量元素缺乏；不良饮食习惯如食物过烫或过硬、进食过快；食管炎症及黏膜损伤等。

2. **病理**　食管癌以鳞癌为主，好发于胸中段食管，下段次之，上段较少。按病理形态可分为髓质型、蕈伞型、溃疡型、缩窄型，以髓质型最常见。可通过直接扩散、淋巴、血行 3 条途径转移，其中淋巴转移最主要，血行转移较晚。

3. **临床表现**　40 岁以上好发，男性多于女性。

（1）早期：症状不明显，最典型的早期表现为吞咽粗硬食物时偶有不适感，如哽噎感、胸骨后烧灼样、针刺样或牵拉摩擦样疼痛。

（2）中晚期：典型症状为进行性吞咽困难。患者逐渐消瘦、脱水、无力。晚期有恶病质，侵袭邻近器官或远处转移时，出现相应症状，如声音嘶哑、胸痛、呛咳等。癌肿侵入气管，形成食管气管瘘；癌肿穿透大血管可出现致死性大呕血。

第21节　心脏疾病

一、概　述

心脏是血液循环的射血器官，具有泵的功能。似倒置的圆锥体，有4个腔：左心房、右心房、左心室和右心室。心脏是血液循环的动力装置，它将来自静脉系统未氧合的血液经右心室泵入肺，再流回左心房，形成肺循环；并将已氧合的血液经左心室泵入全身组织器官（包括心肌），最终返回右心房，形成体循环，从而供应全身组织代谢所需的氧和营养素，以保证人体新陈代谢的正常进行，维持生命活动和血压。

1. **右心的入、出口及瓣膜**　右心房、右心室之间由三尖瓣相通，当右心室收缩时，三尖瓣的瓣膜关闭，防止血液反流至右心房。右心室的出口称肺动脉口，与肺动脉干之间由肺动脉瓣相通。

2. **左心的入、出口及瓣膜**　左心房、左心室之间由二尖瓣相通，当左心室收缩时，二尖瓣的瓣膜关闭，防止血液反流至左心房。左心室的出口位于左房室口的右前方，称主动脉口，与主动脉之间由主动脉瓣相通。主动脉瓣与肺动脉瓣的结构相同，防止血液反流至心室。

3. **心壁**　由内向外可分为心内膜、心肌层和心外膜3层。心外膜与心包壁层形成心包腔，心包腔内液体有15～50ml，可起到润滑的生理作用。

4. **心的血管**　心脏自身的血液供应主要来自于冠状动脉，有左、右冠状动脉两支。

5. **心传导系**　包括窦房结、结间束、房室结、房室束（希氏束）、左右束支和Purkinje纤维网。窦房结是心的正常起搏点，位于上腔静脉与右心房交界处的心外膜下。

二、冠状动脉粥样硬化性心脏病

1. **病因**　主要危险因素包括年龄（＞40岁）、血脂异常、高血压、吸烟、糖尿病或糖耐量异常、肥胖、家族遗传。其他危险因素还包括A型性格、口服避孕药、性别、缺少体力活动、饮食不当等。

2. **病理病生**　冠状动脉血流量是影响心肌供氧最主要的因素。当冠状动脉粥样硬化使管腔狭窄时，冠状动脉血流量减少，心肌供氧和需氧失去平衡，此时心肌需氧量增加，但冠状动脉供血量不能相应增加，临床上呈现心肌缺血的症状。长时间心肌缺血可导致心肌细胞坏死。

3. **临床表现**

（1）稳定型心绞痛：在胸骨体上、中段之后及心前区，出现手掌大小范围的发作性胸痛和胸部不适。多至左肩，沿左臂尺侧达无名指和小指，向上可达颈、咽部和下颌部。休息及口服硝酸甘油可缓解，一般持续3～5分钟。

（2）急性心肌梗死：最早出现和最突出的症状是心前区剧烈疼痛，其部位和性质与心绞痛相同，但诱因不明显，常发生于安静时，程度更加剧烈，持续时间10～20分钟以上，经休息和含服硝酸甘油不能完全缓解。常伴有大汗、呼吸困难、恐惧和濒死感。有时伴发热、恶心、呕吐、上腹胀，重者可有呃逆。亦可出现心律失常、心源性休克、急性心衰等。

三、体外循环

1. **概述**　体外循环指将回心的上、下腔静脉血和右心房静脉血引出体外，经人工心肺机进行氧合并排出 CO_2，经过调节温度和过滤后，再由人工心泵输回体内动脉继续血液循环的生命支持技术。

2. **人工心肺机的主要部件**　血泵（人工心）、氧合器（人工肺）、变温器、过滤器、血液浓缩器。

3. **体外循环后的病理生理变化**

（1）凝血机制紊乱：主要为红细胞破坏、血红蛋白下降、溶酶激活、纤维蛋白原和血小板减少等，常引起凝血机制紊乱，造成术后大量渗血。

（2）水、电解质与酸碱平衡：酸碱失衡主要为代谢性酸中毒和呼吸性碱中毒。前者是由于组织灌注不良、代谢产物堆积所致；后者则常因过度换气所致。电解质失衡主要为低血钾，多见于术前长期服用强心、利尿药物而转流过程中尿量多者。

（3）重要器官功能减退：体外循环可对心肌细胞产生损害；长时间的低血压、低灌注量、酸中毒造成脑损伤和脑循环障碍；低灌注量和大量游离血红蛋白可影响肾脏功能，造成肾衰竭；微栓、氧自由基等毒性物质的释放、炎性反应引起的肺间质水肿、出血和肺泡萎缩等可导致呼吸功能不全，甚至呼吸功能衰竭。

---

1. 正常心脏泵活动的作用<u>不包括</u>

A．维持血压　　　　　　　　　　B．将血液运送至身体组织

C．混合肺的血和全身的血　　　　D．营养心肌

E．促进代谢过程

2. 心脏正常的起搏点是

A．房室结　　　　B．房室束　　　　C．左束支　　　　D．右束支　　　　E．窦房结

答案：1. C。2. E。

第22节　腹外疝

疝是指体内脏器或组织离开其正常解剖部位，通过先天或后天形成的薄弱点、缺损或孔隙进入另一部位，好发于腹部，以腹外疝最常见。腹外疝是由腹腔内的脏器或组织连同壁腹膜，经腹壁薄弱点或孔隙向体表突出而形成的。

1. **病因**　腹壁强度降低和腹内压力增高是腹外疝的两个主要原因。

（1）腹壁强度降低：常见于某些组织穿过腹壁部位的自然通道；腹白线发育不全；腹部手术切口愈合不良、腹壁外伤、感染等引起腹壁缺损；老年、久病、过度肥胖导致腹肌萎缩等。

（2）腹内压力增高：慢性咳嗽、长期便秘、排尿困难、腹水、妊娠、搬运重物、婴儿经常啼哭等。

2. **病理**　典型的腹外疝由疝囊、疝内容物和疝外被盖组成。

（1）疝囊：是壁腹膜经疝环向外突出的憩室样或囊袋状物，疝囊颈是疝囊比较狭窄的部分，疝环即在此部位，疝环是疝内容物突向体表的门户，是腹壁的薄弱或缺损处。

（2）疝内容物：是进入疝囊的腹内脏器或组织，以小肠最多见，其次是大网膜。

（3）疝外被盖：是覆盖在疝囊外的各层组织，多由筋膜、皮下组织和皮肤等组成。

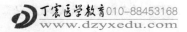 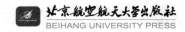

3. 分类 分为易复性疝、难复性疝、嵌顿性疝和绞窄性疝。

（1）易复性疝：疝内容物在患者站立、行走、腹内压增高时突出进入疝囊，平卧、休息或用手轻推即可回纳腹腔者。

（2）难复性疝：疝内容物不能或不能完全回纳腹腔内，但不引起严重症状的疝。疝内容物多为大网膜，多因疝内容物反复突出致损伤粘连、疝内容物多和滑动性疝引起。病程长、疝环大的腹外疝，因疝内容物进入疝囊时产生的下坠力量，导致盲肠、乙状结肠、膀胱等随腹膜滑入疝囊，并成为疝囊壁的一部分，即为滑动性疝。

（3）嵌顿性疝：疝环较小而腹内压突然增高时，疝内容物强行扩张囊颈而进入疝囊，因疝囊颈的弹性收缩，将内容物卡住，使其不能回纳。可有某些临床症状，如腹痛和消化道梗阻等表现，但尚未发生血运障碍。若不能及时解除嵌顿，终将发展成为绞窄性疝。

（4）绞窄性疝：嵌顿时间过久，肠管及其系膜受压程度不断加重可使动脉血流减少，甚至完全阻断，疝内容物缺血坏死，导致绞窄性疝。若处理不及时，可发生肠穿孔、腹膜炎等严重并发症。继发感染还可引起疝外被盖组织的急性蜂窝织炎，甚至脓毒症。

4. 临床表现 根据其发生部位，腹外疝可分为腹股沟疝、股疝、脐疝、切口疝、白线疝等，以腹股沟斜疝最多见。常见腹外疝的临床特点见表2-16。

表2-16 腹外疝的临床特点鉴别

	腹股沟斜疝	腹股沟直疝	股 疝	脐 疝
好发人群	儿童、青壮年男性	老年男性	40岁以上妇女	婴儿、中年以上妇女
突出途径	经腹股沟管突出，可进阴囊	由直疝三角突出，不进阴囊	经股管向股部卵圆窝突出	经脐环突出
疝块外形	椭圆或梨形，上部呈蒂柄状	半球形，基底较宽	半球形	球形
嵌顿机会	较多	极少	最易绞窄	婴儿极少，成人较易

（1）腹股沟斜疝：是腹内脏器或组织自腹股沟管深环（内环），向内、向下、向前斜行经腹股沟管，穿出腹股沟管浅环（皮下环），突向阴囊或大阴唇者。精索在疝囊后方，疝囊颈在腹壁下动脉外侧，回纳疝块后压住深环疝块不再突出。腹股沟斜疝是最多见的腹外疝，多见于男性，儿童、青少年多见。行走、咳嗽、强力劳动或排便等腹内压骤增是其主要原因，疝块呈椭圆形或梨形，上部呈蒂柄状，易发生嵌顿。腹股沟斜疝发生绞窄时，肠系膜动脉搏动消失，动脉血流减少，肠壁逐渐失去蠕动能力，疝内容物出血坏死，疝囊内液变为淡红色或暗红色（红褐色），若继发感染，囊液的性质则为脓性，表现为淡黄色。

（2）腹股沟直疝：多见于老年男性或体弱者，是腹内脏器或组织经腹壁下动脉内侧的直疝三角区突出而形成的疝，精索在疝囊前外方，疝囊颈在腹壁下动脉内侧，回纳疝块后压住深环疝块仍可突出。患者站立时，在腹股沟内侧端、耻骨结节外上方出现一半球形肿块，不伴有疼痛或其他症状；因疝囊颈宽大，平卧后肿块多能自行消失；直疝不进入阴囊，故极少发生嵌顿。

（3）股疝：腹内脏器或组织自股环、经股管向股部卵圆窝突出形成的疝，称为股疝。疝块不大，多在腹股沟韧带下方卵圆窝处有一半球形的突起。多见于40岁以上妇女，妊娠导致的腹内压增高是引起股疝的主要原因。平卧回纳内容物后，疝块可消失或不完全消失。股疝极易嵌顿主要是因为股

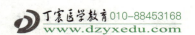 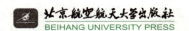

管解剖特点，股管几乎垂直，疝块在卵圆窝处向前转折时形成一锐角，且股环本身较小，周围又多坚韧的韧带，因此股疝容易嵌顿，一旦嵌顿又可迅速发展为绞窄性疝。嵌顿后除引起局部明显疼痛外，常伴有明显的急性机械性肠梗阻症状。

（4）脐疝：疝囊通过脐环突出的疝称脐疝。婴儿脐疝多属先天性，成人一般是后天性。脐疝多属易复性，极少发生嵌顿和绞窄。有时小儿脐疝可因外伤或感染而溃破。啼哭是小儿腹压增高的常见原因，在成年人则以过于肥胖、妊娠为多。疝内容物在脐疝早期多为大网膜。

1．引起腹外疝的两个主要原因是
A．妊娠和体力劳动　　　　　　　B．腹水和便秘　C．腹壁强度低和腹内压增高
D．外伤和感染造成的腹壁缺损　　E．腹股沟管和股管宽大
2．脐疝的疝环是
A．脐环　　　　　B．腹股沟管　　　C．阴囊　　　　D．外环　　　　E．直疝三角

答案：1．C。2．A。

第23节　急性腹腔感染

一、解剖生理概要

1．**解剖**　腹膜可分为相互连续的脏腹膜和壁腹膜。脏腹膜覆盖于腹、盆腔脏器表面，壁腹膜衬贴于腹壁、盆壁内面，脏腹膜与壁腹膜之间形成腹膜腔。腹膜由壁层移行于脏层或由一个脏器移行至另一个脏器的过程中，形成网膜、系膜、韧带和皱襞等。这些结构不仅对脏器起着连接和固定的作用，也是血管、神经、淋巴管的出入处及腹、盆腔内疾患的播散途径。

壁腹膜主要受体神经支配，对机械、温热、化学物质等刺激引起的痛觉十分敏锐，受炎性刺激时，可出现反射性的腹肌紧张或强直性收缩，局部还可出现压痛和反跳痛体征。脏腹膜受自主神经支配，对机械、温热等刺激不敏感，但对牵拉、膨胀、压迫等刺激比较敏感。因此腹腔手术时应尽可能避免过度牵拉内脏，以免引起患者的不适或恶心呕吐等。

2．**生理**　腹膜具有分泌、吸收、修复和防御等功能。

（1）分泌功能：在正常情况下，腹膜分泌少许浆液，以减少脏器间的摩擦。如在病理状态下分泌过多的液体则可出现腹水。

（2）吸收功能：各部腹膜均有吸收功能，一般认为上腹部腹膜吸收能力较强，这与膈下腹膜面积较大，以及呼吸运动的影响有关。在腹、盆腔手术后，通常是让患者采取半卧位，使腹膜渗出液流入盆腔，以减缓有害物质的吸收。

（3）修复功能：腹膜的粘着再生能力强，对胃、肠损伤后有很强的快速修复能力。在腹腔探查或手术中，应注意要操作仔细，完善止血，尽量保护腹膜，减少对腹膜的损伤和刺激，以免引起术后粘连，甚至导致粘连性肠梗阻等。

（4）防御和抵抗功能：由于腹膜表面的间皮细胞能分化为巨噬细胞等，故腹膜具有消灭细菌的能力。

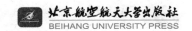

二、急性化脓性腹膜炎

急性化脓性腹膜炎是一种常见的急腹症，可由细菌感染、化学性、物理性损伤等引起。按病因可分为细菌性和非细菌性两类；按发病机制可分为原发性和继发性两类；按临床经过可分为急性、亚急性和慢性三类；按累及的范围可分为弥漫性和局限性两类。

1. 病因与发病机制

（1）继发性化脓性腹膜炎：是最常见的化脓性腹膜炎。病因主要有消化道急性穿孔、腹腔内急性炎症与感染、急性肠梗阻、腹部外伤和医源性如胃肠吻合口瘘、术后急性腹腔内出血、异物存留等。引起腹膜炎的细菌主要是胃肠道内的常住菌群，其中以大肠埃希菌最为多见，其次为厌氧拟杆菌、链球菌、变形杆菌等。一般都是混合性感染，故毒血症状严重。

（2）原发性腹膜炎：又称自发性腹膜炎，腹腔内无原发病灶，多为单一细菌感染，致病菌多为溶血性链球菌、肺炎双球菌或大肠埃希菌。其发生往往与原有疾病密切相关，如肝硬化腹水、慢性肾病、恶性肿瘤、自身免疫性疾病、菌血症等。细菌进入腹腔途径有：血行播散、直接扩散、来自女性生殖道的细菌上行感染、肠道细菌移位、淋巴途径等。

2. 病理生理

腹膜炎的结局依赖两方面，一方面是患者全身和局部的免疫能力，另一方面是污染细菌的性质、数量和时间。细菌及其产物（内毒素）刺激患者的细胞免疫机制，激活许多炎性介质，这些炎性介质在腹腔渗出液中浓度更高，早期对细菌和毒素的破坏作用占主导。在疾病后期，腹腔内细胞因子具有损害器官的作用，能阻断三羧酸循环而致细胞氧化供能过程停止，并会导致多器官功能衰竭甚至死亡。此外，腹内脏器浸泡在大量脓液中，将吸收大量有毒物质，腹膜严重充血、水肿并大量渗液，引起有效血容量减少、水电解质紊乱、血浆蛋白降低以及贫血。肠管因麻痹而扩张、胀气，可使膈肌抬高而影响心肺功能，使血液循环和气体交换受到影响，加重休克，进而导致死亡。

3. 临床表现　　腹膜炎的症状可以是突然发生，也可能是逐渐出现的。

（1）症状

①腹痛：是最主要的临床表现，深呼吸、咳嗽、转动身体时疼痛加剧。疼痛先从原发病变部位开始，随炎症扩散至全腹腔。

②恶心、呕吐：腹膜受到刺激，可引起反射性恶心、呕吐。发生麻痹性肠梗阻时可吐出黄绿色胆汁或棕褐色粪便状肠内容物。

③体温、脉搏：开始正常，以后体温逐渐升高、脉搏逐渐加快。脉搏多加快，若脉搏快体温反降，提示疾病恶化。

④感染中毒症状：可出现高热、脉速、呼吸浅快、大汗、口干等症状。病情进一步发展，可有呼吸急促、口唇发绀、体温骤升或下降、血压下降、神志恍惚或不清等表现，表示已有重度脱水、代谢性酸中毒及休克。

（2）体征：腹部压痛、腹肌紧张和反跳痛是腹膜炎的标志性体征，尤以原发病灶所在部位最为明显。若有穿孔，可引起强烈的腹肌紧张，甚至呈"木板样"强直。幼儿、老人及极度虚弱患者腹肌紧张不明显。腹部叩诊时胃肠胀气呈鼓音。

三、腹腔脓肿

脓液在腹腔内积聚，由肠袢、内脏、肠壁、网膜或肠系膜等粘连包围，与游离腹腔隔离，形成腹腔脓肿。腹腔脓肿可分为膈下脓肿、盆腔脓肿、肠间隙脓肿。一般均继发于急性腹膜炎或腹腔内手术，原发性感染少见。

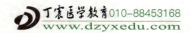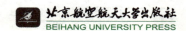

（一）膈下脓肿

1. 病理病生　患者平卧时膈下部位最低，急性腹膜炎时腹腔内的脓液易积聚此处。膈下感染可引起胸膜炎或穿入胸腔引起脓胸，个别的可穿透结肠形成内瘘，也有因脓肿腐蚀消化道管壁而引起消化道反复出血、肠瘘或胃瘘者。当患者的身体抵抗力低下时，有发生脓毒血症的风险。

2. 临床表现

（1）全身症状：发热，初为弛张热，脓肿形成后多为持续高热。脉率增快、乏力、衰弱、盗汗、厌食、消瘦、白细胞计数升高、中性粒细胞比例增加。

（2）局部症状：脓肿部位可有持续钝痛，深呼吸时加重。脓肿刺激膈肌时可引起呃逆。膈下感染可引起胸膜、肺反应，出现胸水、咳嗽、胸痛。严重时出现局部皮肤凹陷性水肿，皮肤温度升高。

（二）盆腔脓肿

盆腔处于腹腔最低位，腹内炎性渗出物或腹膜炎的脓液易积聚于此而形成脓肿。因盆腔腹膜面积小，吸收毒素能力较低，故盆腔脓肿时全身中毒症状较轻。

急性腹膜炎治疗过程中、阑尾穿孔或结直肠手术后，出现体温下降后又升高、典型的直肠或膀胱刺激症状，如里急后重、大便频而量少、有黏液便、尿频、排尿困难等，应考虑盆腔脓肿。

（三）肠间脓肿

可为单发或多个大小不等的脓肿。若脓肿周围广泛粘连，可发生不同程度的粘连性肠梗阻。

---

1. 关于腹膜腔的解剖生理，以下**不正确**的是

A. 腹膜腔是人体最大的体腔　　　　　B. 正常的腹膜腔有 70 ～ 100ml 的液体

C. 腹膜是单向的半透性膜　　　　　　D. 腹膜的动脉来自肋间动脉和腹主动脉分支

E. 腹膜病变时，腹膜腔可容纳数升液体或气体

2. 与腹膜强大的吸收能力**无关**的解剖特点是

A. 腹膜有很多皱襞　　　　　　　　　B. 腹膜是双向半透膜

C. 含有血管丰富的结缔组织　　　　　D. 腹膜腔可分为大、小腹腔两部分

E. 面积大致与全身皮肤面积相等

3. 继发性腹膜炎最常见的致病菌是

A. 葡萄球菌　　　　　　　B. 变形杆菌　　　　　　　C. 链球菌

D. 大肠埃希菌　　　　　　E. 铜绿假单胞菌

4. 患者，男，36 岁。继发性腹膜炎入院，其发病原因**不包括**

A. 急性胃穿孔　　　　　　　　　　　B. 盆腔感染

C. 急性胰腺损伤破裂　　　　　　　　D. 急性肠扭转

E. 胃肠吻合口瘘

答案：1. C。2. D。3. D。4. B。

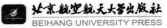

第24节　腹部损伤

1. 分类与病因　分为开放性和闭合性两大类（表2-17）。

表2-17　腹部损伤的分类与病因

	病　因	受损内脏
开放性损伤	利器或火器伤	肝、小肠、胃、结肠、大血管等
闭合性损伤	钝性暴力	脾、肾、小肠、肝、肠系膜等

2. 临床表现

（1）单纯腹壁损伤：局限性腹壁疼痛、压痛、肿胀和皮下瘀斑。

（2）实质脏器损伤：主要表现为腹腔内（或腹膜后）出血。常出现面色苍白、脉率加快或微弱，血压不稳，甚至休克。若胆管、胰管断裂，胆汁、胰液溢入腹腔，出现明显的腹痛和腹膜刺激征。肩部放射痛提示肝（右）或脾（左）损伤。出血量大者可有移动性浊音，是内出血的晚期体征。

（3）空腔脏器损伤：主要表现是弥漫性腹膜炎。多出现持续性剧烈腹痛，恶心、呕吐。伴全身性感染症状，最突出的体征是腹膜刺激征。

---

1. 闭合性损伤造成腹腔内出血的常见原因是

A. 肠管破裂　　　　　　　　B. 肠系膜损伤　　　　　　　　C. 腹膜后血肿

D. 实质脏器破裂　　　　　　E. 膀胱破裂

2. 关于实质性脏器破裂腹腔内积血不凝的主要原因解释，正确的是

A. 血液被腹膜渗液稀释　　　B. 凝血因子生成障碍　　　　　C. 血小板数量降低

D. 出血速度快　　　　　　　E. 腹膜的脱纤维作用

答案： 1. D。2. E。

第25节　胃、十二指肠疾病

一、解剖生理概要

1. 胃的解剖生理　在中等程度充盈时，大部分位于左季肋区，小部分位于腹上区。胃分为贲门、胃底、胃体和幽门4部分，是消化道中最膨大的部分，可容纳食物约1500ml。胃的主要功能是暂时储存食物，排空时间为4～6小时。胃与食管连接处为贲门，与十二指肠连接处为幽门。幽门窦位于胃的最低部，胃溃疡和胃癌多发生于胃的幽门窦近胃小弯处。幽门括约肌的功能是控制胃内容物进入十二指肠的速度并阻止其反流入胃。胃壁分为黏膜、黏膜下层、肌层和浆膜层。

2. 十二指肠的解剖生理　十二指肠呈C形包绕胰头部，长约25cm，上接幽门，下续空肠，分为上部、降部、水平部和升部4段。十二指肠上部近侧与幽门相连接的一段肠管长约2.5cm，由于其肠壁薄，管径大，黏膜面光滑平坦，无环状襞，被称为十二指肠球部，是十二指肠溃疡及

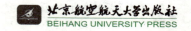

穿孔的好发部位。降部内后侧壁有一圆形隆起，称十二指肠乳头，是胆总管和胰管汇合的共同开口处，距切牙约 75cm。十二指肠升部与空肠转折处被屈氏韧带固定于腹后壁，是上、下消化道的分界处。

二、胃十二指肠溃疡的外科治疗

1. 病因与发病机制　消化性溃疡发生的基本机制是对胃和十二指肠黏膜有损害作用的侵袭因素与黏膜自身的防御修复因素之间失去平衡。胃酸是消化性溃疡发生的决定性因素。

（1）幽门螺杆菌（Hp）：幽门螺杆菌感染是消化性溃疡的主要病因。

（2）非甾体抗炎药等药物：阿司匹林、布洛芬、吲哚美辛等非甾体抗炎药及糖皮质激素、氯吡格雷、化疗药等均可直接损伤胃黏膜。

（3）其他：遗传、吸烟、饮食、应激和心理因素、胃、十二指肠运动异常等。

2. 临床表现　以慢性、周期性发作、节律性上腹部疼痛为特点，伴反酸、嗳气、烧心、恶心、食欲减退等消化不良症状。

3. 常见并发症

（1）出血：消化性溃疡最常见的并发症是上消化道出血，消化性溃疡也是上消化道出血最常见的病因。

（2）急性穿孔：常见于十二指肠溃疡。典型表现为骤发刀割样剧烈腹痛，持续性或阵发性加重。

（3）瘢痕性幽门梗阻：呕吐是最为突出的症状。患者常有低氯、低钾性碱中毒，严重时还可出现低镁血症、酮症、脱水及营养不良。

（4）癌变。

三、胃　癌

1. 病因　胃癌的病因未完全清楚，可能与地域环境、饮食生活因素、胃幽门螺杆菌感染、慢性疾病和癌前病变及遗传因素等有关。

2. 病理　胃癌好发部位以胃窦部为主，其次为贲门部。可分为早期胃癌、进展期胃癌。淋巴转移是主要的转移途径，终末期胃癌可经胸导管向左锁骨上淋巴结转移。血行转移多发生在晚期，以肝转移最常见。

3. 临床表现　50 岁以上好发，男性多见。

（1）症状：早期胃癌无明显症状，首发症状多为上腹部不适、食欲减退等非特异性症状。进展期胃癌最早期的临床表现是上腹部隐痛。贲门部胃癌有胸骨后疼痛和进行性哽噎感。胃窦部癌有呕吐宿食等幽门梗阻表现。癌肿破溃或侵犯血管时，可有呕血和黑便。患者逐渐出现贫血、消瘦，晚期呈恶病质。

（2）体征：早期无明显体征，晚期可扪及上腹部质硬、固定的肿块，有压痛。远处转移时可有肝大、腹水、锁骨上淋巴结肿大等表现。

---

1. 胃黏膜层的壁细胞主要分泌

A. 碱性溶液　　　　　B. 胃蛋白酶　　　　　C. 凝乳酶原

D. 生长抑素　　　　　E. 盐酸

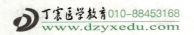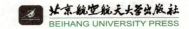

2. 引起消化性溃疡的重要发病原因是
A. 胃酸过多 　　　　　　　　B. 遗传 　　　　　　　　C. 精神高度紧张
D. 不定时的饮食习惯 　　　　　E. 幽门螺杆菌感染

3. 胃癌晚期最常转移至
A. 脾脏 　　　B. 颅脑 　　　C. 肺脏 　　　D. 肝脏 　　　E. 肾脏

4. 胃癌肝转移最大可能的转移途径是
A. 淋巴 　　　　　　　　　　B. 血运 　　　　　　　　C. 直接蔓延
D. 脱落细胞种植 　　　　　　　E. 多途径转移

5. 患者，男，46 岁。反复发作溃疡病史 20 年，近 2 个月来，经常在清晨发生呕吐，呕吐量较大，呕吐物为宿食，不含胆汁。查体可见胃蠕动波，振水试验（+）。患者长期呕吐可造成
A. 低氯低钾酸中毒 　　　　　　B. 低氯低钾碱中毒 　　　　C. 高氯高钾酸中毒
D. 高氯高钾碱中毒 　　　　　　E. 低钾高氯碱中毒

答案： 1. E。2. E。3. D。4. B。5. B。

第26节　肠疾病

一、解剖生理概要

1. **小肠**　分为十二指肠、空肠、回肠 3 部分。小肠是消化吸收的主要场所，小肠内的胰液、胆汁和小肠液对食物进行全面化学性消化，食物经过小肠后消化过程基本完成，未被消化的食物残渣进入大肠。空肠多位于左腰区和脐区，回肠多位于脐区、右腹股区和盆腔内，末端连接盲肠。回肠末端是小肠最窄部分，易因异物或病变而发生梗阻。

2. **大肠**　分为盲肠、阑尾、结肠、直肠和肛管 5 部分。大肠的主要功能是吸收水分和电解质，暂时贮存食物残渣，形成粪便后排出体外。大肠内含有的多种细菌，能分解未消化的蛋白质、糖和脂肪，并能合成维生素 K 和维生素 B 供人体吸收和利用。盲肠是大肠的起始部，位于右髂窝内。结肠分为升结肠、横结肠、降结肠和乙状结肠 4 部分。升结肠在右髂窝起始于盲肠，向上至肝右叶下方左曲，移行于横结肠；横结肠向左横行至脾下方，下折续于降结肠；降结肠沿左侧腹后壁向下，至左髂嵴处移行于乙状结肠。大肠在空腹时最常见的运动形式是袋状往返运动。

3. **阑尾**　位于右髂窝，根部连接于盲肠后内侧壁，体表投影在脐与右髂前上棘连线中外 1/3 交点处，称为麦氏点。阑尾动脉系回结肠动脉的分支，为无侧支的终末动脉，当血运障碍时易导致阑尾坏死。

二、急性阑尾炎

急性阑尾炎是外科最常见的急腹症。

1. **病因**　阑尾管腔阻塞是急性阑尾炎最常见的病因。

2. **病理**

（1）急性单纯性阑尾炎：病变只局限于黏膜和黏膜下层，临床症状和体征较轻。

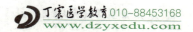

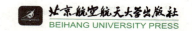

（2）急性化脓性阑尾炎：病变累及到阑尾壁的全层，临床症状和体征较重。

（3）坏疽性及穿孔性阑尾炎：阑尾管壁坏死或部分坏死，是急性阑尾炎最严重的类型。

（4）阑尾周围脓肿：急性阑尾炎穿孔进程较慢时，穿孔的阑尾被大网膜及邻近肠管包绕，形成阑尾周围脓肿。

3. 临床表现

（1）症状

①转移性右下腹痛：是急性阑尾炎的典型症状。腹痛始发于上腹部，逐渐转移至脐周，是由于内脏神经反射所引起的疼痛，2 小时～ 1 天后转移并局限于右下腹，腹痛呈持续性。穿孔性阑尾炎随着阑尾腔压力骤然降低，腹痛可暂时缓解，但之后出现腹膜炎，腹痛加剧，范围扩大。

②胃肠道症状、全身症状。

（2）体征

①右下腹麦氏点固定压痛：是急性阑尾炎的最常见和最重要的体征。麦氏点位于脐与右髂前上棘连线中外 1/3 处。

②腹膜刺激征、右下腹肿块。

（3）特殊类型急性阑尾炎的特点

①小儿急性阑尾炎：常无典型的转移性右下腹疼痛，右下腹体征不明显、不典型，小儿阑尾壁薄，穿孔率高，并发症和死亡率也较高，应尽早手术。

②老年人急性阑尾炎：老年人对疼痛反应较迟钝，且常常合并其他疾病，如高血压、冠心病、糖尿病，易坏死穿孔，引起腹膜炎，应及时手术治疗。

③妊娠期急性阑尾炎：腹痛和压痛部位随子宫增大而上移，炎症刺激子宫，易诱发流产或早产，治疗以早期阑尾切除为主，临产期的急性阑尾炎并发阑尾穿孔可考虑经腹剖宫产术，同时行阑尾切除术。

（4）诊断性试验

①结肠充气试验：患者仰卧位，用右手压迫左下腹部，再用左手反复挤压近侧结肠，结肠内积气可传至盲肠和阑尾，引起右下腹疼痛者为阳性。

②腰大肌试验：患者左侧卧位，使右大腿后伸，腰大肌紧张，引起右下腹疼痛者为阳性，提示腰大肌前方的阑尾有炎症。

③闭孔内肌试验：患者仰卧位，使右髋及右膝各屈曲 90°，然后被动向内旋转，若引起右下腹疼痛者为阳性，提示靠近闭孔内肌的阑尾发炎。

三、肠梗阻

任何原因引起肠内容物通过障碍，并有腹胀、腹痛等临床表现时，称为肠梗阻，是外科常见急腹症之一。

1. 分类及病因

（1）按基本病因分类

①机械性肠梗阻：最常见，是由于机械性因素导致肠腔狭小，肠内容物不能通过所致。肠外有粘连、肿瘤压迫等；肠壁有肠套叠、肠扭转等；肠腔内有蛔虫、异物、粪石堵塞等。

②动力性肠梗阻：又分为麻痹性和痉挛性两类。肠腔并无器质性狭窄，梗阻是由于神经抑制或毒素刺激引起肠壁肌运动紊乱所致。麻痹性肠梗阻多见于腹部手术、创伤或弥漫性腹膜炎后，常与低钾血症有关。痉挛性肠梗阻少见，可发生于急性肠炎、肠道功能紊乱或慢性铅中毒患者。

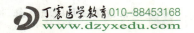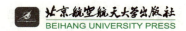

③血运性肠梗阻：由于肠系膜血管栓塞或血栓形成，肠管血供障碍所致。肠腔虽无狭小或阻塞，但肠迅速发生坏死，失去蠕动能力。

（2）按肠壁血供有无障碍分类：分为单纯性和绞窄性两类。单纯性肠管无血供障碍，而绞窄性伴有血供障碍。

（3）按梗阻发生部位分类：分为高位小肠（空肠）梗阻、低位小肠（回肠）梗阻和结肠梗阻。结肠梗阻由于回盲瓣的作用，肠内容物不可从结肠反流至回肠，形成完全阻塞；小肠扭转时肠袢两端也完全阻塞，称为闭袢性肠梗阻。

（4）按梗阻程度分类：分为完全性和不完全性两类。

（5）按病程发展快慢分类：分为急性和慢性两类。

2．病理生理

（1）局部变化：机械性肠梗阻发生后，梗阻以上肠蠕动增强，以克服阻塞的障碍，肠腔积气、积液；梗阻以下肠管则塌陷、空虚或仅存少量粪便。梗阻部位越低，时间越长，腹胀越明显。

（2）全身变化

①脱水：肠梗阻后，吸收功能障碍致胃肠道液体积存于肠腔，肠壁液体向腹腔渗出；且高位肠梗阻有剧烈呕吐，常导致脱水。

②代谢性碱中毒：高位肠梗阻呕吐丢失大量胃酸和氯离子，致代谢性碱中毒。

③代谢性酸中毒：低位小肠梗阻会有大量碱性消化液丢失，加之组织缺氧，代谢产物积聚，可导致代谢性酸中毒。

④血容量下降及休克：大量液体渗入肠腔和腹腔，发生绞窄还可使大量血浆和血液丢失，血容量下降。肠腔细菌渗入腹腔及肠壁坏死穿孔，导致弥漫性腹膜炎及全身感染。引起严重的低血容量性休克和感染性休克。

3．临床表现

（1）症状：主要表现为腹痛、呕吐、腹胀和停止排气排便。其中，停止排便排气是最典型的症状。

①腹痛：机械性肠梗阻的腹痛特点是阵发性剧烈绞痛。如腹痛间歇缩短，表现为持续性剧烈绞痛，应警惕为绞窄性肠梗阻。麻痹性肠梗阻的肠壁呈弛缓状态，不会有阵发性腹痛，只有持续性胀痛。

②呕吐：高位肠梗阻的呕吐出现较早，呕吐频繁，呕吐物主要为胃及十二指肠内容物。低位肠梗阻呕吐出现较迟，呕吐物初为胃内容物，后期为经肠内腐败、发酵的肠内容物。结肠梗阻呕吐到晚期才出现，呕吐物如呈棕褐色或血性，是肠管血运障碍的表现。麻痹性肠梗阻的呕吐呈溢出性。

③腹胀：发生在腹痛之后。高位性肠梗阻腹胀不明显，低位肠梗阻和麻痹性肠梗阻腹胀明显，遍及全腹。

④停止排气排便：完全性肠梗阻有肛门停止排气排便的表现。梗阻的早期，尤其是高位肠梗阻，梗阻以下肠管尚有气体和粪便积存，易误诊为非肠梗阻或不完全性肠梗阻。

（2）体征

①视诊：机械性肠梗阻可见肠型和肠蠕动波，肠扭转时腹胀不对称。麻痹性肠梗阻腹胀均匀。

②触诊：单纯性肠梗阻可有轻度压痛。绞窄性肠梗阻可有固定压痛和腹膜刺激征。

③叩诊：绞窄性肠梗阻有移动性浊音阳性。

④听诊：机械性肠梗阻肠鸣音亢进，有气过水音或金属音。麻痹性肠梗阻肠鸣音减弱或消失。

四、肠　瘘

肠瘘是指肠管与其他脏器、体腔或体表之间存在病理性通道，肠内容物经此通道进入其他脏器、

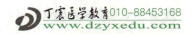
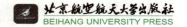

体腔或至体外，引起严重感染、体液失衡等改变。

1. **分类及病因**　先天性畸形；腹部损伤；腹腔感染、肠道疾病或腹腔脏器恶性病变等。

2. **病理**　可分为高位瘘和低位瘘。高位瘘水、电解质紊乱及营养丢失较严重；低位瘘继发性感染较明显。

3. **临床表现**

（1）症状：手术后肠外瘘可于术后 3～5 天出现症状，由于肠内容物外漏，可对周围器官产生强烈刺激，可有腹痛、腹胀、恶心等，或出现麻痹性肠梗阻。继发感染者体温升高，可出现严重水电解质紊乱，甚至发生低血容量休克。可并发脓毒症、多器官功能衰竭。

（2）体征：腹壁可有一个或多个瘘口，瘘口排出物与瘘管位置有关，高位小肠瘘可含有大量胆汁、胰液等。低位肠瘘可含有粪渣，有臭味，强腐蚀性肠液可致瘘口周围红肿、糜烂。

五、大肠癌

1. **病因**　在我国，直肠癌最多见，其次为乙状结肠癌。大肠癌的病因尚未明确，可能有关的因素包括饮食与运动，高脂肪、高蛋白和低纤维素饮食，缺乏适度的体力活动；遗传因素；癌前病变，以绒毛状腺瘤及家族性肠息肉病癌变率最高。

2. **病理**　按大体形态分为肿块型、溃疡型、浸润型，以溃疡型最常见。按组织学类型分为腺癌、腺鳞癌和未分化癌，以腺癌为主，未分化癌预后最差。淋巴转移是最常见的转移途径，血行转移多见于肝，其次为肺、骨等。也可直接浸润邻近器官和腹膜种植转移。

Dukes 改良分期：

A 期：癌肿局限于肠壁，未突出浆膜层，又分为 3 期。A_1：癌肿侵及黏膜或黏膜下层；A_2：癌肿侵及肠壁浅肌层；A_3：癌肿侵及肠壁深肌层。

B 期：癌肿侵入浆膜或浆膜外组织、器官，未发生淋巴结转移。

C 期：癌肿侵及肠壁任何一层，但有淋巴结转移，可分为两期。C_1：淋巴转移仅限于癌肿附近；C_2：淋巴转移到系膜及其根部淋巴结。

D 期：已发生远处转移或腹腔转移或广泛侵及邻近脏器。

3. **临床表现**　早期无特异性症状，当病情发展或伴感染时，才出现明显症状。排便习惯改变和大便带血是最早出现的症状。

（1）结肠癌

①排便习惯和粪便性状改变：是首发症状，表现为大便次数增多，血便、腹泻、便秘等，其中以血便为突出表现。病变位置越低，颜色越鲜红，血、便分离；位置越高，颜色越暗，且与粪便相混。

②腹痛：早期症状之一，为持续性隐痛或腹部不适。

③全身症状：由于慢性失血、癌肿溃烂、毒素吸收等，患者可出现贫血、消瘦、乏力、低热等。晚期可出现肝大、黄疸、水肿、腹水、锁骨上淋巴结大及恶病质等。

④左、右结肠癌特点对比：因癌肿部位及病理类型不同，结肠癌的临床表现存在差异：右半结肠肠腔较左侧大，癌肿多呈肿块型，即主要表现为腹部包块、便血和贫血，大便稀薄，腹泻和便秘交替出现，较少发生肠梗阻；而左半结肠癌主要表现为便血、腹泻、便秘和肠梗阻，因肠腔相对狭小，癌肿多呈浸润生长型，易引起环状缩窄，更容易发生肠梗阻，癌肿破溃时，可有便血。

（2）直肠癌

①直肠刺激症状：频繁便意和排便习惯改变，肛门下坠、里急后重和排便不尽感。

②黏液血便：为癌肿破溃感染所致，血便是最常见的早期症状。

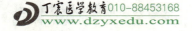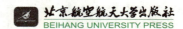

③肠腔狭窄症状：粪便变形、变细。肠管梗阻后，有腹痛、腹胀、肠鸣音亢进等症状。

④转移症状：出现侵犯器官的相应症状。

1. 空肠回肠的静脉血最终汇入

A. 下腔静脉 　　　　　 B. 肠系膜上静脉 　　　　　 C. 门静脉

D. 肠系膜下静脉 　　　 E. 髂内静脉

2. 急性阑尾炎的病理类型<u>不包括</u>

A. 急性单纯性阑尾炎 　　　　　 B. 急性化脓性阑尾炎

C. 急性妊娠期阑尾炎 　　　　　 D. 阑尾周围脓肿

E. 坏疽性及穿孔性阑尾炎

3. 急性肠梗阻易导致

A. 水中毒 　　　　　 B. 低渗性脱水 　　　　　 C. 等渗性脱水

D. 高钠血症 　　　　 E. 低钠血症

4. 低位肠瘘患者最明显的病理改变是

A. 脱水 　　　　　 B. 低钾血症 　　　　　 C. 继发性感染

D. 低蛋白血症 　　 E. 贫血

5. 大肠癌血行转移常见的部位是

A. 肾 　　　 B. 肝 　　　 C. 肺 　　　 D. 脑 　　　 E. 骨

6. 大肠癌的病变局限于肠壁内，无淋巴转移，Dukes 病理分期属于

A. A 期 　　 B. B 期 　　 C. C_1 期 　　 D. C_2 期 　　 E. D 期

7. 患者，男，27 岁。转移性右下腹痛 24 小时来诊。查体：体温 38.6℃，右下腹有固定压痛，明显肌紧张和反跳痛，白细胞 15×10^9/L，中性粒细胞 90%。该患者的病情应判断为

A. 急性单纯性阑尾炎并局限性腹膜炎　B. 急性化脓性阑尾炎并局限性腹膜炎

C. 急性化脓性阑尾炎并弥漫性腹膜炎　D. 急性坏疽性阑尾炎并门静脉炎

E. 急性化脓性阑尾炎并阑尾脓肿

8. 患者，男，60 岁。阵发性腹痛，腹胀，恶心呕吐，肛门排气、排便停止 3 天。诊断机械性肠梗阻，其可能的病因是

A. 肠系膜血栓形成 　　　　　 B. 肠道功能紊乱 　　　　　 C. 肠腔堵塞

D. 腹腔内感染 　　　　　　　 E. 慢性铅中毒

9. 患者，女，38 岁。入院诊断机械性肠梗阻，该患者出现的最早和最主要的病理生理改变是

A. 感染 　　 B. 体液紊乱 　　 C. 中毒 　　 D. 休克 　　 E. 出血

答案： 1. C。2. C。3. C。4. C。5. B。6. A。7. B。8. C。9. B。

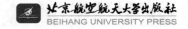

第 27 节　直肠肛管疾病

一、解剖生理概要

1. **直肠**　位于盆腔的后部，上接乙状结肠，向下移行为肛管，长 10 ～ 14cm，是粪便暂存的部位。直肠内面有 3 个直肠横襞，其中，中间的横襞大而明显，距肛门 7cm，相当于直肠前壁腹膜返折的水平，是乙状结肠镜检查的标志。

2. **肛管**　上界为直肠穿过盆膈的平面，下界为肛门，长约 4cm，被肛提肌和肛门括约肌包绕，有控制排便的作用。肛窦为开口向上的隐窝，深 3 ～ 5mm，底部有肛腺的开口，容易积存粪便，感染后可形成肛周脓肿或瘘。肛管内面有 6 ～ 8 条纵行的黏膜皱襞称肛柱。

齿状线以上为单层柱状上皮，血供来源于直肠上、下动脉，回流至肝门静脉，淋巴引流至肠系膜下淋巴结和髂内淋巴结，受内脏神经支配，无疼痛感；齿状线以下为复层扁平上皮，血供来源于肛门动脉，回流至下腔静脉，淋巴引流至腹股沟浅淋巴结，受躯体神经支配，痛觉敏锐。发生在齿状线以上的痔为内痔，以下的为外痔。

直肠内层的环肌在直肠下端增厚而成为肛门内括约肌，受内脏神经支配，可协助排便，但无括约肛门的功能。肛门外括约肌为骨骼肌，位于肛管平滑肌之外，分为皮下部、浅部和深部，受意识支配，有较强的控制排便功能。由肛门外括约肌的浅部和深部、肛门内括约肌、直肠纵肌的下部和肛提肌共同组成的肛管直肠环，对肛管起着极重要的括约作用，若手术损伤将引起大便失禁。

在直肠与肛管周围有数个间隙，充满脂肪结缔组织，是感染的常见部位。常见的有骨盆直肠间隙、坐骨肛管间隙（坐骨直肠间隙）和肛门周围间隙。

二、肛　裂

肛裂是指齿状线以下的肛管皮肤裂伤后所形成的小溃疡。

1. **病因、病理**　直接原因多为长期便秘、粪便干结引起排便时机械性损伤。慢性裂口上端的肛瓣和肛乳头水肿，形成肥大乳头；下端皮肤水肿，静脉、淋巴回流受阻，形成突出的袋状皮垂，称为前哨痔。肛裂、肛乳头肥大和前哨痔合称肛裂三联征。

2. **临床表现**　好发于青中年人，以肛管后正中线的肛裂最多见。

（1）症状：常有长期便秘史，典型表现是疼痛、便秘、出血。

①疼痛：典型的周期性剧烈疼痛，有两次高峰。排便时疼痛多因干硬粪便刺激裂口内神经末梢；排便后疼痛由肛门括约肌反射性痉挛所致。

②便秘：由于惧怕疼痛不敢排便，导致便秘，便秘又加重肛裂，形成恶性循环。

③出血：表现为排便时粪便表面、手纸上少量鲜血，或排便过程中滴出鲜血。

（2）体征：肛门检查常有肛管后正中线溃疡裂隙，肛裂患者严禁直肠指检或直肠镜检查。

三、直肠肛管周围脓肿

直肠肛管周围脓肿是指直肠肛管周围软组织或其周围间隙内的急性化脓性感染，并形成脓肿。

1. **病因**　主要原因为肛腺感染，也可由肛周皮肤感染、损伤、肛裂、内痔、药物注射等引起。常见的致病菌有大肠埃希菌、金黄色葡萄球菌、链球菌和铜绿假单胞菌，偶有厌氧性细菌和结核杆菌，常是多种病原菌混合感染。

2. **病理**　肛腺形成脓肿后，可蔓延至直肠肛管周围间隙的疏松结缔组织，感染极易蔓延、扩散，

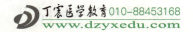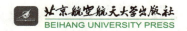

形成不同部位的脓肿。

3. **临床表现**　由于脓肿形成部位不同，表现多样（表2-18）。

表2-18　直肠肛管周围脓肿鉴别

	肛门周围皮下脓肿	坐骨肛管间隙脓肿	骨盆直肠间隙脓肿
发　病	最常见	较常见	较少见
全身症状	不明显	较重，高热、头痛、乏力	严重，持续性高热、头痛
局部表现	肛周持续性跳痛，局部红肿，有压痛，脓肿形成可有波动感	脓肿大而深，持续性胀痛，排便、行走时加重，可扪及局部隆起，波动感	不明显，位置深，空间大，可触及隆起肿块，深压痛和波动感
伴随症状	无	里急后重，排尿困难	直肠坠胀感，便意不尽，排尿困难

四、肛　瘘

肛瘘是指直肠远端或肛管与肛周皮肤间形成的肉芽肿性管道。

1. **病因**　主要的病因是直肠肛管周围脓肿；少数因结核、外伤感染等引起。

2. **病理**　肛瘘由内口、外口及瘘管3部分组成。

（1）按瘘管位置高低，可分为低位肛瘘（位于外括约肌深部以下）和高位肛瘘（位于外括约肌深部以上）。

（2）根据瘘口与瘘管的数目，可分为单纯性肛瘘（只存在单一瘘管）和复杂性肛瘘（存在多个瘘口和瘘管）。

3. **临床表现**

（1）症状：肛门周围外口流出少量脓性、血性或黏液性分泌物，肛门周围皮肤潮湿、瘙痒、湿疹，常自觉有粪便及气体排出。急性感染或瘘管中有脓肿形成时，出现明显疼痛，伴发热等全身症状。脓肿破溃或切开引流后症状缓解。脓肿反复形成是肛瘘的特点。

（2）体征：肛周皮肤可见单个或多个外口，呈红色乳头状突起或稍凹陷的外口。挤压时外口可有少量脓液或脓血性分泌物排出。直肠指检内口处轻压痛，瘘管表浅可触及硬结样内口及条索状瘘管。

五、痔

痔是肛垫的支持结构病理性肥大和移位，直肠下端黏膜下和（或）肛管皮肤下的静脉丛淤血、扩张和纡曲所形成的局部团块，是最常见的直肠肛管疾病。

1. **病因与发病机制**

（1）肛垫下移学说：由于长期腹内压增高的刺激，肛管血管垫（肛垫）的正常纤维弹力结构破坏，出现病理性肥大，并向远侧移位形成痔。

（2）静脉曲张学说：直肠上下静脉丛无静脉瓣，管壁薄，位置浅，末端直肠黏膜下组织松弛，易导致血液淤积和静脉曲张。长期坐位、便秘、妊娠、前列腺肥大、盆腔巨大肿瘤等可引起直肠静脉回流受阻。

2. **病理**　按痔所在部位分为内痔、外痔和混合痔3种。

3. **临床表现**

（1）内痔：最常见，位于齿状线以上，表面覆盖直肠黏膜，好发于截石位3点、7点、11点位置。

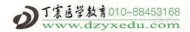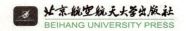

主要表现为无痛性、间歇性便后出鲜血和痔块脱出。按病情轻重可分为4度（表2-19）。

表2-19　内痔分度及其临床特点

分度	临床特点
Ⅰ度	排便时无痛性出血，便后出血可自行停止，无痔脱出
Ⅱ度	便血加重，严重时呈喷射状，排便时有痔脱出，便后可自行回纳
Ⅲ度	偶有便血，排便、久站、咳嗽、劳累、负重时痔脱出不能自行回纳，需用手托回
Ⅳ度	偶有便血，痔块长期脱出于肛门外或回纳后又即脱出

（2）外痔：位于齿状线下方，表面覆盖肛管皮肤。主要表现为肛门不适、潮湿，有时伴局部瘙痒。若发生血栓形成及皮下血肿则有剧痛，肛周可见暗紫色椭圆形肿物，触痛明显，排便、咳嗽时疼痛加剧。

（3）混合痔：由内痔静脉丛和相应部位的外痔静脉丛相互融合而形成，位于齿状线上下，内痔和外痔的症状可同时存在。

---

1. 直肠肛管周围脓肿的主要病因是
A. 营养不良　　　　　　　　　B. 肛腺感染　　　　　　　　　C. 肛管损伤
D. 直肠损伤　　　　　　　　　E. 肛周皮肤感染

2. 直肠肛管周围脓肿是指
A. 内疮合并感染所形成的脓肿　　　　B. 外疮合并感染所形成的脓肿
C. 直肠膀胱陷窝内的脓肿　　　　　　D. 肛门旁粉瘤感染所形成的脓肿
E. 直肠肛管周围软组织内或其周围间隙感染所形成的脓肿

3. 肛瘘形成的相关因素是
A. 肛裂　　　　　　　　　　　B. 内痔　　　　　　　　　　　C. 外痔
D. 直肠肛管周围脓肿　　　　　E. 直肠脱垂

答案：1. B。2. E。3. D。

第28节　门静脉高压症

门静脉高压症是指门静脉的血流受阻、血液淤滞，引起门静脉系统压力增高，继而造成脾大、脾功能亢进，食管-胃底静脉曲张及破裂出血、腹水等一系列临床表现的疾病。门静脉正常压力在13～24cmH$_2$O（1.27～2.35kPa）之间，平均为18cmH$_2$O（1.76kPa）。

1. **解剖**　门静脉主干由肠系膜上、下静脉和脾静脉汇合而成，门静脉进入肝脏后逐级分支，与肝动脉汇合于肝小叶内的肝窦内，再经过肝小叶的中央静脉逐级汇集，最后注入到下腔静脉。门静脉系与腔静脉系之间有4个主要交通支：胃底-食管下段交通支，直肠下端-肛管交通支，前腹壁交通支（附脐静脉）和腹膜后交通支，其中胃底-食管下段交通支是最重要的交通支。

2. **病因**　在我国，以肝炎后肝硬化导致的肝内型门静脉高压症最常见。肝外门静脉血栓形成、

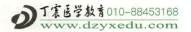
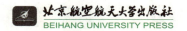

门静脉先天性畸形、上腹部肿瘤压迫、缩窄性心包炎及严重右心衰竭等也可引起门静脉高压症。

3. **病理生理**　门静脉系统无瓣膜，肝硬化后假小叶形成，肝窦变窄或闭塞，门静脉回流受阻，导致门静脉压力增高。典型的病理变化包括3方面，有脾大、脾功能亢进，静脉交通支扩张和腹水。

4. **临床表现**

（1）脾大、脾功能亢进：早期即有脾充血、肿大；晚期脾脏变硬、活动度差，常伴有脾功能亢进。

（2）呕血、黑便：胃底 - 食管下段静脉破裂出血是门静脉高压症最严重的并发症。发生急性大出血时，患者呕吐鲜红色血液，排出柏油样黑便。因肝功能受损导致凝血障碍，而脾功能亢进又可造成血小板减少，故患者出血不易自行停止，易诱发肝性脑病、严重休克。

（3）腹水：是肝功能严重损害的表现，常有腹胀、食欲减退、移动性浊音。

（4）其他：黄疸、下肢水肿、蜘蛛痣、肝掌、男性乳房发育、睾丸萎缩等。

---

1. 在我国，门静脉高压症的主要原因是

A. 酒精肝　　　　　　　　　　　　B. 布卡综合征

C. 门静脉海绵窦样变　　　　　　　D. 胰腺肿瘤压迫

E. 肝炎后肝硬化

2. 肝脏的营养供应来源是

A. 肝动脉　　　　　　B. 肝动脉和门静脉　　　　　　C. 肝静脉

D. 门静脉　　　　　　E. 下腔静脉

3. 门静脉压力的正常范围是

A. 9cmH$_2$O ～ 21cmH$_2$O　　　　B. 13cmH$_2$O ～ 24cmH$_2$O

C. 17cmH$_2$O ～ 28cmH$_2$O　　　　D. 25cmH$_2$O ～ 35cmH$_2$O

E. 30cmH$_2$O ～ 50cmH$_2$O

4. 门静脉与腔静脉之间的交通支不包括

A. 胃 - 脾静脉交通支　　　　　　　B. 前腹壁交通支　　　　　C. 腹膜后交通支

D. 胃底 - 食管下段交通支　　　　　E. 直肠下端、肛管交通支

5. 患者，男，57 岁。门静脉高压症多年，今日入院，患者家属问及患者的主要病理改变，护士解释的重点应是

A. 肝大、脾大、腹水　　　　　　　B. 脾大、腹水、门腔静脉交通支扩张

C. 腹水、门腔静脉交通支扩张、黄疸　D. 门腔静脉交通支扩张、黄疸、肝大

E. 黄疸、肝大、脾大

6. 患者，男，45 岁。1 小时前酒后突然呕鲜血 2 次，共约 300ml。诊断为肝硬化、门静脉高压症。最可能出现交通支的曲张、破裂出血的部位是

A. 前腹壁　　　　　　　　　　　　B. 腹膜后　　　　　　　　C. 肠系膜血管

D. 胃底食管下段　　　　　　　　　E. 直肠下端肛管

答案：1. E。2. D。3. B。4. A。5. B。6. D。

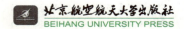

第29节　肝疾病

一、解剖生理概要

　　肝是人体最大的实质性脏器,由门静脉和肝动脉双重供血。肝脏位于右上腹,隐藏在右侧膈下和肋骨深面,大部分为肋弓所覆盖。肝上界在右侧锁骨中线第5肋间,相当于叩诊的相对浊音界。肝的显微结构为肝小叶,系肝结构和功能的基本单位。肝脏是人体主要的解毒器官,参与物质代谢、分泌胆汁,也是贮存维生素、糖异生的主要场所。

二、原发性肝癌

　　1. 病因　肝癌是发生于肝细胞与肝内胆管上皮细胞的癌。
　　(1)病毒性肝炎:在我国,肝癌最常见的病因是乙型肝炎及其导致的肝硬化。
　　(2)其他:黄曲霉毒素、亚硝胺类化合物、饮酒、饮水污染、遗传因素、毒物、寄生虫等。
　　2. 病理　按大体病理类型可分为结节型、巨块型和弥漫型3类,以结节型多见。病理学和内科学教材将单个结节或相邻两个结节之和直径<3cm者称为早期肝癌(小肝癌);外科学教材将直径≤2cm者划分为微小肝癌,2cm<直径≤5cm为小肝癌,5cm<直径≤10cm为大肝癌,直径>10cm为巨大肝癌。肝癌按组织学分型可分为肝细胞癌、胆管细胞癌和混合型肝癌3类,以肝细胞癌为主。原发性肝癌常先有肝内转移,再出现肝外转移。经门静脉系统的肝内转移是最常见的途径。肝外血行转移常见于肺,其次为骨、脑等。淋巴转移较少见,可达到肝门淋巴结,其次为胰周、腹膜后、主动脉旁及锁骨上淋巴结。中晚期可直接浸润邻近脏器或腹腔种植转移。
　　3. 临床表现　早期缺乏典型表现,中晚期可有局部和全身症状。
　　(1)症状
　　①肝区疼痛:是最常见和最主要的症状,也是半数以上患者的首发症状,多为持续性胀痛、钝痛或刺痛,夜间或劳累后加重。癌肿坏死、破裂可致腹腔内出血,表现为突发右上腹剧痛,有腹膜刺激征等急腹症表现。
　　②全身与消化道症状:无特异性,表现为消瘦、乏力、低热、食欲缺乏、腹胀等,晚期还可出现贫血、黄疸、腹水及恶病质等表现。
　　(2)体征
　　①肝大和肿块:为中、晚期肝癌最主要的体征。肝进行性肿大,质地坚硬,边缘不规则,表面凹凸不平,有明显结节,可伴有压痛。
　　②黄疸和腹水:晚期出现。
　　(3)并发症
　　①肝性脑病:为肝癌终末期最严重的并发症,约1/3的患者因此死亡。
　　②上消化道出血:约占肝癌死亡原因的15%。多因食管-胃底静脉曲张破裂出血所致。
　　③肝癌结节破裂出血:约10%的患者因此致死。
　　④继发感染。

三、肝脓肿

(一)细菌性肝脓肿

细菌性肝脓肿是指由细菌侵入肝脏而形成的肝内化脓性感染疾病。

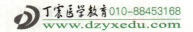 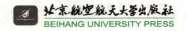

1. 病因

（1）入侵途径：胆道是最主要的入侵途径，胆道蛔虫病、胆管结石等并发化脓性胆管炎时，细菌沿胆管上行。其他途径还有肝动脉、门静脉、淋巴系统、肝外伤、隐匿性感染等。

（2）致病菌：胆管源性或门静脉播散者以大肠埃希菌最常见；肝动脉播散或隐源性感染者，以金黄色葡萄球菌最常见。

2. 临床表现 主要表现为寒战、高热、肝区疼痛和肝大。

（1）寒战、高热：是肝脓肿最常见的早期症状，反复发作。体温高达 39～40℃，伴恶心、呕吐、乏力和体重减轻等症状。

（2）肝区疼痛：肝区或右上腹持续性胀痛或钝痛，常伴右肩牵涉痛、右下胸及肝区叩击痛，有压痛或明显触痛。

（3）肝大：右季肋区饱满，可见局限性隆起和凹陷性水肿。严重时可出现黄疸和腹水。

（二）阿米巴肝脓肿

阿米巴肝脓肿由溶组织内阿米巴通过门静脉到达肝脏，引起细胞坏死，从而形成脓肿，其主要继发于肠道阿米巴病，也可在没有阿米巴痢疾的患者中发生。

1. 病因 肠壁的溶组织内阿米巴滋养体经门静脉、淋巴管或直接蔓延侵入肝内。少数存活并繁殖，在肝门静脉内引起栓塞，使肝组织坏死形成脓肿。

2. 病理 肝脓肿一般为单个大脓肿，多数位于肝右叶顶部。脓液大多为棕褐色，呈巧克力酱样。继发细菌感染时，脓液为黄色或黄绿色。

3. 临床表现 病情轻重与脓肿位置、大小及是否继发细菌感染有关。

（1）症状：起病缓慢，体温逐渐升高，以弛张热多见。

（2）体征：可表现为胀痛、钝痛、刺痛等。部分患者肝区叩击痛，肝大。

---

1. 肝脏的营养供应来源是

A．肝动脉　　　　B．门静脉　　　C．肝静脉　　　D．下腔静脉　　　E．上腔静脉

2. 肝的基本结构和功能单位是

A．肝窦　　　　B．肝细胞　　　C．肝小叶　　　D．肝叶　　　E．肝蒂

3. 与原发性肝癌发生有密切关系的因素是

A．胆道感染　　　　　　　B．肝炎后肝硬化　　　　　　　C．血吸虫病

D．酒精中毒　　　　　　　E．肝脏良性肿瘤

4. 原发性肝癌最早、最常见的转移方式是

A．淋巴转移　　　　　　　B．肝内血行转移　　　　　　　C．肝外胆道转移

D．肝内胆道转移　　　　　E．腹腔种植性转移

5. 最常见的原发性肝癌的病理大体形态分型为

A．弥散型　　　　B．菜花型　　　C．巨块型　　　D．结节型　　　E．脓肿型

6. 细菌性肝脓肿最常见的致病菌是

A．金黄色葡萄菌、链球菌　　　　　　B．大肠埃希菌、链球菌

C．链球菌、类杆菌属　　　　　　　　D．大肠埃希菌、金黄色葡萄球菌

E．金黄色葡萄菌、类杆菌属

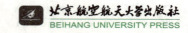

7. 患者，男，30 岁。高热，右上腹痛 3 天，B 超检查提示肝脓肿，曾有胆囊炎病史。其感染来源最可能的是

A．胆道感染　　　　B．阑尾炎　　　　C．右膈下脓肿　D．脓毒血症　　　E．急性胰腺炎

答案：1．B。2．C。3．B。4．B。5．D。6．D。7．A。

第30节　胆道疾病

一、解剖生理概要

1．解剖

（1）胆囊：呈梨形，位于肝下的胆囊窝内，分底、体、颈、管 4 部分。胆囊底的体表投影在右腹直肌外缘或右锁骨中线与右肋弓的交点处。胆囊结石或炎症时，该处可有压痛。

（2）肝管与肝总管：胆道系统从毛细肝管开始，逐渐汇集为小叶间肝管和左、右肝管，出肝门合成为肝总管。肝总管下行，与胆囊管以锐角结合成为胆总管。肝总管、胆囊管与肝下缘构成的三角形区域称胆囊三角（Calot 三角），内有胆囊动脉通过，是寻找胆囊动脉的标志，也是手术中易发生误伤的危险区。

（3）胆总管：长 4～8cm，直径不超过 1cm。胆总管在十二指肠降部中段的十二指肠后内侧壁与胰管汇合成膨大的共同管道，称 Vater 壶腹或肝胰壶腹，开口于十二指肠乳头。在肝胰壶腹周围有 Oddi 括约肌包绕，Oddi 括约肌具有调节胆囊充盈，控制胆汁、胰液流入十二指肠、阻止十二指肠液反流的功能，也是胰腺和胆道疾病相互关联的解剖学基础。

2．生理　胆道系统主要的生理功能是输送和调节肝脏分泌的胆汁进入十二指肠。肝脏连续不断地分泌胆汁，但只有在消化食物时，胆汁才排入十二指肠。在空腹状态，胆汁流入胆囊，在胆囊内浓缩、贮存。

二、胆石症和胆道感染

（一）概述

1．胆石的成因

（1）胆道感染：胆汁淤积、细菌寄生虫入侵所致。

（2）胆道异物：蛔虫、华支睾吸虫等虫卵或成虫尸体形成结石核心，或食物残渣形成结石核心所致。

（3）胆道梗阻：胆道梗阻引起胆汁滞留所致。

（4）代谢因素：胆汁浓度升高形成结晶。

（5）胆囊功能异常：胆囊收缩功能减退，胆汁瘀滞所致。

2．胆石的分类

（1）胆固醇类结石：占结石种类比例较高，大多发生于胆囊。外观呈白黄、灰黄或黄色，质硬，表面多光滑。

（2）胆色素类结石：占结石种类比例较低，大多发生于胆管。质软易脆，呈棕色或褐色，多发。

（3）其他结石：碳酸钙、磷酸钙等为主要成分，少见。

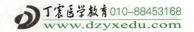 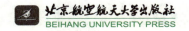

（二）胆囊结石及急性胆囊炎

1. 病因

（1）胆囊结石：主要为胆固醇结石或以胆固醇为主的混合性结石，常见于40岁后女性。

（2）急性胆囊炎：是胆囊管梗阻和细菌感染引起的炎症。胆囊结石堵塞胆囊管是急性胆囊炎的主要病因。细菌感染以大肠埃希菌最常见。

2. 临床表现

（1）症状：单纯胆囊结石多无症状，当结石嵌顿于胆囊颈部或并发胆囊炎时出现胆绞痛。

①胆绞痛：是典型症状，在饱餐、进食油腻食物或睡眠中体位改变时发生右上腹或上腹阵发性绞痛，向右肩背部放射。

②消化道症状：恶心、呕吐、食欲减退、腹胀等。

③寒战、高热少见，多为轻、中度发热。

（2）体征：Murphy征（墨菲征）阳性是急性胆囊炎的典型体征。胆囊触诊的部位在右侧腹直肌外缘与肋弓交接处。

（3）并发症：最严重的是胆囊坏疽穿孔引起胆汁性腹膜炎，可出现弥漫性腹膜炎表现。

（三）胆管结石及急性胆管炎

1. 病因

（1）原发性结石：多为胆色素结石，与胆道感染、胆汁淤积、胆管节段性扩张及胆道异物（胆道蛔虫、华支睾吸虫等）有关。

（2）继发性结石：以胆固醇结石为主，多为胆囊结石排进胆管并停留在胆总管内。

2. 病理　胆总管结石所引起的病理变化主要取决于结石的部位、大小及有无继发性感染的发生。胆管结石可导致胆道梗阻，造成急、慢性胆管炎，全身感染，肝损害，胆源性胰腺炎等。

3. 临床表现　胆总管结石合并感染时，表现为典型的Charcot三联征，即腹痛、寒战与高热、黄疸。

（1）腹痛：由结石下移嵌顿于胆总管下端或壶腹部，导致胆管平滑肌或Oddi括约肌痉挛所致。表现为剑突下或右上腹刀割样绞痛，呈阵发性发作，或持续性疼痛阵发性加剧。可向右肩或背部放射，伴有恶心、呕吐。

（2）寒战与高热：多发生于剧烈绞痛后，体温可高达39～40℃，呈弛张热。主要由胆管梗阻继发感染引起。

（3）黄疸：胆管梗阻后胆红素逆流入血可引起黄疸。其轻重程度、发生和持续时间取决于梗阻的程度、部位和有无继发感染。出现黄疸时，患者尿色变深、粪色变浅、皮肤瘙痒，完全梗阻时呈白陶土样大便。

（四）急性梗阻性化脓性胆管炎

1. 病因　主要由急性胆管梗阻和化脓性感染引起。

（1）胆管梗阻：最常见的原因是肝内、外胆管结石，其次为胆道寄生虫和胆管狭窄。

（2）细菌感染：致病菌多为大肠埃希菌、克雷伯杆菌等肠道细菌。

2. 临床表现　好发于青壮年，起病急骤，病情进展迅速。除Charcot三联征外，还有休克、神经中枢系统受抑制表现，称为Reynolds五联征。神经系统症状常有神情淡漠、嗜睡、神志不清，甚至昏迷；合并休克可出现躁动、谵妄等。

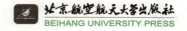

三、胆道蛔虫病

1. 病因、病理　蛔虫成虫有钻孔的习性，喜碱性环境，常寄生于小肠中、下段。当胃肠功能紊乱、饥饿、发热、妊娠、驱虫不当、手术麻醉、食用辛辣食物等导致肠道内环境改变时，可激惹虫体异常活动，上行至十二指肠，甚至钻入胆道，引起胆绞痛或诱发急性胰腺炎。以青少年和儿童多见。

2. 临床表现

（1）腹痛：突发上腹剑突下钻顶样绞痛，阵发性加剧，向右肩胛或背部放射，常伴恶心、呕吐，甚至吐出蛔虫。疼痛反复发作，持续时间不一，可突然自行缓解，发作间歇期可全无症状。

（2）发热、黄疸：若合并继发感染或蛔虫阻塞胆道，出现黄疸、发热。

（3）体征：仅有剑突下或右上腹轻度压痛，无腹膜刺激征。剧烈的腹痛与轻微的腹部体征不相符是胆道蛔虫病的特征。

---

1. 胆汁的 3 种主要脂类物质是

A. 胆固醇、胆色素、胆盐　　　　　　B. 胆盐、钙盐、胆固醇

C. 胆固醇、磷脂、胆盐　　　　　　　D. 胆色素、胆盐、磷盐

E. 钙盐、磷脂、胆固醇

2. 形成胆色素结石的主要原因是

A. 代谢异常　　　　　　B. 反复胆道感染　　　　　　C. 胆囊功能异常

D. 致石基因　　　　　　E. 环境因素

3. 急性梗阻性化脓性胆管炎患者并发多发性胆源性细菌性肝脓肿时，说明胆管内压力超过了

A. 0.98kPa（10cmH$_2$O）　　　　　　B. 1.96kPa（20cmH$_2$O）

C. 2.45kPa（25cmH$_2$O）　　　　　　D. 2.94kPa（30cmH$_2$O）

E. 3.92kPa（40cmH$_2$O）

答案：1．C。2．B。3．E。

第31节　胰腺疾病

一、解剖生理概要

1. 解剖　是人体第二大消化腺，形态狭长，为头、颈、体、尾 4 部分。胰的前面隔网膜囊与胃相邻，后方有下腔静脉、胆总管及肝门静脉等重要结构，右端（胰头）被十二指肠包绕，左端（胰尾）抵达脾门，上缘和下缘各在脐上约 10cm 和 5cm 处。胰的位置较深，病变早期的腹壁体征往往不明显。胰管位于胰实质内，走行与胰的长轴一致，从胰尾经胰体走向胰头，最后在十二指肠降部的后内侧壁内与胆总管汇合成肝胰壶腹，常共同开口于十二指肠乳头。

2. 生理　胰腺具有外分泌和内分泌两种功能。胰液由腺泡细胞和小的导管管壁细胞分泌，呈碱性，可中和进入十二指肠的胃酸，使肠黏膜免受胃酸的侵蚀。胰液中的消化酶主要有胰淀粉酶、胰脂肪酶、胰蛋白酶和糜蛋白酶，分别水解淀粉、脂肪和蛋白质。生理情况下，上述胰酶在胰腺细胞中均以胰酶原的形式存在，胰酶原不具有消化活性，避免胰发生自身消化。但因胰管梗阻或暴饮暴

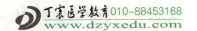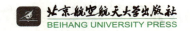

食致胰液分泌增多时，胰液排出受阻，胰蛋白酶原被激活，引起胰腺组织的自身消化，发生急性胰腺炎。胰酶原在进入十二指肠后，胰蛋白酶原首先在肠激酶的作用下被激活为胰蛋白酶，继而由胰蛋白酶激活其他胰酶原。肠激酶来自十二指肠和空肠上端的黏膜，在多种胰酶级联激活中的作用最关键。

二、急性胰腺炎

急性胰腺炎是由多种病因导致胰酶在胰腺内被激活，引起胰腺及其周围组织水肿、出血甚至坏死等炎性损伤。

1. 病因　在我国，胆道疾病是最常见的病因，西方国家多由大量饮酒导致。

（1）胆道疾病（胆道梗阻）：胆石症、胆道感染或胆道蛔虫是急性胰腺炎的主要病因，其中以胆石症最多见。

（2）酗酒和暴饮暴食：大量饮酒和暴饮暴食均引起胰液分泌增加，并刺激 Oddi 括约肌痉挛，造成胰管内压增高，损伤腺泡细胞，是急性胰腺炎的第二位病因和重要诱因，也是导致其反复发作的主要原因。

（3）胰管阻塞：常见病因是胰管结石，其次胰管狭窄、蛔虫及肿瘤均可引起胰管阻塞，胰管内压过高。

（4）十二指肠液反流：球后穿透溃疡、十二指肠憩室、胃大部切除术后输入袢梗阻等可引起十二指肠内压力增高，十二指肠液向胰管内反流。

（5）手术创伤：腹腔手术、腹部钝挫伤、ERCP 等。

（6）内分泌与代谢障碍：高钙血症、高脂血症可导致胰管钙化，胰液内脂质沉着。

（7）药物：农药、磺胺类、噻嗪类、糖皮质激素及硫唑嘌呤等。

（8）感染：继发于急性流行性腮腺炎、甲型流感、柯萨奇病毒感染等，常随感染痊愈而自行缓解。

2. 病理　基本病理改变为胰腺水肿、充血、出血及坏死。

急性水肿型较多见，病变多局限在尾部，也可累及整个胰腺，可有轻微的局部坏死，病情轻，预后好。急性出血坏死型较少，病变以胰腺实质出血、坏死为特征。胰腺可呈棕黑色并伴新鲜出血，坏死灶周围有炎症细胞浸润，还可并发胰腺脓肿、假性囊肿等。可由急性水肿型发展而来，也可在发病初期即发生出血及坏死。

3. 临床表现

（1）症状

①腹痛：是主要表现和首发症状，多于暴饮暴食或酗酒后突然发作。

②腹胀：与腹痛同时存在，早期为反射性，继发感染后由腹膜后的炎症刺激引起。患者可停止排便、排气。

③恶心、呕吐：恶心、呕吐早期即可出现，呕吐物多为胃十二指肠内容物，偶有血液，呕吐后腹痛不缓解。

④发热：常为中度以上发热，持续 3 ～ 5 天。持续不退 1 周以上且白细胞升高，应考虑有胰腺脓肿或胆道炎症等继发感染。

⑤水、电解质及酸碱平衡紊乱：呕吐频繁者出现代谢性碱中毒。重症者可有脱水和代谢性酸中毒，伴有低钾、低镁、低钙，血糖增高。严重低血钙可导致手足抽搐，提示预后不良。

⑥低血压或休克：多见于重症急性胰腺炎。

（2）体征

①轻症急性胰腺炎：中上腹压痛，但无反跳痛、肌紧张，肠鸣音减弱，轻度脱水貌，与腹痛程度不相符。

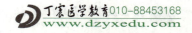
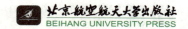

②重症急性胰腺炎：急性重病面容，痛苦表情，脉搏增快，呼吸急促及血压下降。全腹压痛明显，有肌紧张和反跳痛。可出现移动性浊音，腹水多呈血性。胰酶、血液及坏死组织液穿过筋膜和肌层渗入腹壁下，可导致腰部两侧皮肤呈暗灰蓝色（Grey-Turner 征），或脐周皮肤出现青紫（Cullen 征）。胰头水肿压迫胆总管可引起黄疸。

（3）并发症：胰瘘、胰腺脓肿和假性囊肿、心力衰竭、急性肾衰竭、急性呼吸窘迫综合征、消化道出血、高血糖、DIC、脓毒症和菌血症等。

三、胰腺癌及壶腹部癌

（一）胰腺癌

1. **病因**　吸烟是胰腺癌发病的主要危险因素。饮酒和高蛋白、高脂肪饮食。糖尿病、慢性胰腺炎和胃大部切除术后等。

2. **病理**　按部位可分为胰头癌、胰体尾癌，以胰头癌为主。组织学类型以导管细胞腺癌最多见，黏液性囊腺癌和腺泡细胞癌较少。转移途径主要是局部浸润和淋巴转移，晚期可累及锁骨上淋巴结。血行转移可至肝、肺、骨等，也可发生腹腔种植。

3. **临床表现**　40 岁以上好发，男性偏多。早期无特异性症状，仅有上腹不适、食欲减退等消化不良症状。

（1）上腹痛、不适：是最常见的首发症状。由于胰胆管梗阻，压力增高，疼痛可放射到肩背部和腰部。晚期腹痛加重难以忍受，患者不能平卧，屈膝卧位可稍缓解。

（2）黄疸：梗阻性黄疸是最突出的症状，呈进行性加重，伴皮肤瘙痒、茶色尿及白陶土色大便。黄疸出现的早晚和肿瘤的位置密切相关，癌肿距胆总管越近，黄疸出现越早。

（3）消化道症状：食欲缺乏、腹胀、腹泻或便秘等。

（4）消瘦、乏力：伴贫血、低蛋白血症，晚期可出现恶病质。

（5）腹部肿块：晚期体征，多见于上腹部，大小不一，质硬，固定，有压痛。

（二）壶腹周围癌

壶腹周围癌是指发生于距十二指肠乳头 2cm 以内的肿瘤，主要包括壶腹癌、胆总管下端癌和十二指肠腺癌。病理以腺癌最多见，其次为乳头状癌、黏液癌。

1. **病因**　吸烟是已被证实的致病因素。可能的致病因素包括脂肪和蛋白质摄入过多、大量饮用浓咖啡、饮酒、糖尿病、慢性胰腺炎、恶性贫血、胆石症及腹部手术史等。

2. **临床表现**　常见临床症状为黄疸、腹痛和消瘦，黄疸可呈波动性。腹痛的原因可为胆总管下端开口阻塞导致的胆绞痛，也可为胰管阻塞引起的慢性胰腺炎所致疼痛。还可出现体重下降、食欲减退、乏力等非特异性症状。

---

1. 胰腺外分泌产生的消化物质不包括
A. 胰酶　　　　　B. 脂肪酶　　　　C. 胰蛋白酶　　D. 糜蛋白酶　　E. 促胃液素

2. 胰腺 D 细胞分泌的是
A. 胰岛素　　　　B. 生长抑素　　　C. 胰高血糖素　D. 促胃液素　　E. 胰淀粉酶

3. 急性胰腺炎是
A. 肠道感染扩散到胰腺　　　　　　　B. 胃酸、胃蛋白酶消化自身组织

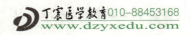

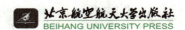

C．胰腺病毒感染　　　　　　　D．胰酶自身消化所致的化学性炎症

E．胆道感染导致胰腺炎症

答案：1. E。2. B。3. D。

第32节　外科急腹症

急腹症是一组起病急、变化多、进展快、病情重，以急性腹痛为主要特征，需要紧急处理的腹部病症。

1．病因　见表2-20。

表2-20　急腹症的病因

病因分类		常见疾病
空腔脏器	穿孔	胃十二指肠溃疡穿孔、阑尾穿孔等
	梗阻	幽门梗阻、肠套叠、胃肠道肿瘤导致的梗阻等
	感染	急性阑尾炎、急性胆囊炎等
	出血	胃癌或结肠、直肠癌伴出血等
实质性脏器	破裂出血	肝癌破裂，肝或（和）脾创伤性破裂，异位妊娠等
	炎症感染	急性胰腺炎、肝脓肿等
血管	腹主动脉瘤破裂	
	肠系膜血管血栓形成或栓塞	
	其他原因引起的器官血供障碍，如绞窄痛、肠扭转	

2．病理生理

（1）内脏痛：由内脏神经感觉纤维传入的疼痛，感受胃肠道膨胀等机械和化学刺激。其特点为疼痛定位模糊，范围大，不准确。对切、刺、割、灼等刺激迟钝，对牵拉、膨胀、痉挛、缺血及炎症刺激敏感。常伴有恶心、呕吐等消化道症状。

（2）躯体痛：由躯体神经痛觉纤维传入的疼痛，感受壁层和脏层腹膜的刺激。其特点为感觉敏锐、定位准确。

（3）牵涉痛：又称放射痛，是指内脏病变产生的感觉信号被定位于远离该内脏的身体其他部位而引起疼痛。

3．临床表现

（1）腹痛：是最突出而重要的表现。腹痛开始的部位或最显著的部位常为病变器官的部位。根据腹痛的诱因、部位及范围、急缓、程度和性质等进行急腹症的鉴别诊断。外科腹痛的特点是常伴有腹膜刺激征。

（2）消化道症状：厌食、恶心、呕吐、腹胀、排便改变等。

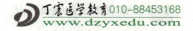
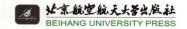

（3）其他伴随症状：腹腔器官炎症性病变常有不同程度的发热；肝胆疾病或继发肝胆病变可有黄疸；泌尿系疾病可见尿频、尿急、血尿和排尿困难。

（4）月经史、既往史。

第 33 节 周围血管疾病

一、下肢静脉曲张

下肢静脉曲张是指下肢浅静脉因瓣膜关闭不全，使静脉内血液倒流，远端静脉血淤滞，引起的以静脉壁扩张、纡曲、不规则膨出和扭曲为主要表现的疾病。

1. **解剖** 下肢静脉由浅静脉、深静脉、穿通静脉和交通静脉组成。

（1）浅静脉：有大隐静脉、小隐静脉两条主干。小隐静脉起自足背静脉网的外侧，于腘窝下角处穿深筋膜，经腓肠肌两头间上行入腘静脉。大隐静脉是人体最长的静脉，起自足背静脉网的内侧，在耻骨结节外下方 3 ～ 4cm 处穿过卵圆窝注入股总静脉。

（2）深静脉：小腿静脉与同名动脉伴行，收纳各伴行动脉分布区的静脉血。胫前静脉和胫后静脉汇合成腘静脉。腘静脉穿收肌腱裂孔移行为股静脉。股静脉伴股动脉上行，经腹股沟韧带后方续为髂外静脉。

（3）穿通静脉和交通静脉：下肢浅、深静脉之间存在十余支穿通静脉，主要位于大腿下 1/3 至足背。在深静脉之间及大隐静脉和小隐静脉之间，有许多交通静脉。

（4）静脉瓣膜：在浅、深静脉和穿通静脉内都存在静脉瓣膜。静脉瓣膜具有向心单向开放功能，以阻止逆向血流。

2. **病因** 原发性下肢静脉曲张又称为单纯性下肢浅静脉曲张，先天性浅静脉壁薄弱和静脉瓣膜结构不良是发病的主要原因，与遗传因素有关。长时间站立、重体力劳动、妊娠、慢性咳嗽、习惯性便秘等后天性因素，使腹腔内压力增高，瓣膜承受过度的静脉压力，逐渐松弛，导致瓣膜关闭不全，导致血液反流。由于浅静脉管壁肌层薄且周围缺少结缔组织，血液反流使静脉血量超负荷，可引起静脉增长、增粗，出现静脉曲张。

3. **临床表现** 表现为进行性加重的下肢浅静脉扩张、纡曲、隆起等，伴下肢沉重、乏力感。久站或午后症状加重，平卧或肢体抬高后症状减轻。大隐静脉曲张较多见，以小腿内侧最明显。小隐静脉曲张的病变主要位于小腿外侧。病程较长者，在小腿特别是踝部出现皮肤营养性改变，可见皮肤萎缩、脱屑、色素沉着、硬结、湿疹和难愈性溃疡，有时可并发血栓性静脉炎和急性淋巴管炎。

二、血栓闭塞性脉管炎

血栓闭塞性脉管炎是一种主要累及四肢远端中小动、静脉的慢性、节段性、周期性发作的血管炎性病变，又称 Buerger 病，简称脉管炎。

1. **病因** 外来因素主要与吸烟、寒冷潮湿、慢性损伤、感染等因素有关；内在因素主要与自身免疫功能紊乱、男性激素和前列腺素失调及遗传等有关。其中，主动或被动吸烟是本病发生和发展的重要环节，烟碱可使血管收缩；免疫功能紊乱是发病的重要机制。好发于青壮年男性。

2. **病理** 病变呈节段性分布，主要侵及四肢中、小动静脉，尤其是下肢的小动脉，如胫前动脉、胫后动脉、足背动脉等，由远端向近端发展。

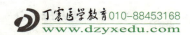
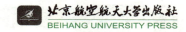

3. 临床表现

（1）局部缺血期：也称早期或一期。主要的病理变化是血管痉挛。表现为患肢苍白、发凉、酸胀无力、麻木、刺痛及烧灼感等。间歇性跛行是本期的典型表现，当患者行走一段后患肢疼痛，被迫停下，休息后疼痛缓解。少数患者可伴游走性浅静脉炎，表现为小静脉条索状炎性栓塞，局部红肿伴压痛。患肢足背动脉、胫后动脉搏动明显减弱。

（2）营养障碍期：也称中期或二期。主要的病理变化是血管壁增厚及血栓形成。特征性表现为出现静息痛，即休息时也不能满足局部组织的血液供应，患肢持续疼痛，夜间尤甚，彻夜难眠。为缓解疼痛，患者常屈膝抱足或将患肢垂于床沿下，以增加血供。体检患肢皮温明显下降，肢端苍白、潮红或发绀，皮肤干燥、脱屑、脱毛，指甲增厚变形，肌肉萎缩、松弛。患肢动脉搏动消失。

（3）组织坏死期：也称坏疽期、晚期或三期。主要的病理变化是动脉完全闭塞。肢体由远端向近端逐渐发生干性坏疽，肢端发黑，形成经久不愈的溃疡。继发感染后成为湿性坏疽，疼痛剧烈。病情严重时可出现全身感染中毒症状。

---

1. 患者，男，60岁。突发左下肢动脉栓塞，该栓子最可能来源于

A. 大动脉 　　　B. 大静脉 　　　C. 心脏 　　　D. 小动脉 　　　E. 小静脉

2. 患者，男，45岁。从事仓库保管员20年，双下肢内侧皮下静脉隆起、纡曲、呈团块状，足靴区色素沉着，诊断为原发性静脉曲张。其病因不包括

A. 长时间站立工作 　　　　　B. 静脉壁薄弱 　　　　　C. 从事负重工作

D. 工作环境寒冷 　　　　　E. 静脉瓣膜发育不良

答案：1. C。2. D。

第34节 泌尿、男性生殖系统疾病的常见症状和检查

1. 尿量异常

（1）正常尿量：成年人24小时尿量为1000～2000ml。

（2）少尿或无尿：尿量＜400ml/24h或17ml/h为少尿，＜100ml/24h为无尿。少尿可因肾前性（血容量不足等）、肾性（急、慢性肾衰竭等）及肾后性（尿路梗阻等）引起。

（3）多尿：尿量＞2500ml/24h。

（4）夜尿增多：是指夜尿量超过白天尿量或夜尿持续＞750ml。夜尿持续增多，尿比重低而固定可提示肾小管浓缩功能减退。

2. 蛋白尿

尿蛋白定量大于150mg/24h，尿蛋白定性检查呈阳性称为蛋白尿。

3. 血尿

新鲜尿沉渣每高倍视野红细胞＞3个或1小时尿红细胞计数＞10万个，称镜下血尿。尿液外观为洗肉水样或血样即为肉眼血尿，提示1L尿液中含有1ml以上血液。

（1）初始血尿：提示病变在尿道。

（2）终末血尿：提示病变在后尿道、膀胱颈部或膀胱三角区。

（3）全程血尿：提示病变在膀胱、输尿管或肾脏。

4. 白细胞尿、脓尿和菌尿

新鲜离心尿液每高倍视野白细胞＞5个，或新鲜尿液白细胞计数＞40万个，称为白细胞尿或脓尿。中段尿涂片镜检每个高倍视野均可见细菌，或尿培养菌落计数超过10^5/ml称为菌尿，仅见于泌尿系统感染。

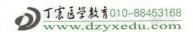
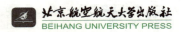

5. 管型尿　肾小球发生病变后，由蛋白质、细胞及其碎片在肾小管内凝聚而成，包括细胞管型、颗粒管型、透明管型等。白细胞管型是活动性肾盂肾炎的特征，红细胞管型提示急性肾小球肾炎，蜡样管型提示慢性肾衰竭。

6. 尿路刺激征　包括尿频、尿急、尿痛，排尿不尽感及下腹坠痛。

（1）尿频：单位时间内排尿次数增多而每次尿量减少。正常一般白天排尿 4 ～ 6 次，夜间 0 ～ 2 次。

（2）尿急：有尿意即迫不及待需要排尿，难以控制。

（3）尿痛：排尿时感觉会阴、下腹部疼痛或烧灼感。

7. 排尿困难　排尿时须增加腹压才能排出，病情严重时增加腹压也不能排出而形成尿潴留，见于膀胱以下尿路梗阻。

8. 尿潴留　膀胱排空不完全或停止排尿，可分为急性和慢性尿潴留。急性尿潴留见于膀胱出口以下尿路严重梗阻，突然短时间内不能排尿，膀胱迅速膨胀。慢性尿潴留见于膀胱颈部以下尿路不完全性梗阻或神经源性膀胱。正常情况下残余尿量＜ 5ml，＞ 50 ～ 100ml 则为异常。

9. 尿失禁　尿不能控制而自行排出。

终末血尿的血液来自

A. 肾　　　　　　　B. 膀胱以上　　C. 输尿管　　　D. 膀胱颈部　　　E. 尿道口

答案：D。

第35节　泌尿系损伤

一、肾损伤

1. 病因

（1）开放性损伤：常因弹片、枪弹、刀刃等锐器致伤，常伴其他组织器官损伤。

（2）闭合性损伤：因直接暴力（撞击、跌打、挤压、肋骨或横突骨折等）或间接暴力（对冲伤、暴力扭转等）所致。

2. 病理

（1）肾挫伤：大多数患者属此类损伤，症状轻微，可自愈。损伤局限于部分肾实质，表现为肾瘀斑和（或）包膜下血肿。

（2）肾部分裂伤：肾实质部分裂伤伴肾包膜破裂及肾周血肿，通常不需手术，可自行愈合，但需绝对卧床。

（3）肾全层裂伤：症状严重，常有肾周血肿、严重的血尿，需手术治疗。

（4）肾蒂损伤：少见但最严重，肾蒂或肾段血管部分或完全撕裂引起大出血、休克，常来不及就诊即死亡。

3. 临床表现

（1）休克：严重的肾裂伤、肾蒂裂伤时常引起休克，危及生命。

（2）血尿：大多有血尿，但血尿与损伤程度不成比例。肾挫伤时可能出现肉眼血尿，而严重的肾裂伤可能只有轻微血尿或无血尿。

（3）疼痛：随血液、尿液的外渗可表现为患侧腰腹部疼痛或全腹痛，腹膜刺激征，肾绞痛等。

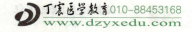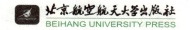

（4）腰腹部包块：血液、尿液渗入肾周围组织可形成肿块，可有触痛和肌强直。

（5）发热：血液、尿液外渗易继发感染，或出现发热并伴全身中毒症状。

二、膀胱损伤

1．病因

（1）开放性损伤：如火器或锐器致伤，常合并直肠、阴道损伤。

（2）闭合性损伤：常因膀胱充盈时，下腹部遭撞击、挤压或骨盆骨折所致。

（3）医源性损伤：多由膀胱镜检查、盆腔手术、腹股沟手术、阴道手术等伤及膀胱。

2．病理

（1）挫伤：伤及膀胱黏膜或肌层但未穿破膀胱壁，无尿液外渗，但可有血尿。

（2）膀胱破裂

①腹膜外型：膀胱壁破裂但腹膜完整，尿液外渗至膀胱周围间隙，多由膀胱前壁损伤所致。

②腹膜内型：膀胱破裂伴腹膜破裂，尿液流入腹腔，引起腹膜炎。

3．临床表现

（1）休克：多因合并骨盆骨折所致，表现为剧痛、大出血、尿外渗、腹膜炎等，伤势严重可发生休克。

（2）腹痛：腹膜外破裂时，下腹部疼痛、压痛及肌紧张，直肠指诊有触痛并可扪及肿物。腹膜内破裂时有急性腹膜炎症状，叩诊有移动性浊音。

（3）排尿困难和血尿：有尿意但不能排出或仅排出少量血尿。若有血块堵塞则无尿液排出。

（4）尿瘘。

三、尿道损伤

1．病因
尿道损伤在泌尿系统损伤中最常见，尿道损伤分为开放性、闭合性和医源性3类。开放性损伤多因火器、锐器所伤，常有阴囊、阴茎、会阴部贯通伤。闭合性损伤多为挫伤、撕裂伤，会阴部骑跨伤可引起尿道球部损伤，骨盆骨折可引起膜部尿道撕裂。医源性损伤为腔内器械直接损伤。

2．病理
尿道损伤多见于男性，以尿生殖膈为界，可分为前尿道（球部、阴茎部）损伤和后尿道（前列腺部、膜部）损伤。其中球部和膜部的损伤最为常见。

（1）前尿道损伤可有挫伤、裂伤及断裂。尿道球部损伤时，血液、尿液渗入会阴浅袋，出现会阴、阴茎、阴囊和下腹壁肿胀、淤血。尿道阴茎部损伤时，血液、尿液涌入阴茎筋膜内，表现为阴茎肿胀。

（2）后尿道损伤时，骨折及盆腔血管丛的损伤引起大出血，在前列腺和膀胱周围形成大血肿。

3．临床表现

（1）尿道出血：是最主要的临床表现，多见于前尿道损伤，即使不排尿也可见尿道外口滴血。后尿道损伤时，尿道口可无流血或仅少量血液流出。

（2）疼痛：前尿道损伤时出现受损处疼痛，尤以排尿时为甚。后尿道损伤时表现为下腹部痛，局部肌紧张，并有压痛，继而出现腹胀及肠鸣音减弱。

（3）排尿困难：因疼痛而致括约肌痉挛，出现排尿困难，甚至发生尿潴留。

（4）尿外渗及血肿。

（5）休克：常见于骨盆骨折引起的后尿道损伤，常因合并大出血诱发。

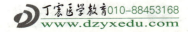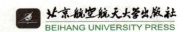

1. 尿道球部损伤的常见原因是
A. 骨盆骨折　　　　　　　　B. 会阴部骑跨伤　　　　　　C. 下腹部撞击
D. 高处跌下　　　　　　　　E. 腹部挤压

2. 酸性尿液中易形成的结石是
A. 尿酸结石　　　　　　　　B. 草酸钙结石　　　　　　　C. 磷酸钙结石
D. 磷酸镁铵结石　　　　　　E. 碳酸盐结石

3. 易在碱性尿液中形成的结石是
A. 草酸钙结石　　　　　　　B. 磷酸钙结石　　　　　　　C. 尿酸盐结石
D. 碳酸盐结石　　　　　　　E. 胱氨酸结石

4. 关于尿路结石的说法不正确的是
A. 膀胱尿道结石发病率高于肾、输尿管结石
B. 治疗后复发率高
C. 尿路结石可引起梗阻、感染和恶性变
D. 尿路结石在肾和膀胱内形成
E. 年龄、性别、职业均可影响尿路结石的形成

5. 患者，男，45 岁。左腰部被撞 1 小时，左腰肿痛入院。血压 66/46mmHg（8.8/6.1kPa），腹部无明显阳性体征。可能的病因是
A. 肝破裂　　　　B. 肠破裂　　　　C. 脾破裂　　　　D. 肾裂伤　　　　E. 肾挫伤

答案：1．B。2．A。3．B。4．A。5．D。

第36节　泌尿系结石

一、概　述

　　1. **病因**　尿路结石是泌尿外科常见病，以男性多发。大多数结石成因不清，其主要因素是尿中存在呈超饱和状态的结石晶体。可分为上尿路结石和下尿路结石。上尿路（肾、输尿管）结石以草酸钙结石多见，下尿路（膀胱、尿道）结石以磷酸镁胺结石常见，上尿路结石较下尿路结石更常见。

　　（1）流行病学因素：年龄、性别、种族、职业、饮食、水分摄入、代谢、气候、遗传等。

　　（2）尿液因素

　　①形成结石的物质增加，如骨质脱钙、甲状旁腺功能亢进等造成钙、草酸或尿酸排出量增加。

　　②尿 pH 改变，碱性尿中易形成磷酸钙及磷酸镁铵沉淀，酸性尿中易形成尿酸和胱氨酸结晶。

　　③尿液浓缩及尿中抑制晶体形成物质减少。

　　④尿路感染使尿基质增加，晶体易黏附。

　　（3）泌尿系统解剖因素：尿路狭窄、梗阻、憩室。

　　（4）遗传性疾病。

　　2. **病理**　尿路结石在肾和膀胱内形成，多数输尿管、尿道结石是结石排出过程中停留该处所致。结石可损伤泌尿系统并引起感染、梗阻，甚至恶变。

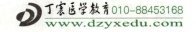 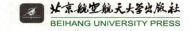

二、上尿路结石

与活动有关的疼痛和血尿是主要表现。肾结石可引起肾区疼痛伴肋脊角叩痛。肾盂内及肾盏结石可无明显的临床症状。输尿管结石的典型表现为绞痛和镜下血尿。表现为疼痛剧烈难忍，位于腰部或上腹部，阵发性发作，辗转不安，大汗，恶心，呕吐。疼痛可向下腹部和会阴部放散。结石伴感染时可有膀胱刺激征及全身症状。

三、 膀胱结石

典型表现为排尿突然中断，疼痛放射至远端尿道和阴茎头部，伴排尿困难和膀胱刺激症状，改变排尿姿势后能缓解疼痛并继续排尿。

第37节　肾结核

肾结核为最常见的泌尿系结核，通常发生于肺部感染结核后。

1. **病因**　血行感染最常见。常发生于 20～40 岁的青壮年，绝大多数为单侧性。

2. **病理**　早期病变主要是肾皮质内多发性结核结节，中央常为干酪样物质，边缘为纤维组织增生。随着病变发展，结核结节彼此融合，形成干酪样脓肿，逐渐扩大蔓延累及全肾。

（1）病理性肾结核：患者免疫状况良好，感染细菌数量较少或毒力较小，使早期微小病灶自行愈合，不出现临床症状，仅尿中检测到结核分枝杆菌。

（2）临床肾结核：患者免疫低下，感染细菌数量较多或毒力较强，结核病灶逐渐扩大，穿破肾乳头到达肾盂、肾盏，出现临床症状和影像学改变。

3. **临床表现**

（1）尿频、尿急、尿痛：是肾结核的典型症状。无痛性尿频是肾结核最为突出的症状，呈进行性加重，出现时间最早，持续时间也最长。当结核病变侵及膀胱壁，尿频加剧，并伴有尿急、尿痛，表现为典型的膀胱刺激症状。

（2）脓尿、血尿：尿液呈淘米水样，浑浊伴絮状物。终末血尿为晚期症状，也可为唯一症状。

（3）腰痛：一般无明显腰痛，累及膀胱壁时症状可出现。

（4）全身症状：常发生于晚期，表现为消瘦、低热、盗汗等典型结核症状。或有慢性肾衰竭和高血压。

---

1. 肾脏的结核感染主要来自于

A. 肺结核　　　　B. 肠结核　　　　C. 骨结核　　　D. 脑结核　　　E. 淋巴结核

2. 患者，女，35 岁。因尿频半年，近期出现尿急、尿痛伴腰部酸痛。夜间有低热、盗汗、消瘦就诊。尿检查：尿抗酸杆菌培养阴性，镜下见少量红细胞及白细胞，造成患者感染的病菌是

A. 溶血性链球菌　　　　　　　B. 念珠菌　　　　　　　　C. 金黄色葡萄球菌

D. 大肠埃希菌　　　　　　　　E. 结核杆菌

3. 结核杆菌感染人体，进入肾皮质形成小病灶，患者免疫力较强使病灶愈合，未出现症状。此病理类型是

A. 肾小球结核　　　B. 肾小管结核　　C. 病理肾结核　　D. 临床结核　　　E. 肾盂结核

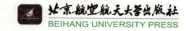

4. 结核杆菌播散至肾脏主要是通过
A. 血行　　　　　　　B. 尿路　　　　　C. 淋巴管　　　　D. 直接蔓延　　　E. 开放性伤口

答案：1. A。2. E。3. C。4. A。

第38节　泌尿系梗阻

一、概　述

泌尿系统是由肾小管、集合管、肾盏、肾盂、输尿管、膀胱和尿道组成的管道系统，主要功能是将肾脏产生的尿液排出体外。泌尿系统任何部位出现梗阻，都将影响尿液的排出，导致肾积水、肾功能损害，甚至肾衰竭。

1. 病因　肾和输尿管的结石、肿瘤、某些先天性疾病均可引起梗阻。

2. 病理　泌尿系梗阻引起的基本病理改变是梗阻以上的尿路扩张。膀胱以上梗阻，发生肾积水较快。膀胱以下梗阻，由于下尿道的缓冲作用，对肾的影响较慢，后期因输尿管膀胱连接部活瓣作用丧失，尿液自膀胱逆流至输尿管，可发生双侧肾积水。泌尿系持续梗阻，可引起肾乳头和肾实质萎缩。梗阻以后肾功能受损害，且易出现继发性感染，发展为菌血症。

二、良性前列腺增生

良性前列腺增生简称前列腺增生，也称前列腺肥大，是最常见的引起老年男性排尿障碍的疾病。

1. 病因、病理　与老龄、性激素平衡失调等有关。围绕尿道精阜部位的腺体称为移行带，是前列腺增生的起始部位。主要病理改变为细胞增生，增生组织挤压外周的腺体，使前列腺尿道伸长、受压变窄，尿道阻力增加，引起排尿困难。

2. 临床表现

（1）尿频：是最早出现的症状，夜间更明显。严重梗阻者膀胱残余尿增多，长期可导致膀胱无力，发生尿潴留或充盈性尿失禁，即假性尿失禁。

（2）排尿困难：进行性排尿困难是前列腺增生最重要、最典型的症状，表现为排尿迟缓、断续，尿流细而无力，射程短，终末滴沥，排尿时间延长。

（3）尿潴留：发生尿潴留时，膀胱容积可增加至 3000 ~ 4000ml，高度膨胀的膀胱底部可达脐水平，主诉下腹部胀痛、排尿困难，体检见耻骨上膨隆，可扪及囊性包块，叩诊呈实音，有压痛。

（4）其他：合并感染时出现膀胱刺激症状，可有脱肛、内痔，晚期出现肾积水、肾衰竭等。

三、急性尿潴留

急性尿潴留是一种因突发无法排尿导致尿液滞留于膀胱内而产生的综合征。可由下尿路梗阻，膀胱神经受损和（或）膀胱逼尿肌功能受损引发。是泌尿外科最常见的急症之一。

急性起病，伴尿意明显、剧烈疼痛，可有排尿困难、尿频、尿急、夜尿多等病史，继发感染可出现腰痛、发热等症状。体格检查时，可见下腹部膀胱明显充盈，耻骨上叩诊呈固定浊音。如合并

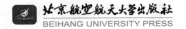

上尿路感染和肾积水，可出现肾区叩痛。

---

1. 泌尿系梗阻的早期病理改变是
A. 肾积水　　　　　　　　　B. 梗阻以上的尿路扩张　　　　C. 肾实质萎缩
D. 菌血症　　　　　　　　　E. 肾功能损害

2. 老年男性泌尿系统梗阻常见的原因
A. 包皮过长　　　　　　　　B. 结石、损伤　　　　　　　　C. 盆腔内疾病
D. 先天性畸形　　　　　　　E. 前列腺增生症

3. 男性尿潴留最常见的原因是
A. 尿道狭窄　　　　　　　　B. 膀胱结石　　　　　　　　　C. 膀胱肿瘤
D. 良性前列腺增生　　　　　E. 膀胱结核

答案：1. B。2. E。3. D。

第39节　泌尿系肿瘤

一、肾　癌

1. **病因**　病因尚不明确，与吸烟、肥胖、环境污染、职业暴露、遗传因素等有关。居于泌尿系肿瘤第2位。

2. **病理**　肾肿瘤包括肾癌、肾母细胞瘤和肾盂癌。肾癌以透明细胞癌为主，是成人最常见的类型。肾母细胞瘤是小儿最常见的类型。肾癌可直接扩散到肾静脉、腔静脉形成癌栓，还经血行和淋巴途径转移。血行途径最常见的转移部位是肺、肝、骨、脑等。淋巴途径最先累及肾蒂淋巴结。肾癌具有内分泌功能，肾癌时肾素值升高，常伴高血压。

3. **临床表现**　50～70岁高发，男性偏多。

（1）血尿、肿块、腰痛：是"肾癌三联征"。间歇无痛性血尿为常见的症状，表明肿瘤已累及肾盏、肾盂，常伴有腰部钝痛或隐痛，血块通过输尿管时可致肾绞痛。肿瘤较大时在腹部或腰部触及肿块。

（2）副瘤综合征：表现为低热、高血压、红细胞增多、高钙血症、高血糖等。因肿瘤消耗和血尿，晚期可出现营养不良、恶病质。

（3）转移症状。

二、膀胱癌

1. **病因**　居于泌尿系肿瘤首位，发病与以下因素有关
（1）长期接触致癌物质。
（2）吸烟是最常见的致癌因素。
（3）膀胱慢性感染与异物长期刺激。
（4）其他：长期大量服用镇痛药、盆腔肿瘤术后放疗等。

2. **病理**　膀胱癌多见于膀胱侧壁、后壁，其次是三角区和顶部。组织类型多为上皮性肿瘤，以移行细胞乳头状癌为主，还有鳞癌和腺癌。肿瘤可向膀胱壁内浸润。淋巴途径最主要，常侵袭盆腔

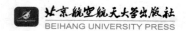

淋巴结。血行途径多在晚期，到达肝、肺、肾上腺和小肠等处。

3. 临床表现　50 ~ 70 岁高发，男性多见。

（1）血尿：是膀胱肿瘤最常见、最早出现的症状。常为间歇性全程无痛肉眼血尿，终末加重，可自行减轻或停止，易被误以为"好转"。

（2）膀胱刺激征：肿瘤坏死、脱落或并发感染时出现尿频、尿急、尿痛，晚期多见。

（3）排尿困难：癌肿或血块堵塞膀胱出口。

（4）全身症状：低热、下腹肿块、消瘦、贫血等。

三、前列腺癌

1. 病因　尚不清楚，可能与年龄、遗传、种族、饮食、环境污染、癌前病变有关，好发于 65 岁以上男性。

2. 病理　多采用 TNM 分期系统。根据肿瘤侵犯范围不同，分为 4 期：T_0 期为没有原发瘤的证据；T_1 期为不能被扪及和影像发现的临床隐匿肿瘤；T_2 期肿瘤局限于前列腺内；T_3 期肿瘤穿透前列腺被膜；T_4 期肿瘤固定或侵犯精囊以外的组织。N、M 代表有无淋巴结转移或远处转移。

3. 临床表现　早期无明显症状，肿瘤增大至阻塞尿道或侵犯膀胱颈时出现与前列腺增生相似的膀胱颈梗阻症状。晚期可出现腰痛和腿痛、贫血、下肢水肿、排便困难、少尿、无尿、尿毒症等症状。少数患者以转移症状就医而无明显原发症状。

患儿，女，2 岁。腹部肿物诊断为肾肿瘤，常见的是

A. 肾母细胞瘤　　　　　　　B. 肾腺癌　　　　　　　　　C. 肾蒂癌

D. 肾盂乳头状瘤　　　　　　E. 肾盏乳头状瘤

答案：A。

第40节　骨与关节损伤

一、骨折概述

1. 定义　骨的完整性和连续性中断即为骨折。

2. 病因　骨折可由创伤和骨疾病（如骨髓炎、骨肿瘤等）所致。受轻微外力即发生的骨折为病理性骨折。

（1）直接暴力：暴力直接作用使受伤部位发生骨折，常伴不同程度的软组织损伤，如小腿受撞击发生胫腓骨骨干骨折。

（2）间接暴力：暴力通过传导、杠杆、旋转和肌收缩使受力部位的远处发生骨折，如跌倒时以手掌撑地，暴力向上传导致桡骨远端或肱骨髁上骨折。

（3）疲劳性骨折：骨质持续受到长期、反复、轻度劳损引起的骨折，如远距离行军致第 2、3 跖骨骨折及腓骨下 1/3 骨干骨折，也称应力性骨折。

3. 分类

（1）根据骨折处皮肤、筋膜或骨膜的完整性：分为闭合性骨折和开放性骨折。开放性骨折的骨折端与外界相通，易引起感染。

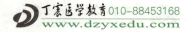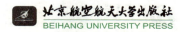

（2）根据骨折的程度及形态：分为不完全骨折和完全骨折。不完全骨折骨的完整性和连续性部分中断，按其形态又分为青枝骨折、裂缝骨折。完全骨折骨的完整性和连续性全部中断，按骨折线方向及其形态又分为横形骨折、斜形骨折、螺旋形骨折、粉碎性骨折、嵌插骨折、压缩性骨折、骨骺损伤等。

（3）根据骨折端稳定程度：分为稳定性骨折和不稳定性骨折。前者为在生理外力作用下骨折端不易移位的骨折，如不完全性骨折及横形骨折、压缩性骨折、嵌插骨折等。后者为在生理外力作用下骨折端易移位的骨折，如斜形骨折、螺旋形骨折、粉碎性骨折等。

4. 骨折移位　由于暴力作用、肌肉牵拉以及不恰当的搬运等原因，大多数完全骨折均有不同程度的移位。常见移位有5种（可同时存在）：

（1）成角移位：两骨折段的纵轴线交叉成角，以其顶角的方向为准分为向前、后、内或外成角。

（2）侧方移位：以近侧骨折段为准，远侧骨折段向前、后、内、外的侧方移位。

（3）缩短移位：两骨折段相互重叠或嵌插，使其缩短。

（4）分离移位：两骨折段在纵轴上分离，形成间隙。

（5）旋转移位：远侧骨折段围绕骨的纵轴旋转。

二、常见的四肢骨折

（一）锁骨骨折

1. 病因　主要由间接暴力所致，多发生在儿童及青壮年。常见受伤机制是侧方摔倒，肩部着地，力传导至锁骨，发生斜形骨折。

2. 临床表现　局部疼痛、肿胀、瘀斑，患侧肩部下垂，肩关节活动使疼痛加剧。

（二）肱骨干骨折

1. 病因　肱骨外科颈下 1 ～ 2cm 至肱骨髁上 2cm 段内的骨折。直接暴力常由外侧打击肱骨干中部导致横形或粉碎性骨折。间接暴力多由手部或肘部着地产生的剪式应力引起，多出现中下 1/3 骨折。

2. 临床表现　除骨折的一般体征外，因肱骨干中下 1/3 段后外侧有桡神经沟，此处骨折易合并桡神经损伤，出现垂腕畸形，掌指关节不能背伸，拇指不能伸直，前臂旋后障碍等，手背桡侧皮肤感觉减退或消失。

（三）肱骨髁上骨折

1. 病因　多由间接暴力所致，多发生于儿童，分为伸直型骨折和屈曲型骨折。伸直型较常见，易合并肱动静脉及正中神经、桡神经、尺神经损伤。屈曲型少有合并神经血管损伤。

2. 临床表现　除骨折的一般体征外，肘部肿胀、疼痛、皮下瘀斑、肘后凸起、功能障碍，肘后三点关系正常。若正中神经、尺神经或桡神经受损，常有手臂感觉及运动功能障碍。若肱动脉挫伤或受压，出现血管痉挛致前臂缺血，可表现为局部剧痛，皮肤苍白、发凉，桡动脉搏动减弱或消失等。

（四）桡骨远端伸直型骨折（Colles 骨折）

1. 病因　由间接暴力所致，多为腕关节处于背伸位、手掌着地、前臂旋前时受伤。

2. 临床表现　伤后局部疼痛、肿胀，出现典型畸形姿势，侧面观呈"餐叉样"畸形，正面观呈"枪刺样"畸形。

（五）股骨颈骨折

1. **病因**　多发生于中、老年女性。按骨折线部位分为股骨颈头下骨折、股骨颈骨折、股骨颈基底骨折。前两类骨折易引起股骨头血供中断，导致股骨头坏死或骨折不愈合。

2. **临床表现**　患髋疼痛，患肢活动障碍，患肢呈外旋畸形，测量可发现患肢缩短。

（六）股骨干骨折

1. **病因**　多发生于青壮年，重物直接打击、车轮碾轧等直接暴力作用引起股骨干横形或粉碎性骨折，伴有广泛软组织损伤。高处坠落伤、机器扭转伤等间接暴力常致股骨干斜形或螺旋形骨折，周围软组织损伤较轻。可分为上 1/3 段骨折、中 1/3 段骨折、下 1/3 段骨折。

2. **临床表现**　除骨折一般体征外，单一股骨干骨折出血较多，可出现休克表现，中下 1/3 骨折易引起血管神经损伤。

（七）胫腓骨干骨折

1. **病因**　多见于青壮年和儿童。直接暴力引起胫腓骨同一平面的横形、短斜形或粉碎性骨折，如合并软组织开放伤，成为开放性骨折。胫腓骨干骨折是长骨骨折中最多发的一种，易出现骨筋膜室综合征。

2. **临床表现**　多不发生明显移位，以胫腓骨干双骨折最为多见，开放性骨折有骨端外露。合并胫前动脉损伤，足背动脉搏动消失。合并骨筋膜室综合征，可出现相应表现。

三、脊柱骨折及脊髓损伤

（一）脊椎骨折

1. **病因、病理**　多由间接暴力引起，常并发脊髓或马尾神经损伤，易严重致残或致命。以胸腰段骨折最多见。

2. **临床表现**　有交通事故、高空坠落等严重外伤史。局部疼痛、肿胀，脊柱活动受限，站立和翻身困难，常伴腹痛、腹胀，甚至肠麻痹症状。骨折处棘突有局部肿胀，明显压痛和叩击痛。合并截瘫时，损伤脊髓平面感觉、运动、反射及括约肌功能障碍。高位截瘫可致呼吸肌麻痹，出现呼吸困难，甚至呼吸停止。

（二）脊髓损伤

1. **病因、病理**　脊髓损伤是脊椎骨折、脱位的严重并发症。胸腰段脊髓损伤出现下肢感觉和运动障碍，称截瘫。颈段脊髓损伤，出现四肢神经功能障碍，称四肢瘫痪或四瘫。

2. **临床表现**

（1）脊髓震荡：是脊髓损伤最轻的一种，损伤平面以下的感觉、运动和反射出现完全或大部分消失，经过数小时至数天完全恢复，不留任何神经系统后遗症。

（2）不完全性脊髓损伤：损伤平面以下保留某些感觉和运动功能。脊髓半切征（Brown-Sequard 征）表现为损伤平面以下同侧肢体的运动和深感觉消失，对侧肢体的痛觉和温度觉消失。

（3）完全性脊髓损伤：损伤平面以下弛缓性瘫痪，感觉、运动、反射及括约肌功能完全丧失，称为脊髓休克期。2～4 周后逐渐发展为痉挛性瘫痪，肌张力增高，腱反射亢进，出现病理性锥体束征。

（4）脊髓圆锥损伤：第 12 胸椎和第 1 腰椎骨折可损伤脊髓圆锥，可出现会阴部鞍区皮肤感觉消失，

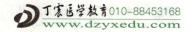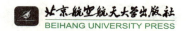

括约肌功能及性功能障碍，但双下肢的感觉和运动功能正常。

（5）马尾神经损伤：损伤平面以下弛缓性瘫痪，感觉、运动和括约肌功能障碍，肌张力下降，腱反射消失，不出现病理性锥体束征。

四、骨盆骨折

1. **病因、病理**　多有强大暴力外伤史，年轻人常见于交通事故、高空坠落和工业意外。老年人最常见的原因是摔倒。

2. **临床表现**

（1）症状：髋部肿胀、疼痛、活动障碍等。有大出血或严重内脏损伤者常有低血压和休克早期表现。

（2）体征：骨盆分离试验阳性（双手交叉撑开患者的两髂嵴，出现疼痛）。挤压试验阳性（双手挤压患者的两髂嵴，伤处仍出现疼痛）。两侧肢体长度不对称，会阴部可见瘀斑（耻骨和坐骨骨折的特有体征）。

（3）并发症：出血性休克、腹膜后血肿、盆腔内脏器损伤、神经损伤、脂肪栓塞和静脉栓塞等。

五、关节脱位

（一）概述

由于直接或间接暴力，使组成关节的各骨面失去正常的对合关系。

1. **病因**

（1）创伤性脱位：由外界暴力引起的脱位，青壮年多见，是脱位的最常见病因。

（2）先天性脱位：胚胎发育异常，骨关节结构缺陷，出生后已发生脱位且逐渐加重。

（3）病理性脱位：关节结核、类风湿关节炎等关节疾病，破坏骨端，难以维持关节面正常的对合关系。

（4）习惯性脱位：创伤性脱位造成关节囊和韧带松弛或在骨附着处被撕脱，轻微外力即可导致再脱位。习惯性脱位常与初次脱位治疗不当有关。

2. **分类**

（1）按脱位的程度，分为全脱位和半脱位。

（2）按远侧骨端关节面移位方向，分为前脱位、后脱位、侧方脱位和中央脱位。

（3）按脱位发生的时间，分为新鲜性脱位（脱位时间在2周以内）和陈旧性脱位（脱位时间超过2周）。

（4）按脱位后关节腔是否与外界相通，分为闭合性脱位和开放性脱位。

（二）常见关节脱位

关节脱位以肩关节和肘关节脱位最常见，其次为髋关节。常见关节脱位的病因病理鉴别见表2-21。

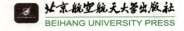

表2-21　常见关节脱位病因病理鉴别

	肩关节脱位	肘关节脱位	髋关节脱位
病因病理	间接暴力所致，前脱位多见	间接暴力所致，后脱位常见，易致神经血管损伤	强大暴力所致，后脱位最常见，严重时可致股骨头坏死
临床表现	三角肌塌陷，呈"方肩"畸形，关节盂处空虚，可触及肱骨头，杜加试验阳性	明显畸形，肘部弹性固定在半屈位，肘后三角关系失常	患肢短缩，髋关节呈屈曲、内收、内旋，臀部可触及股骨头

六、断肢（指）再植

肢（指）体离断多由外伤所致，包括完全或不完全性离断的肢（指）体。断肢（指）再植是对离断的肢（指）体，采用显微外科技术对其进行清创、血管吻合、骨骼固定以及修复肌腱和神经，将肢（指）体重新缝合到原位，使其完全存活并恢复一定功能的精细手术。

1. 病因、病理　按照病因病理，可分为 3 类：

（1）切割伤：创伤较轻，切面整齐，再植存活率较高。

（2）碾压伤：创伤较重，经过处理可成为切割伤，再植存活率较高。

（3）撕裂伤：创伤复杂、严重，断裂面不平整，再植存活率低。

2. 临床表现

（1）全身表现：单个较小肢体如手指、脚趾离断一般无明显全身症状。大的肢体离断由于出血量多，疼痛剧烈，往往伴随全身表现。

（2）局部表现：离断面软组织损伤，无血液循环，断面可能有骨折或脱位。

---

1. 有关骨折的病因叙述正确的是

A. 踢球时股直肌收缩致髌骨骨折称为直接暴力骨折

B. 跌倒时手掌撑地致桡骨骨折是间接暴力骨折

C. 长途行军时第 2 跖骨骨折是间接暴力骨折

D. 慢性骨髓炎致局部骨折称为肌牵拉性骨折

E. 股骨骨肉瘤处受撞击致骨折称为疲劳性骨折

2. 有关骨折的叙述，正确的是

A. 高空坠地双足着地导致脊椎骨折称直接暴力骨折

B. 跌倒时手掌撑地致锁骨骨折是间接暴力骨折

C. 长途行军时第二跖骨骨折是病理性骨折

D. 投掷手榴弹用力不当而造成肱骨结节撕脱性骨折称疲劳性骨折

E. 股骨骨肉瘤处受撞击而骨折称直接暴力骨折

3. 定性好，<u>不易</u>脱位的关节是

A. 肘关节　　　B. 肩关节　　　C. 踝关节　　　D. 膝关节　　　E. 髋关节

4. 患者，女，50 岁。跌倒时手掌着地致肱骨髁上骨折。导致骨折的原因是

A. 直接暴力　　　B. 间接暴力　　　C. 肌拉力　　　D. 疲劳性骨折　　　E. 病理性骨折

答案：1. B。2. B。3. E。4. B。

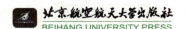

第41节　常见骨关节感染

一、化脓性骨髓炎

化脓性骨髓炎是由化脓性细菌感染引起的骨膜、骨密质、骨松质及骨髓组织的炎症，可分为急性和慢性骨髓炎两类。

1. 病因和病理

（1）急性血源性骨髓炎：最常见的致病菌是金黄色葡萄球菌，其次为β溶血性链球菌。好发于12岁以下骨骼生长快的儿童，男性居多。好发部位为胫骨、股骨、肱骨等长骨的干骺端，感染途径以血源性播散为主。

（2）慢性血源性骨髓炎：多因急性骨髓炎未能彻底控制而反复发作所致。致病菌以金黄色葡萄球菌多见，但多数为混合感染。病理特点是死骨、骨性包壳、无效腔和窦道。

2. 临床表现

（1）急性血源性骨髓炎

①全身中毒症状：最典型的表现为恶寒、高热、呕吐，呈脓毒症症状。患儿可有烦躁、惊厥，甚至休克或昏迷。

②局部症状：早期患处剧痛，患肢半屈曲状，因疼痛抗拒主动与被动运动。局部皮温增高，有局限性压痛和活动受限。当骨膜下脓肿形成或已破入软组织中，患肢局部出现红、肿、热、痛或波动感。

（2）慢性血源性骨髓炎：在静止期可无症状，仅有局部肿胀，患肢增粗变形。急性发作时患肢出现红肿、疼痛、发热，窦道口排出脓液和死骨，可伴全身中毒症状。

二、化脓性关节炎

1. 病因　金黄色葡萄球菌是最常见的致病菌。血源性传播或直接蔓延至关节腔是最常见的感染途径。多见于儿童，尤其是营养不良小儿，男性居多。好发部位为髋关节和膝关节。

2. 临床表现　常有外伤诱发史，起病急骤，寒战、高热，体温可超过39℃。严重感染发生谵妄、昏迷，小儿可有惊厥。病变关节剧痛、红肿，功能障碍，活动受限，关节保持半屈曲位，拒绝活动和检查。关节腔内积液在膝部最为明显，可出现浮髌试验阳性。

三、骨与关节结核

骨与关节结核是由结核分枝杆菌侵入骨或关节而引起的一种继发性结核病。好发于儿童和青少年，脊柱结核多见，其次为膝关节结核和髋关节结核。

1. 病因　骨关节结核绝大部分由肺结核引起。

2. 病理　最初的病理变化是单纯性骨结核或单纯性滑膜结核。发病初期表现为关节腔积液。病变进一步发展可形成全关节结核，出现结核性浸润、肉芽增生、干酪样坏死、寒性脓肿和窦道。

3. 临床表现

（1）症状：起病缓慢、隐匿，可无明显全身症状或只有轻微结核中毒症状。可有午后低热、乏力、盗汗，典型病例还可见消瘦、食欲差、贫血等症状。发病初期局部疼痛不明显，多为偶发关节隐痛，活动时疼痛加重，逐渐转为持续性疼痛。脊柱结核常见胸椎，其次腰椎，颈椎和骶椎少见。膝关节结核可出现"鹤膝"。儿童常有夜啼。

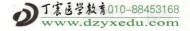
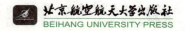

（2）体征：浅表关节病变可见肿胀与积液，并有压痛。有不同程度的关节畸形和功能障碍。关节骨质破坏后易形成脓肿；但因缺乏红、热、压痛等急性炎症表现，被称为寒性脓肿或冷脓肿。脓肿向体表破溃，形成窦道，流出米汤样脓液。脓肿压迫邻近脊髓引起截瘫，是脊椎结核最严重的并发症。

导致鹤膝的疾病是

A. 膝关节化脓性关节炎　　　　B. 膝关节脱位　　　　C. 膝关节结核

D. 胫腓骨干骨折　　　　　　　E. 胫骨上端骨巨细胞瘤

答案：C。

第42节　骨肿瘤

1. 分类和病理

（1）分类：按肿瘤来源分为原发性和继发性，原发性骨肿瘤以良性多见。良性肿瘤中以骨软骨瘤常见，恶性肿瘤中以骨肉瘤发病率最高，均以男性居多。

（2）病理：根据外科分级（G）、肿瘤区域（T）及转移（M）情况进行外科分期，大致判断肿瘤的良恶程度。

2. 临床表现

（1）疼痛和压痛：是生长迅速的肿瘤最显著的症状。良性肿瘤多无疼痛或轻度疼痛。恶性肿瘤局部疼痛，开始较轻，呈间歇性，而后逐渐加剧，呈持续性，夜间加重，可有压痛。

（2）肿块和肿胀：是最常见、最早、最重要的症状，良性肿瘤局部肿块，质硬，生长缓慢。恶性肿瘤局部肿胀，皮肤发热和静脉怒张。

（3）功能障碍和压迫症状：长骨干骺端的骨肿瘤多邻近关节，可使关节肿胀和活动受限。

（4）病理性骨折和脱位。

（5）转移表现：远处转移多为血行转移，偶见淋巴转移。

（6）不同类型骨肿瘤的临床特点见表 2-22。

表2-22　常见骨肿瘤的临床特点

	骨软骨瘤	骨巨细胞瘤	骨肉瘤
好发部位	长管状骨的干骺端	股骨远端胫骨近端	长管状骨的干骺端
好发人群	青少年	20～40岁	青少年
病理特点	良性骨肿瘤	交界性骨肿瘤	恶性肿瘤，血行转移以肺多见
临床表现	长期无症状	局部疼痛、肿胀	剧痛难忍、皮温高、静脉怒张，晚期恶病质
X线表现	干骺端骨性突起	骨端偏心性、溶骨性破坏，无骨膜反应，呈肥皂泡样改变	Codman三角，"日光射线"现象

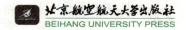

1. 在骨肿瘤外科分期中代表肿瘤性质的是
A. T　　　　　　　B. N　　　　　　　C. M　　　　　　　D. G　　　　　　　E. H
2. 来源于间叶组织的恶性肿瘤称
A. 癌　　　　　　　　　　　　　B. 肉瘤　　　　　　　　　　　　C. 精原细胞瘤
D. 恶性淋巴瘤　　　　　　　　　E. 霍奇金病

答案： 1. D。2. B。

第43节　腰腿痛及颈肩痛

一、腰椎间盘突出症

腰椎间盘突出症是指腰椎间盘退行性变后，外力作用下纤维环破裂和髓核、软骨终板突出，刺激、压迫神经根或马尾神经而引起的以腰腿痛为主要症状的综合征，是腰腿痛最常见的原因。

1. 病因、病理

（1）病因：腰椎间盘退行性变是腰椎间盘突出症的基本病因。积累损伤是椎间盘退变的主要原因，最易由反复弯腰、扭转等动作引起。此外也与长期震动、过度负荷、外伤、遗传、妊娠、发育异常、吸烟和糖尿病等有关。

（2）病理：好发部位主要为脊柱活动大，承重较大或活动较多处，以腰4～5和腰5至骶1最易发生。

2. 临床表现　可发生在任何年龄，以20～50岁男性常见。多有长期弯腰或坐位工作史，首次好发于弯腰持重或突然扭腰过程中。

（1）症状：腰痛和坐骨神经痛最多见。

①腰痛：是最早出现的症状，常表现为下腰部及腰骶部的持久性钝痛。

②坐骨神经痛：常为单侧放射性疼痛，从腰骶部、臀部向大腿后外侧、小腿外侧、足跟部或足背部放射，可伴感觉迟钝或麻木。行走时取前倾位，卧床时取弯腰侧卧、屈髋屈膝体位，可缓解疼痛。咳嗽、喷嚏或排便时可加重。腿痛重于腰痛是椎间盘突出症的重要症状。严重者可出现间歇性跛行。

③马尾综合征：中央型腰椎间盘突出症可压迫马尾神经，出现鞍区感觉迟钝及大小便功能障碍。

（2）体征

①腰椎侧突：缓解疼痛的姿势性代偿畸形。

②腰部活动受限：腰部各方向活动均受限，以前屈受限最明显。

③压痛和骶棘肌痉挛：棘突间和棘突旁1cm处有深压痛和叩击痛，并向下肢放射。

④直腿抬高试验和加强试验阳性（坐骨神经痛在抬腿60°以内时即可出现）。

⑤神经系统检查：感觉减退，肌力下降，踝反射和肛门反射减弱或消失。

二、颈椎病

颈椎病是指因颈椎间盘退变及其继发性改变，刺激或压迫相邻脊髓、神经、血管和食管等组织，并引起相应的症状和体征。

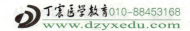
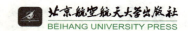

1. 病因、病理

（1）颈椎间盘退行性变，是最基本的病因。

（2）损伤，使原已退变的颈椎和椎间盘损害加重，如长期伏案工作或不良睡眠姿势。

（3）颈椎先天性椎管狭窄，50 岁以上男性多见，好发部位为颈 5～6、颈 6～7。

2. 临床表现　颈椎病根据受压部位和临床表现的不同，可分为 4 种类型。

（1）神经根型颈椎病：最常见，典型表现为颈肩痛，短期内加重，并向上肢放射。还可出现上肢麻木、感觉过敏、无力等症状。查体有颈部压痛、活动受限，上肢相应神经根性感觉异常，腱反射减弱或消失，臂丛牵拉试验阳性，压头试验阳性。

（2）脊髓型颈椎病：最严重，早期表现为四肢麻木无力，步态不稳，足尖拖地，踩棉花感，双手握力减弱，精细动作笨拙。病情加重可出现自下而上的上运动神经源性瘫痪。后期常有大小便功能障碍。查体可见四肢反射亢进，肌张力减退，躯体有感觉障碍平面，腹部反射、提睾反射和肛门反射减弱或消失。髌阵挛、踝阵挛及 Babinski 征阳性。

（3）椎动脉型颈椎病：是由椎动脉供血不足所致。眩晕为最常见的症状，转头和姿势改变时眩晕加重。常伴有头痛，视物模糊，耳鸣，听力下降，发音不清，共济失调，甚至猝倒。猝倒为特有的症状，站起来后可继续正常活动。

（4）交感神经型颈椎病：中年妇女多见，表现为偏头痛、多汗、视物模糊、眼球胀痛、耳鸣、听力下降、心动过速、血压升高等交感神经兴奋症状，也可出现流泪、头晕、眼花、心动过缓、血压下降等交感神经抑制症状。常有明确神经定位体征。

---

1. 腰椎间盘突出症的病因不包括

A. 腰椎间盘退行性变　　　　　　　　　B. 骨质疏松　　　　　　C. 妊娠

D. 损伤　　　　　　　　E. 遗传因素

2. 引起颈椎病的基本病因是

A. 颈椎间盘退行性变　　　　　　　　　B. 急性或慢性损伤

C. 先天性颈椎管狭窄　　　　D. 遗传因素

E. 妊娠

3. 最常见的颈椎病类型是

A. 中央型　　　　B. 交感神经型　　C. 脊神经根型　　D. 脊髓型　　　　E. 副交感神经型

答案： 1. B。2. A。3. C。

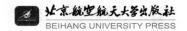

第 3 章　妇产科护理学

第1节　女性生殖系统解剖与生理

一、女性外生殖器

1. **外生殖器的范围**　外生殖器又称外阴，是女性生殖器官的外露部分，位于耻骨两股内侧间，前为耻骨联合，后为会阴。

2. **外生殖器**　由阴阜、大阴唇、小阴唇、阴蒂、阴道前庭组成。

（1）阴阜：青春期开始生长呈倒三角形的阴毛，为女性第二性征之一。

（2）大阴唇：含有丰富的血管、淋巴管和神经，故外阴受伤易形成血肿。

（3）小阴唇：位于大阴唇内侧的一对薄皱襞，表面湿润无毛，富含神经末梢，极敏感。

（4）阴蒂：位于两侧小阴唇顶端的联合处，有勃起功能，富含神经末梢，最为敏感。

（5）阴道前庭：为两侧小阴唇间的菱形区域，前为阴蒂，后为阴唇系带。前庭大腺（巴氏腺）位于大阴唇后部，向内开口于阴道前庭后方小阴唇与处女膜之间的沟内。感染时易致腺管口闭塞，形成脓肿或囊肿。

3. **会阴**　会阴又称会阴体，是指阴道口与肛门之间的楔形软组织，由皮肤、皮下脂肪、筋膜、部分肛提肌和会阴中心腱组成，厚3～4cm。妊娠后期可变软，有利于分娩。分娩时注意保护会阴，防止裂伤。如行会阴切开术，需剪开的肌肉由外向内分别是球海绵体肌、会阴深横肌和耻尾肌。

二、女性内生殖器

女性内生殖器位于真骨盆内，包括阴道、子宫、输卵管和卵巢。

1. **阴道**　位于真骨盆腔内，上宽下窄，为性交器官，也是月经血排出及胎儿娩出的通道。后壁与直肠贴近，前壁与膀胱、尿道相邻，下端开口于阴道前庭，上端环绕子宫颈形成阴道穹窿。阴道后穹窿最深，其顶端为直肠子宫陷凹，是盆腔最低点。当盆腔积液或积血，经后穹窿穿刺或引流可诊断和治疗疾病。阴道壁由黏膜、肌层和纤维构成，伸展性大，受性激素影响，有周期性变化。阴道壁富有静脉丛，损伤后易出血或形成血肿。阴道黏膜上皮为复层鳞状上皮（复层扁平上皮）。

2. **子宫**　位于盆腔中央，呈倒置梨形，站立时呈前倾前屈位，前与膀胱，后与直肠为邻，可发生周期性变化，能孕育胚胎、胎儿和产生月经。长7～8cm，宽4～5cm，厚2～3cm，重50g，容量为5ml。子宫上部较宽，称子宫体，其隆起顶部称子宫底。子宫体与子宫颈之间的最狭窄部分为子宫峡部，在非孕时长1cm。子宫内膜受性激素影响可发生周期性变化，其上皮为单层柱状上皮。宫颈黏膜无周期性剥落，其上皮为单层高柱状上皮。宫颈阴道部为复层鳞状上皮覆盖。宫颈外口鳞状上皮与柱状上皮交界处是宫颈癌的好发部位。子宫的正常位置依靠4对子宫韧带维持，分别是圆韧带、阔韧带、主韧带及宫骶韧带。圆韧带呈圆索状，起于两侧子宫角前面输卵管的稍下方，向前外侧走行达两侧骨盆壁，经腹股沟管终止于大阴唇前端。阔韧带为子宫体两侧的一对翼形双层腹膜皱襞，覆盖于子宫前后壁的腹膜从子宫体两侧起向外延伸达骨盆壁而成。主韧带又称子宫颈横韧带，位于

丁震医学教育 010-88453168
www.dzyxedu.com
北京航空航天大学出版社
BEIHANG UNIVERSITY PRESS

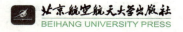

阔韧带的下部，横行于宫颈两侧和骨盆侧壁之间。其作用见表 3-1。

表3-1　子宫韧带的作用

子宫韧带	作　用
圆韧带	直接维持子宫前倾位
阔韧带	维持子宫在盆腔正中位
主韧带	固定子宫颈，防止子宫下垂
宫骶韧带	向后上方牵引子宫颈 间接维持子宫前倾位

　　3. 输卵管　为一对细长弯曲的肌性管道，内侧与子宫角相连，外侧游离，是受精场所和运送卵子、精子、受精卵的通道。输卵管长 8 ～ 14cm，由外向内分为伞部、壶腹部（正常受精的部位）、峡部及间质部。

　　4. 卵巢　位于子宫两侧，输卵管的后下方，借卵巢系膜与阔韧带相连，是产生、排出卵子和分泌性激素的性器官。青春期前表面光滑。青春期开始排卵后，表面逐渐凹凸不平。育龄期大小约 4cm×3cm×1cm，重 5 ～ 6g。绝经后萎缩变小、变硬。卵巢覆盖单层立方上皮，表面无腹膜，利于排卵，但卵巢癌易扩散。

　　5. 邻近器官　与尿道、膀胱、输尿管、直肠及阑尾相邻。

　　（1）尿道：位于阴道前、耻骨联合后，开口于阴道前庭。

　　（2）膀胱：位于子宫与耻骨联合之间。充盈的膀胱影响妇科检查，手术时易误伤，因此妇科检查和手术前必须排空膀胱。

　　（3）输尿管：从肾盂开始下行，距子宫颈旁约 2cm 处从子宫动脉后方穿过，向前进入膀胱。施行子宫及附件切除术时应避免损伤输尿管。

　　（4）直肠：前为子宫与阴道，后为骶骨。

　　（5）阑尾：位于右髂窝内，其位置、长短及粗细变异较大，下端有时可达右侧输卵管及卵巢位置。

三、骨盆

　　1. 骨盆　由骶骨、尾骨和左右 2 块髋骨组成。以耻骨联合上缘、髂耻缘及骶岬上缘连线为界，将骨盆分为假骨盆和真骨盆两部分。上部为假骨盆（大骨盆），下部为真骨盆（小骨盆）。真骨盆是胎儿娩出的骨产道。在骨盆关节与耻骨联合周围均有韧带附着，骶、尾骨与坐骨结节之间的韧带为骶结节韧带，骶、尾骨与坐骨棘之间的韧带为骶棘韧带。

　　2. 骨盆平面

　　（1）入口平面：为真假骨盆的交界面，呈横椭圆形。有 4 条径线，即入口前后径（11cm）、入口横径（13cm）、入口斜径（左、右各一，12.75cm）。

　　（2）中骨盆平面：最狭窄，呈纵椭圆形，前为耻骨联合下缘，两侧为坐骨棘，后为骶骨下部。有 2 条径线，即中骨盆前后径（11.5cm）、中骨盆横径（坐骨棘间径，10cm）。

　　（3）出口平面：有两个不在同一平面的三角形组成，其共同的底边为坐骨结节间径，即出口横径

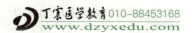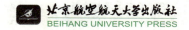

（9cm）。若出口横径稍短，但出口横径与出口后矢状径之和＞15cm，仍可阴道分娩。

3. **骨盆轴及骨盆倾斜度** 连接骨盆各平面中心点的假想轴线，称为骨盆轴（产轴）。此轴上段向下向后，中段向下，下段向下向前。骨盆倾斜度指妇女站立时骨盆入口平面与地平面形成的角度，一般为60°。骨盆倾斜度过大，常影响胎头衔接和娩出。

四、女性一生各阶段的生理特点

女性一生各阶段的生理特点见表3-2。

表3-2　女性各阶段的生理特点

女性各阶段	划分时间	生理特点
新生儿期	生后4周内	特殊生理变化短期自然消退
儿童期	出生4周～12岁	8岁前主要是身体生长发育 8岁后乳房和内、外生殖器发育
青春期	10～19岁	青春期是月经初潮至生殖器官发育成熟，月经初潮是青春期的标志 女性第二性征形成，开始出现月经，思想、情绪常不稳定
性成熟期	18岁开始，历时30年左右	周期性排卵和行经，生育活动最旺盛
绝经过渡期	40岁开始，历时10年左右	卵巢功能逐渐减退，失去周期性排卵能力，月经开始不规则，直至绝经，生殖器官开始萎缩
绝经后期	60岁以后进入老年期	卵巢功能进一步衰退、老化

五、卵巢的周期性变化及内分泌功能

1. **卵巢的周期性变化** 表现为卵泡的发育和成熟、排卵、黄体形成及黄体萎缩。进入青春期后，每个月经周期一般只有1个卵泡发育成熟。成熟卵泡逐渐向卵巢表面移动，破裂而出现排卵。排卵多发生在下次月经来潮前14天左右。排卵后，卵泡壁塌陷，卵泡膜血管破裂出血，血液流入腔内形成血体。残留的颗粒细胞变大，形成黄体。若卵子未受精，黄体在排卵后9～10天开始萎缩，成为白体。若卵子受精，黄体则转变为妊娠黄体，至妊娠3个月末才退化。

2. **卵巢分泌的激素** 雌激素孕激素的生理作用，见表3-3。

（1）雌激素：排卵前形成高峰，黄体萎缩时雌激素水平急剧下降，月经前达最低水平。

（2）孕激素：排卵后7～8天黄体成熟时，分泌量达最高峰，以后逐渐下降，至月经来潮时恢复到排卵前水平。

（3）雄激素：促使阴蒂、阴唇及阴阜的发育，促进阴毛、腋毛的生长。合成雌激素的前体，维持女性正常生育功能，维持第二性征。促进蛋白质合成，肌肉生长，骨骼发育。促进红细胞生成，促进血红蛋白及骨髓的红细胞增生。促进水、钠重吸收并保留钙质。

表3-3　雌激素与孕激素的生理作用

作用部位	雌激素	孕激素
子宫内膜	↑增殖变厚，异常增殖可引起子宫出血	↑由增生期转变为分泌期，利于受精卵着床
子宫平滑肌	↑对缩宫素的敏感性增强	↓对缩宫素的敏感性下降
宫颈黏液	↑促进分泌，变稀薄，利于精子穿透	↓分泌减少变黏稠，形成黏液栓，减少精子进入
阴道上皮	↑细胞增生角化，糖原增多，酸度增强	↓细胞角化消失，脱落加快
输卵管	↑促进肌层发育、上皮分泌和纤毛生长	↓抑制节律性收缩和纤毛生长
排卵	↑小剂量刺激促性腺激素，促进排卵 ↓大剂量减少促性腺激素，抑制排卵	↓抑制垂体黄体生成素，抑制排卵，可避孕
乳腺腺泡	↑小剂量促进增生，乳头、乳晕着色 ↓大剂量抑制催乳素，减少乳汁分泌	↑促进发育，为哺乳作准备
神经系统	促进神经细胞生长、分化、存活及再生，促进乙酰胆碱等神经递质合成	调节体温中枢，影响散热，基础体温升高；中枢抑制和催眠；增加通气，降低$PaCO_2$
代谢	水钠潴留，升高血压 增加骨骼钙盐沉着，促进骨骺愈合 升高甘油三酯，降低胆固醇和低密度脂蛋白，增加高密度脂蛋白，降低糖耐量	促进水钠排泄 促进蛋白质分解，增加尿素氮排泄 增加低密度脂蛋白 诱导肝药酶，促进药物代谢

六、子宫内膜的周期性变化

1. 子宫内膜周期性变化　以一个正常周期28天为例，子宫内膜变化可分为3期。

（1）增生期：月经周期第5～14天，子宫内膜的增生与修复在月经期已开始。

（2）分泌期：月经周期第15～28天，与卵巢周期中的黄体期对应。其中月经周期的第24～28天为月经前期。

（3）月经期：月经周期第1～4天，是雌激素、孕激素撤退的最后结果，由于激素水平下降，内膜螺旋小动脉收缩、痉挛，组织缺血缺氧进而坏死，内膜脱落，月经来潮。

2. 月经的周期性调节　通过下丘脑、垂体和卵巢的相互调节、相互影响，形成一个完整、协调的神经内分泌系统，称为下丘脑 - 垂体 - 卵巢轴。同时，雌孕激素对下丘脑 - 垂体产生正负反馈作用。

3. 月经的临床表现　月经指随卵巢周期性变化而出现的子宫内膜周期性脱落及出血。规律月经的出现是生殖功能成熟的重要标志。月经第一次来潮称初潮，两次月经第1天的间隔天数为月经周期，一般为21～35天，平均28天。每次月经持续时间称经期，一般为2～8天，平均4～6天。正常月经量为20～60ml，超过80ml为月经量过多。月经血呈暗红色、不凝。经期一般无特殊症状，不影响正常学习、生活和工作。

---

1. 不属于女性外生殖器的是

A. 阴阜　　　　　B. 阴蒂　　　　C. 阴道　　　　D. 大阴唇　　　　E. 阴道前庭

2. 外阴局部损伤易形成血肿的部位是

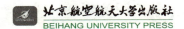

A. 阴阜　　　　　B. 小阴唇　　　　C. 大阴唇　　　　D. 阴蒂　　　　E. 阴道前庭

3. 正常成人子宫解剖特点是
A. 子宫长约 7 ～ 8cm，宽 4 ～ 5cm，厚 2 ～ 3cm
B. 子宫位于骨盆腔中央，坐骨棘以下
C. 宫体宫颈比例为 1 : 2
D. 子宫颈管呈椭圆形
E. 子宫下段长约 7cm

4. 关于女性生殖器官的解剖关系，<u>不正确</u>的是
A. 尿道位于阴道前，易发生泌尿系统感染
B. 膀胱位于子宫前方，充盈可妨碍盆腔检查
C. 输尿管在子宫动脉后下行并与之交叉，子宫手术时易造成损伤
D. 直肠下 2/3 与子宫后壁紧贴，分娩时易损伤直肠和肛管
E. 阑尾与右侧附件相邻，阑尾炎时可累及子宫附件

5. 从基底部穿过子宫动脉、静脉和输尿管的韧带是
A. 圆韧带　　　　B. 阔韧带　　　　C. 主韧带　　　　D. 宫骶韧带　　　　E. 漏斗韧带

6. 排卵一般发生在月经来潮前
A. 7 天　　　　B. 10 天　　　　C. 14 天　　　　D. 18 天　　　　E. 21 天

7. 使乳腺管增生的激素是
A. 雌激素　　　　　　　　B. 孕激素　　　　　　　　C. 雄激素
D. 胎盘生乳素　　　　　　E. 绒毛膜促性腺激素

8. 某女，34 岁。子宫内膜检查所见：腺体缩小，内膜水肿消失，螺旋小动脉痉挛性收缩，有坏死、内膜下血肿。护士根据检查结果判断该内膜为月经的
A. 月经期　　　　B. 增殖期　　　　C. 分泌早期　　　　D. 分泌期晚期　　　　E. 月经前期

答案：1. C。2. C。3. A。4. D。5. B。6. C。7. A。8. A。

第 2 节　妊娠期

一、妊娠生理

1. **妊娠**　成熟卵子受精是实际妊娠的开始，胎儿及其附属物自母体排出是妊娠的终止，一般为 40 周。

2. **受精与着床**　精子与卵子相遇于输卵管，结合形成受精卵的过程称为受精。受精发生在排卵后 12 小时内，整个受精过程约需 24 小时。晚期囊胚种植于子宫内膜的过程称受精卵着床。

3. **胎儿附属物形成与功能**　胎儿附属物指胎儿以外的组织，包括胎盘、胎膜、脐带和羊水，对维持胎儿生命和生长发育起重要作用。

（1）胎盘：由胎儿部分的羊膜、叶状绒毛膜和母体部分的底蜕膜共同构成，是母体与胎儿间进

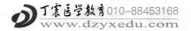
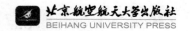

行物质交换的重要器官，于妊娠 6 ～ 7 周至 12 周末形成。胎盘是母儿唯一的结合体，具有物质交换、防御、合成及免疫等功能，胎盘合体滋养细胞合成多种激素、酶和细胞因子，对维持正常妊娠期具有重要作用。激素主要有蛋白、多肽和甾体激素。蛋白质激素有绒毛膜促性腺激素（hCG）和胎盘生乳素 HPL。甾体激素有雌激素和孕激素。

（2）胎膜：由绒毛膜（外层）和羊膜（内层）组成。绒毛膜发育过程中退化成平滑绒毛膜，妊娠晚期与羊膜紧贴，但可完全分开。羊膜可保持羊膜腔的完整性，具有保护胎儿、预防宫腔感染的作用，并参与维持羊水平衡和分娩的发动。

（3）脐带：是连接胎儿与胎盘的条索状组织，胚胎及胎儿借助脐带悬浮于羊水中。妊娠足月的脐带长 30 ～ 100cm。脐带内的血管包括 2 条脐动脉、1 条脐静脉。脐带是母体与胎儿气体交换、营养物质供应和代谢产物排出的重要通道。

（4）羊水：为充满于羊膜腔内的液体。妊娠期羊水量逐渐增加，足月时约 800 ～ 1000ml。妊娠早期羊水为无色澄清液体。足月妊娠羊水略浑浊，内含胎脂、上皮细胞及大量激素和酶。羊水的功能包括保护胎儿，使胎儿能够自由活动，避免受到挤压或发生粘连；保护母体，减少胎动所致的母体不适感；通过羊水检查可监测胎儿成熟度、性别及某些遗传性疾病；临产后前羊水囊扩张子宫颈口及阴道；破膜后羊水冲洗和润滑产道，减少感染的机会。

4. 胎儿的发育　以 4 周为一个孕龄单位。受精后 8 周的人胚称胚胎，为主要器官结构完全分化的时期。从受精第 9 周起称胎儿，为各器官进一步发育成熟的时期。胎儿发育的特征见表 3-4。

妊娠 20 周前：估算胎儿身长（cm）＝妊娠月数^2　估算胎儿体重（g）＝妊娠月数^3×2

妊娠 20 周后：估算胎儿身长（cm）＝妊娠月数 ×5　　估算胎儿体重（g）＝妊娠月数^3×3

表3-4　胎儿发育的特征

胎龄（周）	外形特征	大约身长（cm）	大约体重（g）
8周末	初具人形，内脏器官基本形成，B超可见胎心搏动		
12周末	胎儿外生殖器已发育，部分可辨出性别	9	20
16周末	部分孕妇可自觉胎动，外生殖器已可确定性别	16	110
20周末	临床可听到胎心音，出生后有心搏、呼吸、排尿及吞咽动作	25	320
28周末	出生后能啼哭及吞咽，但生活力弱。20～28周娩出者称有生机儿	35	1000
36周末	指甲已达指端，出生后能啼哭及吸吮，基本可成活	45	2500
40周末	外观丰满，皮肤粉红色。男性胎儿睾丸降至阴囊，女性胎儿大、小阴唇发育良好。出生后哭声响亮，吸吮能力强，能很好成活	50	3400

5. 胎儿的生理特点

（1）循环系统：来自胎盘的血液经胎儿腹前壁进入体内。进入右心房的下腔静脉血是混合血，有来自脐静脉含氧较高的血，也有来自下肢及腹、盆腔脏器的静脉血，以前者为主。

（2）血液系统：在受精后 3 周末，主要由卵黄囊生成红细胞。妊娠 10 周，肝脏是红细胞的主要

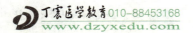
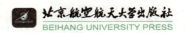

生成器官，以后骨髓、脾逐渐有造血功能。妊娠足月时，约90%红细胞由骨髓产生。

（3）呼吸系统：是由母儿血液在胎盘进行气体交换完成的，胎盘代替了肺脏功能。

（4）消化系统：妊娠11周小肠有蠕动，妊娠16周胃肠功能已建立，胎儿能吞咽羊水，吸收水分、葡萄糖、氨基酸等可溶性营养物质。

（5）泌尿系统：妊娠11～14周胎儿肾已有排尿功能。

（6）内分泌系统：甲状腺是胎儿最早发育的内分泌腺，于妊娠第6周开始发育。

二、妊娠期母体变化

1. 生理变化

（1）生殖系统变化：包括子宫、输卵管、卵巢、阴道及外阴变化，其中子宫是妊娠期变化最大的器官。妊娠后，子宫体增大变软，妊娠12周超出盆腔，在耻骨联合上方可触及宫底。子宫峡部在妊娠后逐渐拉长变薄，形成子宫下段，成为软产道的一部分。子宫颈在早期充血、水肿、变软，呈紫蓝色。宫颈黏液分泌增多，形成黏液栓，保护宫腔免受外来致病菌侵袭。输卵管伸长。卵巢略增大，停止排卵。阴道黏膜变软着色、皱襞增多，伸展性增加，阴道脱落细胞及分泌物增多。外阴充血，大、小阴唇着色，结缔组织松软，伸展性增加。停经是最早、最重要的症状。

（2）乳腺：妊娠早期乳房开始增大、充血，孕妇自觉乳房胀痛。乳头、乳晕着色。乳晕处皮脂腺肥大隆起，称蒙氏结节。妊娠晚期挤压乳房时，可有少量黄色液体溢出，称初乳。

（3）血液循环系统：妊娠期血容量于6～8周开始增加，至妊娠32～34周达高峰，增加40%～45%，约1500ml，产后2～3周血容量恢复至未孕状态。血沉增快，血浆增加多于红细胞增加，血液相对稀释，出现生理性贫血。在妊娠32～34周、分娩期及产褥期最初3天，因心脏负荷较重，易发生心力衰竭，产后2～3周血容量恢复至未孕状态。妊娠末期易出现下肢及外阴静脉曲张、仰卧位低血压综合征。

（4）泌尿系统：妊娠早期膀胱受增大子宫的压迫，可出现尿频。妊娠12周以后，子宫体高出盆腔，尿频症状消失。妊娠晚期胎头入盆后，孕妇会再次出现尿频甚至尿失禁。妊娠期受孕激素影响，泌尿系统平滑肌张力降低，肾盂及输尿管轻度扩张，且右侧输尿管常受右旋妊娠子宫的压迫，可致肾盂积水。因此孕妇易患急性肾盂肾炎，并以右侧居多。孕期肾血浆流量与肾小球滤过率均增加，二者受体位的影响，孕妇仰卧位时尿量增加，夜尿量多于日尿量。

（5）体重：妊娠13周后平均每周增加350g，至足月时平均增加12.5kg。

2. 心理变化 孕妇常见的心理反应有惊讶和震惊、矛盾接受、情绪波动及内省，可出现筑巢反应。妊娠期良好的心理适应有利于产后亲子关系的建立及母亲角色的完善。

三、胎产式、胎先露、胎方位

1. 胎产式 胎体纵轴与母体纵轴的关系称胎产式。两轴平行称为纵产式，占妊娠足月分娩产式总数的99.75%；两轴垂直称为横产式；两者交叉称为斜产式。正常胎产式为纵产式。

2. 胎先露 最先进入骨盆入口的胎儿部分称胎先露。纵产式有头先露、臀先露，横产式有肩先露。头先露因胎头屈伸程度不同分为枕先露、前囟先露、额先露及面先露，以枕先露最常见。

3. 胎方位 胎儿先露部的指示点与母体骨盆间的关系称为胎方位，简称胎位。枕先露以枕骨、面先露以额骨、臀先露以骶骨、肩先露以肩胛骨为指示点。根据指示点与母体骨盆入口左、右、前、后、横的关系而有不同的胎位。其中，枕左前位和枕右前位为正常胎方位。

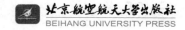

四、产前检查

1. 产前检查频率　妊娠 6 ～ 13 周末、14 ～ 19 周末各查 1 次；妊娠 20 ～ 36 周，每 4 周检查 1 次；37 ～ 41 周，每周查 1 次；有高危因素者，酌情增加检查次数。

2. 推算预产期　自末次月经第 1 天算起，月数减 3（或加 9），日数加 7（农历日数加 15）。

3. 全身检查　观察发育、营养、精神状态、身高及步态。测量体重和血压。检查乳房、心肺功能等。

4. 产科检查方法

（1）腹部检查

①视诊：观察腹部外形、大小及皮肤情况。

②触诊：孕妇平卧于检查床上，腹部暴露，双腿屈曲，检查者站在孕妇右侧。测量前要求排空膀胱。宫底高度是从宫底到耻骨联合上缘中点的弧形长度。腹围是平脐或腹最膨隆处绕腹一周的长度。运用四步触诊法，了解胎先露、胎方位、胎儿大小及胎先露是否衔接等情况。

③听诊：胎心音多在孕妇腹壁的胎背侧听得最清楚。枕先露时在脐下方右（左）侧，臀先露时在脐上方右（左）侧，肩先露时在靠近脐部下方。

（2）骨盆外测量：可间接判断骨盆大小及形态。髂棘间径（23 ～ 26cm）、髂嵴间径（25 ～ 28cm）、骶耻外径（18 ～ 20cm）、坐骨结节间径（出口横径，8.5 ～ 9.5cm，平均 9cm）、耻骨弓角度（90°）。

（3）骨盆内测量：对角径（骶耻内径，12.5 ～ 13cm，减去 1.5 ～ 2cm 为入口前后径）、坐骨棘间径（中骨盆横径，10cm）。

---

1. 正常的受精部位在

A. 子宫角　　　　　　　　　　B. 子宫体　　　　　　　　　　C. 阴道穹窿

D. 输卵管壶腹部　　　　　　　E. 输卵管间质部

2. 护士见习正常阴道分娩，护士讲解脐带结构正确的是

A. 2 条动脉，2 条静脉　　　　B. 1 条动脉，2 条静脉

C. 2 条动脉，1 条静脉　　　　D. 静脉较细但壁厚

E. 动脉较粗但壁薄

3. 通过胎盘，胎儿从母体获得的免疫球蛋白是

A. 分泌型 IgA　　B. IgM　　C. γ - 球蛋白　　D. IgG　　E. IgE

4. 受精卵着床后的子宫内膜称

A. 增生期子宫内膜　　　　　　B. 分泌期子宫内膜　　　　　　C. 羊膜

D. 蜕膜　　　　　　　　　　　E. 绒毛膜

5. 羊水量最多是在妊娠的

A. 40 周以上　　　　　　　　　B. 20 ～ 24 周　　　　　　　　C. 28 ～ 30 周

D. 32 ～ 34 周　　　　　　　　　E. 36 ～ 38 周

6. 胎盘的描述，正确的是

A. 于妊娠 8 周开始形成　　　　B. 于妊娠 12 周基本形成　　　　C. 其胎儿面粗糙

D. 其母体面光滑　　　　　　　E. 足月时重约 1000g

答案：1. D。2. C。3. D。4. D。5. E。6. B。

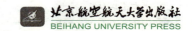

第3节　分娩期

一、影响分娩的因素

1. **产力**　包括子宫收缩力、腹肌和膈肌收缩力及肛提肌收缩力。产力的作用时间和特点见表3-5。其中子宫收缩力是临产后的主要产力，又称宫缩。

表3-5　产力的作用时间和特点

产　力	作用时间	特　点
子宫收缩力	贯穿于分娩的全程	临产后节律性、对称性、极性及缩复作用
腹肌和膈肌收缩力	第二产程	重要辅助力
	第三产程	促使胎盘娩出
肛提肌收缩力	第二产程	协助胎先露在骨盆腔内完成内旋转及仰伸
	第三产程	协助胎盘娩出

（1）节律性：持续 30 秒以上，间歇 5～6 分钟，是临产的重要标志之一。

（2）对称性：从两侧宫角发动宫缩的同时向内腔扩散。

（3）极性：宫缩以宫底最强、最持久，子宫下段最弱。

（4）缩复作用：宫缩时肌纤维缩短变宽，舒张时不恢复到原状。

2. **产道**

（1）骨产道：指真骨盆，在分娩过程中几乎无变化，但其大小、形状与分娩是否顺利关系密切。

（2）软产道：是由子宫下段、子宫颈、阴道及骨盆底软组织组成的弯曲通道。子宫下段形成生理性缩复环，自腹部不易见到。宫颈管消失，宫口扩张。阴道外口开向前上方，腔道加宽，肛提肌变薄，分娩时如会阴保护不当，容易造成裂伤。

3. **胎儿**

（1）胎儿大小：胎头是胎体最大部分，也是胎儿通过产道最困难的部分。胎头由额骨、顶骨、颞骨各 2 块及枕骨 1 块构成。胎头径线包括双顶径（9.3cm，胎头最大横径）、枕下前囟径（9.5cm）、枕额径（11.3cm）、枕颏径（13.3cm）。

（2）胎位：矢状缝和囟门是确定胎位的重要标志。

（3）胎儿畸形：胎儿某一部分发育异常，如脑积水、连体儿等。

4. **精神心理状态**　分娩对产妇是一种持久而强烈的应激源。产妇的情绪变化会使机体产生一系列变化，如心率加快、呼吸急促、肺内气体交换不足，致使宫缩乏力、产程延长、胎儿窘迫。在分娩过程中，医护人员应耐心安慰产妇，告知其分娩是生理过程，缓解产妇焦虑和恐惧情绪，顺利进行分娩。

二、正常分娩

枕先露的分娩机制指胎儿先露部随骨盆各平面的不同形态，被动地进行一系列适应性转动，以其最小径线通过产道的过程。临床以枕左前位最常见，故以枕左前位为例阐述分娩机制。

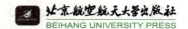

1. **衔接**　胎头双顶径进入骨盆入口平面，胎头最低点接近或达到坐骨棘水平，称为衔接。初产妇多在预产期前 1～2 周、经产妇多在分娩开始后胎头衔接。

2. **下降**　是胎儿娩出的首要条件，贯穿于分娩的全过程。临床上将胎头下降程度作为判断产程进展的重要标志。

3. **俯屈**　胎头遇到肛提肌的阻力，由枕额径变成枕下前囟径。

4. **内旋转**　胎头为适应中骨盆，枕部向前旋转 45°，使矢状缝与中骨盆及骨盆出口前后径相一致，于第一产程末完成。

5. **仰伸**　胎头枕骨下部到达耻骨联合下缘时，以耻骨弓为支点，胎头逐渐仰伸。

6. **复位**　胎头娩出后，枕部顺时针旋转 45° 以恢复与胎肩的正常关系。

7. **外旋转**　胎儿双肩径转成与出口前后径相一致的方向，胎头枕部在外随之顺时针旋转 45°，以保持头肩的正常关系。

8. **胎儿娩出**

---

1. 临产后的主要产力是

A. 腹肌收缩力　　　　　　　B. 膈肌收缩力　　　　　　　C. 肛提肌收缩力

D. 子宫收缩力　　　　　　　E. 阴道收缩力

2. 胎头旋转，使其矢状缝与中骨盆及骨盆出口前后径相一致的动作发生在

A. 规律宫缩开始　　　　　　B. 第一产程中　　　　　　　C. 第一产程末

D. 第二产程开始　　　　　　E. 第二产程末

3. 贯穿整个分娩过程的主要产力是

A. 腰肌收缩力　　　　　　　B. 膈肌收缩力　　　　　　　C. 子宫收缩力

D. 产妇向下屏气　　　　　　E. 盆腔肌肉收缩力

4. 胎先露完成内旋转需依靠

A. 子宫收缩力　　　　　　　B. 膈肌收缩力　　　　　　　C. 肛提肌收缩力

D. 腹压　　　　　　　　　　E. 腰肌收缩力

5. 临产后正常的子宫收缩特点不包括

A. 节律性　　　B. 对称性　　　C. 极性　　　D. 持久性　　　E. 缩复作用

6. 正常初产妇胎头衔接多数发生在预产期前

A. 1～2 天　　　　　　　　B. 2～3 天　　　　　　　　C. 7～14 天

D. 14～21 天　　　　　　　E. 21～28 天

7. 在分娩过程中，枕左前位胎头入盆衔接的径线是

A. 小斜径　　　B. 大斜径　　　C. 双顶径　　　D. 双颞径　　　E. 枕颏径

答案： 1. D。2. C。3. C。4. C。5. D。6. C。7. C。

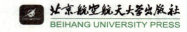

第4节　产褥期

一、产褥期母体变化

从胎盘娩出至产妇全身各器官（除乳腺外）恢复或接近正常未孕状态所需的一段时间，称产褥期，一般为6周（42天）。

1. 生殖系统　产褥期生殖系统的改变最显著，其中又以子宫变化最大（表3-6）。

表3-6　产褥期生殖系统变化

部　位		生理变化
子　宫	子宫体肌纤维缩复	肌纤维不断缩复，子宫体逐渐缩小，产后10天子宫降至骨盆腔内，产后6周恢复正常
	子宫内膜再生	胎盘附着部位完全修复需6周，未附着部位需3周
	子宫颈复原及子宫下段	产后1周宫颈内口关闭，宫颈管复原，产后4周宫颈恢复至未孕形态
阴　道		产后3周阴道黏膜皱襞复现，但6周不能恢复到未孕状态
外　阴		产后外阴轻度水肿，2～3天可自行消退
盆底组织		坚持产后健身操，盆底组织有可能恢复或接近未孕状态

2. 乳房变化　主要变化是泌乳。产后7天内分泌的乳汁称初乳，富含蛋白质。产后7～14天分泌的乳汁称过渡乳。产后14天以后分泌的乳汁称成熟乳，蛋白质含量减少，脂肪和乳糖增多。母乳中含有大量免疫蛋白，其中，IgA可保护新生儿的胃肠系统。

3. 血液循环系统　产后72小时内，尤其是产后24小时，循环血量增加，心脏负担加重，心脏病产妇易诱发心力衰竭。产后2～3周血容量恢复至未孕状态。产褥早期血液仍处于高凝状态，以减少产后出血。

4. 消化系统　产后1～2天常口渴，食欲缺乏。因缺少运动，肠蠕动减慢，易发生便秘和肠胀气。

5. 泌尿系统　分娩中膀胱受压，肌张力下降，会阴疼痛，不习惯床上排尿等，易致尿潴留。

6. 内分泌系统　不哺乳者产后6～10周月经复潮，产后10周恢复排卵。哺乳者月经复潮延迟，产后4～6个月恢复排卵。但哺乳者首次月经来潮前多有排卵，故未见月经来潮，却有受孕的可能。

7. 腹壁　妊娠期下腹正中线色素沉着消退，紫红色妊娠纹变为银白色。腹壁紧张度需6～8周恢复。

二、母乳喂养

1. 母乳喂养喂哺简单方便，不易污染，母乳中所含的各种营养物质最有利于婴儿的消化吸收，而且随着婴儿生长发育的需要，母乳的质和量发生相应的改变。

2. 母乳中含有多种免疫活性细胞和丰富的免疫球蛋白，可以增强婴儿免疫力。

3. 母乳喂养增加了婴儿与母亲皮肤接触的机会，有助于母婴间的情感联系，对婴儿建立健康的心理具有更重要的作用。

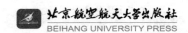

1. 患者，26 岁。G_1P_1。产后第 1 天，自己在腹部触及子宫，呈球型，质硬，询问护士是否正常，护士在讲解关于子宫复旧过程时正确的是
A. 产后第 1 天宫底在脐上 2 横指　　　B. 产后第 1 天宫底在脐上 1 横指
C. 产后第 1 天宫底脐平　　　　　　　D. 产后第 1 天宫底在脐下 1 横指
E. 产后第 1 天宫底在脐下 2 横指

2. 产褥期变化最大的器官是
A. 乳房　　　B. 外阴　　　C. 阴道　　　D. 子宫　　　E. 输卵管

3. 正常产褥期一般为
A. 2 周　　　B. 4 周　　　C. 6 周　　　D. 8 周　　　E. 10 周

答案：1. C。2. D。3. C。

第5节　新生儿保健

一、正常新生儿的生理解剖特点与护理

正常足月新生儿是指胎龄 ≥ 37 周并 < 42 周，出生体重 ≥ 2500 并 < 4000g 无畸形或疾病的活产婴儿。新生儿期是从胎儿出生后到满 28 天的一段时间。

1. 正常新生儿的特点

（1）外观特点：正常新生儿与早产儿的特点鉴别见表 3-7。

表3-7　正常足月儿与早产儿的外观特点鉴别

	正常足月儿	早产儿
哭　声	响亮	轻弱
皮　肤	红润，胎毛少	红嫩，胎毛多
头　发	分条清楚	细而乱
耳　廓	软骨发育好，轮廓清楚	软骨发育不好，轮廓不清
指（趾）甲	达到或超过指（趾）尖	未达到指（趾）尖
足　纹	遍及整个足底	足底纹少，足跟光滑
肌张力	四肢屈曲	颈肌软弱，四肢肌张力低下
乳　房	乳晕清晰，结节>4mm	乳晕不清，无结节或结节<4mm
外生殖器	男婴睾丸降至阴囊 女婴大阴唇可覆盖小阴唇	男婴睾丸未降或未全降 女婴大阴唇不能遮盖小阴唇

（2）呼吸系统：呼吸节律不规则，较表浅，40～45 次／分，以腹式呼吸为主。

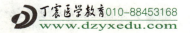
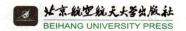

（3）循环系统：心率 100 ～ 150 次 / 分，波动范围较大。足月儿血压平均 70/50mmHg。因血液多分布于躯干和内脏，四肢易出现冰冷及发绀。

（4）消化系统：胃呈水平位，贲门括约肌松弛，幽门括约肌较紧张，易发生溢乳。出生后10 ～ 12 小时开始排出墨绿色胎粪，2 ～ 3 天可排完。若 24 小时仍不排胎便，应检查是否有消化道畸形。足月新生儿出生时已具有较好吸吮和吞咽功能。新生儿及婴幼儿口腔黏膜薄嫩，血管丰富，唾液腺发育不够完善，易受损伤和感染。3 ～ 4 个月涎液分泌开始增多，而婴儿口底浅，不能吞咽所分泌的全部唾液，常发生生理性流涎。

（5）血液系统：出生时红细胞数和血红蛋白量高，以后逐渐下降。白细胞计数较高，3 天后明显下降。胎儿肝脏维生素 K 储存量少，凝血因子活性低，出生后需常规注射维生素 K_1。

（6）泌尿系统：出生后 24 小时内排尿，如生后 48 小时仍无尿，需要查找原因。肾小球滤过率低，易出现脱水或水肿。肾脏排磷功能较差，易致低钙血症。

（7）神经系统：新生儿脑相对大，大脑皮质兴奋性低，睡眠时间长。出生时已具有觅食反射、吸吮反射、握持反射、拥抱反射等原始反射。正常情况下，上述反射生后数月可自然消失。若新生儿期反射减弱、消失或数月后仍存在，提示有神经系统疾病。

（8）免疫系统：特异性免疫能力不足，但可通过胎盘从母体获得 IgG，因此新生儿不易感染某些传染病。而 IgA 和 IgM 不能通过胎盘，故易患呼吸道、消化道感染。

（9）能量和体液代谢：新生儿基础热量消耗为 105kJ/kg，每天总热量需 418 ～ 502kJ/kg。液体需要量与体重、日龄有关。患病时易发生代谢性酸中毒，需及时纠正。

（10）体温调节：体温调节中枢发育不完善，皮下脂肪薄，体表面积相对较大，易散热。室温过低时依靠棕色脂肪产热，产热量相对不足，易发生低体温或寒冷损伤综合征。室温过高、进水少及散热不足，可致体温增高，引起脱水热。

2. 新生儿的特殊生理状态

（1）生理性黄疸：足月儿生后 2 ～ 3 天出现黄疸，4 ～ 5 天达高峰，5 ～ 7 天消退，最迟不超过 2 周。小儿一般情况良好，食欲正常。

（2）生理性体重下降：新生儿出生数日内，因失水较多和胎粪排出导致体重下降，出生后 3 ～ 4天最低，但不超过 10%（一般 3% ～ 9%），出生后 10 天左右恢复出生体重。

（3）假月经：少数女婴出生后 5 ～ 7 天有少量阴道血性分泌物，可持续 1 周，因出生后母体雌激素突然中断引起，一般无须处理。

（4）乳腺肿大：男、女新生儿在出生后 4 ～ 7 天均可出现，如蚕豆或核桃大小，切勿挤压，防止感染。多于 2 ～ 3 周消退，无须特殊处理。

（5）"马牙"和"螳螂嘴"：新生儿上腭中线和牙龈切缘上常有黄白色、米粒大小的斑点，是上皮细胞堆积或黏液腺分泌物积留所致，称为"马牙"，出生后数周自行消退。新生儿两颊部有脂肪垫，称为"螳螂嘴"，对吸乳有利。两者均属正常现象，不可挑破，以免发生感染。

二、婴儿抚触

婴儿抚触是抚触者用双手有技巧地对婴儿皮肤各部位进行的有序抚摸。婴儿抚触的目的包括：

1. 促进胃液的释放，加快婴儿对食物的消化、吸收。
2. 促进新生儿神经系统的发育。
3. 增加和改善婴儿的睡眠，稳定情绪。
4. 促进婴儿血液循环及皮肤的新陈代谢。

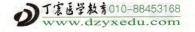 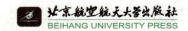

5. 促进婴儿免疫系统的完善，提高免疫力。

6. 促进母子感情交流。

---

1. 婴儿开始出现生理性流涎常在生后

A. 1 ～ 2 个月　　　　　　　　B. 3 ～ 4 个月　　　　　　　　C. 5 ～ 6 个月

D. 7 ～ 8 个月　　　　　　　　E. 9 ～ 10 个月

2. 正常足月新生儿出现生理性黄疸的时间是出生

A. 24 小时内　　　　　　　　B. 24 ～ 48 小时　　　　　　　C. 2 ～ 3 天后

D. 4 天后　　　　　　　　　　E. 5 天后

答案：1. B。2. C。

第 6 节　胎儿宫内窘迫及新生儿窒息的护理

一、胎儿宫内窘迫

胎儿宫内窘迫是指胎儿在子宫内有缺氧征象，危及胎儿健康和生命的综合症状。可分为急性和慢性两种。急性的主要发生在分娩期，慢性的多发生在妊娠后期。

1. **病因**　母体因素（母体缺氧）、胎儿因素及脐带胎盘因素。

2. **病理**　胎儿宫内窘迫的基本病理变化是缺血、缺氧引起的一系列变化。缺氧早期机体通过减少胎盘和自身耗氧量代偿，胎儿通过减少对肾与下肢供血等方式来保证心、脑血流量，胎心监护会出现短暂且重复的晚期减速。若持续缺氧，由于乳酸堆积，会加重胎儿脑及心肌的损害。缺氧严重还会引起吸入性肺炎等严重并发症。

二、新生儿窒息

新生儿窒息是指胎儿娩出后 1 分钟仅有心搏，无自主呼吸或未建立规律呼吸的缺氧状态，而导致低氧血症、高碳酸血症、代谢性酸中毒及全身多脏器损伤，是新生儿死亡及伤残的重要原因之一。病因包括：

1. **母体因素**　慢性或严重疾病，妊娠并发症，孕母吸毒、吸烟，年龄＞ 35 岁或＜ 16 岁。

2. **胎盘因素**　前置胎盘、胎盘早剥、胎盘老化等。

3. **脐带因素**　脐带脱垂、绕颈、打结等。

4. **胎儿因素**　早产儿，巨大儿，先天性畸形，宫内感染，呼吸道阻塞如吸入羊水、胎粪等。

5. **分娩因素**　难产，产钳术，产程中药物使用不当等。

---

1. 新生儿窒息，如缺氧持续存在，可导致

A. 呼吸性酸中毒　　　　　　　B. 呼吸性碱中毒　　　　　　　C. 代谢性酸中毒

D. 代谢性碱中毒　　　　　　　E. 高钾血症

2. 某孕妇，28 岁。妊娠 42 周，无临产迹象就诊。查体：宫高 32cm，枕左前位，胎头已衔接，

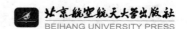

胎心率 120 次 / 分，进行缩宫素激惹试验，宫缩时重复出现晚期减速。应考虑的病因是

A．羊水过少 　　　　　　B．胎盘缺乏硫酸酯酶 　　　　　C．宫缩时脐带受压

D．宫缩时胎头受压 　　　 E．胎儿缺氧

3．初产妇，25 岁，孕 37^{+2} 周。妊娠期高血压疾病，临产 3 小时，出现胎儿窘迫，其原因为

A．脐带血运受阻 　　　　　B．胎盘老化

C．子宫胎盘血管病变 　　　D．胎儿先天性心脏病

E．羊水栓塞

答案：1．C。2．E。3．C。

第7节　妊娠期并发症

一、流　产

妊娠不足 28 周，胎儿体重不足 1000g 而终止妊娠者，称为流产。发生在妊娠 12 周前者为早期流产；发生在 12 周至不足 28 周者为晚期流产。病因包括：

1．**胚胎因素**　基因异常（染色体异常）是早期流产最常见的原因。

2．**母体因素**　全身性疾病、生殖器官异常、内分泌异常、免疫功能异常、强烈应激及不良习惯等。

3．**胎盘因素**　滋养细胞发育和功能不全、前置胎盘、胎盘早剥等。

4．**环境因素**　过多接触放射性和有害化学物质。

二、异位妊娠

受精卵在子宫体腔以外着床发育称异位妊娠，习称宫外孕。根据受精卵种植部位的不同，可分为输卵管妊娠、卵巢妊娠、腹腔妊娠、阔韧带妊娠及宫颈妊娠，以输卵管妊娠最常见。

1．**病因**

（1）输卵管炎症是引起输卵管妊娠的主要原因。

（2）输卵管发育不良或功能异常。

（3）输卵管妊娠史或手术史。

（4）辅助生殖技术。

（5）避孕失败。

（6）其他：输卵管周围肿瘤，盆腔子宫内膜异位等。

2．**输卵管妊娠的特点**　输卵管妊娠的发病部位以壶腹部最多见，其次为峡部、伞部，间质部较少见。

（1）输卵管妊娠流产：多见于妊娠 8 ～ 12 周的壶腹部妊娠。胚泡常向管腔内突出，突破包膜与管壁分离后，妊娠物经由伞端排入腹腔。其出血的量及持续时间与输卵管壁上的残留滋养细胞多少有关。

（2）输卵管妊娠破裂：多见于妊娠 6 周左右的峡部妊娠。绒毛侵蚀管壁的肌层及浆膜，最终导致输卵管破裂。可发生大量腹腔内出血，造成休克。也可反复出血，形成积血和血肿。

（3）陈旧性宫外孕。

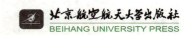

（4）继发性腹腔妊娠。

3. **子宫的变化**　停经，子宫增大变软，子宫内膜发生蜕膜样变。

三、妊娠期高血压疾病

妊娠期高血压疾病是妊娠 20 周以后出现以高血压、水肿、蛋白尿为特征性临床表现的综合征，分娩后随即消失。基本病变为全身小动脉痉挛。

四、前置胎盘

孕 28 周后若胎盘附着于子宫下段，下缘达到或覆盖宫颈内口，其位置低于胎先露部，称前置胎盘。前置胎盘是妊娠晚期阴道出血最常见的原因，多见于经产妇及多产妇，多由于多次流产刮宫、高龄孕产导致，病因包括子宫内膜病变或损伤；胎盘面积过大或形状异常；受精卵滋养层发育迟缓及宫腔形态异常等。

五、胎盘早期剥离

妊娠 20 周后或分娩期，正常位置的胎盘在胎儿娩出前，部分或全部从子宫壁剥离，称为胎盘早期剥离，简称胎盘早剥。

1. **病因**　妊娠期高血压疾病最常见；宫腔内压力骤减如胎膜早破，或双胎妊娠娩出第一个胎儿后；机械性因素如腹部外伤、脐带缠绕；高龄孕妇、经产妇、吸烟及子宫肌瘤等。

2. **病理**　主要病理改变是底蜕膜层出血并形成血肿，使胎盘自附着处分离。

六、早　产

早产指妊娠满 28 周至不足 37 周之间分娩者或新生儿出生体重 1000 ～ 2499 克。病因包括：

1. **孕妇因素**　孕妇合并子宫畸形、急慢性疾病、妊娠并发症、不良行为及精神刺激等。

2. **胎儿及胎盘因素**　胎膜早破、绒毛膜羊膜炎最常见。此外，前置胎盘、胎盘早剥、胎儿畸形、羊水过多及多胎妊娠等也可致早产。

七、过期妊娠

平时月经规律，妊娠达到或超过 42 周（≥ 294 天）尚未分娩者为过期妊娠，是胎儿宫内窘迫、胎粪吸入综合征、新生儿窒息、成熟障碍综合征、巨大儿及难产等的重要原因。

1. **病因**

（1）雌、孕激素比例失调。

（2）子宫收缩刺激机制反射减弱，如头盆不对称、胎儿过大及胎位异常等。

（3）胎儿畸形。

（4）遗传因素。

2. **病理**

（1）胎盘及胎儿：胎盘功能正常，仅重量略有增加，维持胎儿正常生长，部分发育成巨大儿。胎盘功能减退，胎儿发育停滞，出现胎儿过熟综合征，生长受限。

（2）羊水：迅速减少，污染率明显增高。

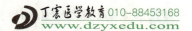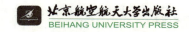

八、羊水量异常

（一）羊水量过多

妊娠期间羊水量超过 2000ml，称为羊水过多。病因包括：

1. 胎儿疾病，如胎儿畸形（神经系统和消化道畸形最多见）、胎儿肿瘤、代谢性疾病等。
2. 多胎妊娠。
3. 脐带胎盘病变。
4. 妊娠合并症，如妊娠期糖尿病、母儿血型不合、妊娠期高血压疾病及严重贫血等。
5. 特发性羊水过多。

（二）羊水量过少

妊娠晚期至足月时羊水量少于 300ml，称为羊水过少。病因包括胎儿畸形，以泌尿系统畸形多见；胎盘功能减退；羊膜病变；母体因素及胎膜早破等。

1. 流产最主要的原因是
A. 染色体异常　　　　　　B. 内分泌失调　　　　　　C. 生殖器异常
D. 外界不良因素　　　　　E. 免疫因素

2. 输卵管妊娠最常见的原因是
A. 放置宫内节育器　　　　B. 输卵管结扎术后　　　　C. 受精卵游走
D. 输卵管炎症　　　　　　E. 输卵管发育不良

3. 患者，36 岁。主诉停经 42 天，阴道不规则出血 10 天，下腹胀痛 1 天就诊。妇科检查：阴道指检发现后穹饱满，并有触痛，后穹窿穿刺抽出不凝血 5ml，尿妊娠试验（+），其可能的病因是
A. 输卵管炎　　B. 盆腔炎　　C. 宫颈炎　　D. 阴道炎　　E. 外阴炎

4. 初孕妇，妊娠 28 周。近日自感头晕、头痛，产检时发现血压 158/110mmHg，尿蛋白（++），水肿（++），诊断为子痫前期重度。其基本的病理变化是
A. 水肿　　　　　　　　　B. 蛋白尿　　　　　　　　C. 高血压
D. 全身小动脉痉挛　　　　E. 宫腔内张力过高

答案：1. A。2. D。3. A。4. D。

第8节　妊娠期合并症

一、心脏病

妊娠期、分娩期及产褥期均可使心脏病患者的心脏负担加重而诱发心力衰竭。妊娠 32～34 周、分娩期及产后 3 天是心脏负担最重的时间，极易诱发心力衰竭和心律失常。心脏病与妊娠的相互影响包括：

1. **妊娠期对心脏病的影响**　妊娠 6 周后血容量逐渐增加，至 32～34 周达高峰，心排血量增加，

心率增快，易导致心力衰竭。

2. 分娩期对心脏病的影响 产妇血流动力学变化最显著，热量及氧消耗增加，是心脏负担最重的时期（表 3-8）。

表3-8 分娩期对心脏病的影响

产 程	血流动力学变化	对心脏病的影响
第一产程	宫缩使血液挤入周围循环，增加外周阻力和回心血量，增加心排血量	加重心脏负担
第二产程	宫缩加强，产妇屏气，腹压升高，能使内脏血液涌入心脏，肺循环压力增加	心脏负担最重，最易发生心力衰竭
第三产程	胎儿娩出后，腹压骤减，大量血液流向内脏，回心血量急剧减少；胎盘娩出后，胎盘循环停止，子宫进一步收缩使大量血液进入体循环，回心血量急剧增加	易发生心力衰竭

3. 产褥期对心脏病的影响 产后 3 天内，子宫收缩使大量血液进入体循环，妊娠期组织间隙内潴留的大量液体也回到体循环，仍应警惕心力衰竭的发生。

4. 心脏病对妊娠的影响 心脏病不影响受孕。但心功能不全者早产、流产、宫内发育迟缓、胎儿宫内窘迫、胎死宫内及新生儿窒息的发生率明显增高。

二、病毒性肝炎

病毒性肝炎是由多种病毒引起的以肝脏病变为主的传染性疾病。乙型病毒性肝炎在妊娠期更容易进展为重型肝炎，是我国孕产妇死亡的主要原因之一。病毒性肝炎与妊娠的相互影响包括：

1. 妊娠本身不增加对肝炎病毒的易感性，但因妊娠期基础代谢率高，营养物质消耗增多，肝内糖原储备降低，体内营养物质相对不足，蛋白质缺乏，使肝脏抗病能力降低。加之妊娠期大量雌激素需在肝内灭活，并妨碍肝脏对脂肪的转运和胆汁的排泄；胎儿代谢产物需经母体肝内解毒；分娩时体力消耗、缺氧，酸性代谢物质产生增多以及产后失血等因素使肝脏的负担增加，导致病毒性肝炎病情加重、复杂，诊断难度增加。

2. 垂直传播，胎儿可感染病毒性肝炎，可使早产机率增高，胎儿畸形率增加；可导致孕妇产后出血，晚期并发重度肝炎死亡率高。

三、糖尿病

妊娠合并糖尿病可分为两种类型：

1. 糖尿病合并妊娠，即已确诊糖尿病的基础上合并妊娠。

2. 妊娠期糖尿病，即妊娠前糖代谢正常，妊娠期首次出现糖尿病。糖尿病与妊娠的相互影响，见表 3-9。

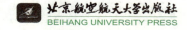

表3-9　糖尿病与妊娠的相互影响

妊娠、分娩对糖尿病的影响	妊娠期	受孕率基本不受影响、易发生酮症酸中毒
	分娩期	易发生低血糖和诱发酮症酸中毒
	产褥期	易发生低血糖症
糖尿病对妊娠、分娩的影响	母体	易引起自然流产、妊娠期高血压疾病、感染、羊水过多、子宫收缩乏力、产程延长及产后出血
	胎儿	巨大儿、畸形儿、早产及胎儿生长受限，围生儿死亡率增高
	新生儿	新生儿呼吸窘迫综合征、新生儿低血糖、低钙血症及低镁血症。妊娠合并糖尿病产妇所生的新生儿无论体重大小，都应按早产儿护理，注意保暖、吸氧。

四、贫　血

贫血是妊娠期常见的合并症，以缺铁性贫血最常见。贫血与妊娠的相互影响包括：

　　1. **对母体的影响**　妊娠可使原有贫血加重，而贫血易导致孕妇发生贫血性心脏病、产后出血、产褥感染等并发症。

　　2. **对胎儿的影响**　母体过度缺铁时，造成胎盘供氧和营养不足而致胎儿发育受限、胎儿宫内窘迫、早产，甚至死胎。

---

　　1. 妊娠期间孕妇容易感染病毒性肝炎，也易使原有肝病加重，原因<u>不包括</u>

　　A. 孕期动用肝内糖原，加重肝脏负担　　B. 孕期雌激素增高需在肝内灭活妨碍胆汁排泄

　　C. 胎儿的代谢产物需在母体内解毒　　　D. 分娩疲劳加重肝脏损害

　　E. 孕期血红蛋白含量降低妨碍了脂肪转运

　　2. 糖尿病对妊娠的影响<u>不包括</u>

　　A. 受孕率高　　　　　　　　B. 产后出血发生率高　　　　　　C. 巨大儿发生率高

　　D. 胎儿畸形发生率高　　　　E. 早产儿发生率高

　　3. 糖尿病对孕妇的影响<u>不正确</u>的是

　　A. 受孕率相对高　　　　　　　　B. 流产率相对高

　　C. 妊娠期高血压疾病发生率相对高　D. 手术产率相对高

　　E. 羊水过多发生率高

　　答案： 1. E。2. A。3. A。

第9节　异常分娩

一、产力异常

　　在分娩过程中，子宫收缩的节律性、对称性及极性不正常或强度、频率有改变，称为子宫收缩

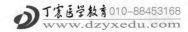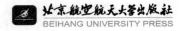

力异常。病因包括：

1. 子宫收缩乏力　多与头盆不称或胎位异常、子宫因素、精神因素、内分泌失调、药物影响等因素有关。

2. 子宫收缩过强　主要原因有经产妇软产道阻力小、使用宫缩药不当、精神过度紧张、极度疲劳、胎膜早破、过多粗暴的阴道检查及宫腔操作刺激等。

二、产道异常

产道异常包括骨产道异常及软产道异常，临床上以骨产道异常多见。产道异常可使胎儿娩出受阻。

三、胎位、胎儿发育异常

（一）胎位异常

分娩时除枕前位为正常胎位外，其余均为异常胎位。胎位异常是造成难产的原因之一。

1. 持续性枕后位、枕横位的临床表现　在分娩过程中，胎头枕骨持续不能转向前方，直至临产后仍位于母体骨盆后方或侧方，致分娩发生困难者，称为持续性枕后位或持续性枕横位。枕后位的产妇自觉肛门坠胀及排便感，致使宫口尚未开全时过早使用腹压，发生宫颈前唇水肿和产妇疲劳，影响产程进展使第二产程延长；常需手术助产，易发生软产道损伤，增加产后出血及感染的机会；由于第二产程延长，常出现胎儿窘迫和新生儿窒息，围生儿死亡率高。

2. 臀先露的临床表现　臀先露是最常见的异常胎位。表现为孕妇常感肋下或上腹部有圆而硬的胎头，由于胎臀不能紧贴子宫下段及宫颈，常导致子宫收缩乏力，产程延长。腹部检查可见子宫为纵椭圆形，在宫底部可触及硬而圆、有浮球感的胎头。

（二）胎儿发育异常

1. 巨大胎儿　指出生体重≥4000g 者，多见于父母身材高大、孕妇患轻型糖尿病、过期妊娠等。临床表现为子宫增大过快，妊娠后期孕妇可出现呼吸困难、自觉腹痛等。

2. 胎儿畸形　主要为脑积水和连体儿。脑积水指胎头颅腔内、脑室内外有大量脑脊液潴留，临床表现为明显头盆不称，若处理不及时可致子宫破裂。

子宫收缩乏力的病因<u>不包括</u>

A. 精神因素　　　　　　　　B. 子宫壁过度膨胀

C. 大剂量使用镇静剂　　　　D. 骨盆或胎位异常

E. 大剂量使用宫缩药

答案：E。

第10节　分娩期并发症

（一）胎膜早破

胎膜早破指在临产前胎膜自然破裂，是常见的分娩期并发症。病因包括：

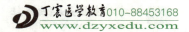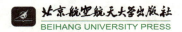

1. 营养因素。缺乏维生素C、锌及铜等，使胎膜抗张能力下降。
2. 下生殖道感染。
3. 羊膜腔压力增高，如多胎妊娠、羊水过多、巨大儿等。
4. 胎膜受力不均或发育不良。
5. 宫颈内口松弛。
6. 机械性刺激，如创伤或者晚期性交等。

（二）产后出血

产后出血指胎儿娩出后24小时内失血量超过500ml，是分娩期严重并发症，在我国居产妇死亡原因的首位。病因包括：

1. 子宫收缩乏力是最常见的原因。
2. 胎盘因素：胎盘滞留、胎盘粘连或植入、胎盘部分残留。
3. 软产道损伤。
4. 凝血功能障碍。

（三）羊水栓塞

羊水栓塞指在分娩过程中羊水突然进入母体血液循环引起急性肺栓塞、过敏性休克、DIC、肾衰竭等一系列病理改变的严重分娩并发症。

与胎膜早破发生**无关**的是

A. 妊娠早期性交　　　　B. 羊膜腔内压力增加　　　　C. 子宫颈内口松弛
D. 胎膜菲薄脆弱　　　　E. 下生殖道感染

答案：A。

第11节　产后并发症

一、产褥感染

产褥感染是指产褥期生殖道受病原体侵袭，引起局部或全身的炎症变化。产褥病率是指分娩24小时以后的10天之内，用口表每天测量体温4次，间隔4小时，有2次≥38℃。产褥病率常由产褥感染引起，但也可由生殖道以外感染引起。产褥感染与产后出血、妊娠合并心脏病、严重的妊娠期高血压疾病成为导致孕产妇死亡的四大原因。病因包括：

1. 病原体　需氧性链球菌是外源性产褥感染的主要致病菌。其他包括大肠埃希菌、葡萄球菌、厌氧菌、支原体和衣原体等。

2. 感染途径

（1）内源性感染：寄生于正常孕妇生殖道或其他部位的病原体，当出现感染诱因时可致病。

（2）外源性感染：由外界的病原体侵入生殖道而引起的感染。常由被污染的衣物、用具、手术器械等途径感染。

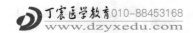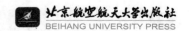

3. 诱发因素 任何削弱产妇防御能力的因素，如胎膜早破，羊膜腔感染，产前、产后出血，孕妇贫血等。

二、晚期产后出血

晚期产后出血是指分娩 24 小时后，在产褥期内发生的子宫大量出血。病因包括胎盘、胎膜残留最常见；蜕膜残留；子宫胎盘附着面复旧不全；感染；剖宫产术后子宫切口裂开；其他如产后子宫滋养细胞肿瘤、子宫黏膜下肌瘤等。

三、产褥期抑郁症

产褥期妇女精神疾病的发病率明显高于其他时期，尤其以产后抑郁症较常见。病因不明，受社会因素、心理因素及妊娠因素影响。

产褥感染是指分娩时及产褥期的

A. 胃肠道感染　　　　　　　B. 泌尿系统感染　　　　　　　C. 上呼吸道感染
D. 生殖道感染　　　　　　　E. 乳腺感染

答案：D。

第12节　女性生殖系统炎症

一、概　述

1. 女性生殖系统自然防御功能 女性生殖器的解剖特点和生理特点具有较完善的自然防御功能。

（1）解剖特点：大阴唇自然合拢，遮盖尿道口、阴道口。阴道前后壁紧贴，宫颈管"黏液栓"堵塞，输卵管纤毛的摆动及输卵管的蠕动，均有助于防止病原体入侵。

（2）生理特点：阴道上皮发生周期性的增生变厚及糖原含量增多，可维持阴道正常酸性环境（pH ≤ 4.5，多在 3.8 ～ 4.4），抑制弱碱性环境中繁殖的病原体，称为自净作用。同时，子宫内膜的周期性脱落也可消除宫腔感染。

但女性外阴与尿道、肛门相邻，易受污染。且外阴和阴道由于性交、分娩和宫腔操作，易受损伤和外界病原体感染。尤其在月经期、妊娠期、分娩期和产褥期，容易造成病原体的繁殖，引起生殖道的炎症。

2. 病原体 多为混合感染，常见病原体为细菌，以化脓菌多见。其他病原体还包括原虫、真菌、病毒、螺旋体、衣原体等。

3. 传播途径 沿生殖器黏膜上行；沿血液循环；经淋巴系统；直接蔓延。

二、外阴部炎症

（一）外阴炎

主要指外阴部皮肤与黏膜的炎症，常见于大、小阴唇。诱发因素主要有阴道分泌物、经血、尿液、

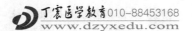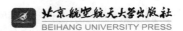

粪便等刺激，不注意皮肤清洁，长期穿化纤内裤，月经垫通透性差，局部潮湿等。因此，诱因评估时应重点了解患者的卫生习惯。

（二）前庭大腺炎

前庭大腺位于两侧大阴唇后部，开口于小阴唇与处女膜之间的沟内。在性交、流产、分娩或其他情况污染外阴部，炎症侵入腺管时可发生前庭大腺炎。腺管开口阻塞，脓液不能外流，易形成前庭大腺囊肿。多见于育龄妇女。

三、阴道炎症

（一）滴虫阴道炎

1. **病因**　由阴道毛滴虫引起。滴虫适宜在 pH 为 5.2 ～ 6.6 的潮湿环境中生长。

2. **发病机制**　传播方式以性交直接传播为主，也可经浴池、浴巾、污染的器械等间接传播。

（二）外阴阴道假丝酵母菌病

1. **病因**　由假丝酵母菌引起。酸性环境适宜假丝酵母菌生长，感染后阴道 pH 多为 4.0 ～ 4.7，通常 < 4.5。对日光、干燥、紫外线及化学制剂的抵抗力强，但不耐热，加热至 60℃ 1 小时即死亡。常见的诱发因素有：妊娠、肥胖、糖尿病、大量应用免疫抑制药及广谱抗生素、大量雌激素治疗、穿紧身化纤内裤等。

2. **发病机制**　假丝酵母菌为机会致病菌，内源性感染为主要传播途径，机体抵抗力降低和环境条件适宜时可发病。

（三）老年性阴道炎

1. **病因**　多见于自然绝经妇女及卵巢去势后妇女，产后闭经或药物假绝经治疗等也可引起。

2. **发病机制**　雌激素水平低，阴道壁萎缩，黏膜变薄，上皮细胞糖原减少，阴道 pH 增高，达到 5.0 ～ 7.0，局部抵抗力降低，病菌易入侵繁殖。

四、子宫颈炎症

1. **病因**　包括子宫颈阴道部炎症和子宫颈管黏膜炎症。以急性子宫颈管黏膜炎多见，若急性子宫颈炎未及时治疗或病原体持续存在，可发展为慢性子宫颈炎症。急性宫颈炎的主要病原体为淋病奈瑟菌、沙眼衣原体等，常见于性传播疾病的高危人群。慢性宫颈炎的病原体有葡萄球菌、链球菌、大肠埃希菌、淋病奈瑟菌或沙眼衣原体等。

2. **病理**

（1）宫颈糜烂：曾被认为是慢性子宫颈炎最常见的病理改变。但目前已明确子宫颈糜烂样改变只是一个临床征象，可为生理性改变，也可为病理性改变。根据糜烂面积的大小，可分为 3 度（表 3-10）。

（2）宫颈肥大：长期炎症刺激导致宫颈组织充血、水肿、腺体及间质增生，宫颈肥大，但表面光滑，硬度增加。

（3）宫颈息肉：慢性炎症长期刺激使宫颈局部黏膜增生，并向子宫颈外口突出形成息肉。常为单个，也可为多个，色红质脆易出血。

（4）宫颈腺囊肿：多数为生理性变化，不需处理。

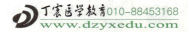

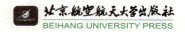

（5）宫颈黏膜炎。

表3-10　宫颈糜烂的分度

分度	糜烂面积
轻度	糜烂面积小于整个宫颈面积的1/3
中度	糜烂面积占整个宫颈面积的1/3～2/3
重度	糜烂面积占整个宫颈面积的2/3以上

五、盆腔炎症

1. 病因　外源性病原体主要为性传播疾病的病原体，如沙眼衣原体、淋病奈瑟菌等。内源性病原体主要为寄居于阴道内的微生物群，包括需氧菌（金黄色葡萄球菌等）及厌氧菌（脆弱类杆菌等）。高危因素有年龄，年轻妇女易发病；不良性行为；产后或流产后感染；宫腔内手术操作后感染；经期卫生不良；感染性传播疾病；邻近器官炎症蔓延；盆腔炎性疾病再次急性发作。

2. 病理　盆腔炎性疾病如未得到及时治疗，可转变为盆腔炎性疾病后遗症，即慢性盆腔炎。主要病理改变为组织破坏、广泛粘连、增生及瘢痕形成，导致输卵管阻塞、增粗、积水或输卵管卵巢肿块、囊肿。

六、尖锐湿疣

尖锐湿疣是由人乳头瘤病毒感染引起的鳞状上皮增生性疣状病变。危险因素有：过早性交、多个性伴侣、免疫力低下、高性激素水平、吸烟等。主要经性交直接传播，也可通过污染的物品间接传播。

七、淋　病

淋病是由淋病奈瑟菌引起的泌尿生殖系统化脓性感染，也可导致眼、咽、直肠感染和散播性淋病奈瑟菌感染。人是淋病奈瑟菌的唯一天然宿主，因此，淋病患者和淋病奈瑟菌携带者是淋病主要传染源。成人主要通过性接触传染极少经间接传染。

八、梅　毒

梅毒是由苍白密螺旋体引起的侵犯多系统的慢性性传播疾病。病变范围广泛，临床表现复杂，危害极大。主要通过性接触传播，未经治疗的患者在感染后1年内最具传染性。病期即使超过4年，仍可通过胎盘感染胎儿，为先天性梅毒。少数患者可因医源性途径、接触、哺乳等途径感染梅毒。

九、获得性免疫缺陷综合征

获得性免疫缺陷综合征（艾滋病）是由人免疫缺陷病毒（HIV）所引起的以免疫功能严重损害为特征的慢性传染病。

1. 病因　传染源为HIV感染者和艾滋病患者。

2. 传播途径

（1）性接触传播：为主要的传播途径，同性、异性性接触均可传播。

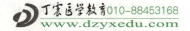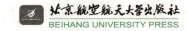

（2）血液传播：共用针具静脉吸毒、输入被 HIV 污染的血制品及介入医疗操作等。

（3）母婴传播：通过胎盘、阴道分娩、产后血性分泌物和哺乳等传播。

3. 易感人群 人群普遍易感，高危人群有男性同性恋、多位性伴侣、静脉用药成瘾者及多次接受输血或血制品者。

---

1. 导致女性生殖系统炎症的病原体通过血液循环播散的是

A. 葡萄球菌   B. 结核杆菌   C. 沙眼衣原体

D. 链球菌   E. 大肠埃希菌

2. 前庭大腺炎多见于

A. 学龄期妇女   B. 青春期妇女   C. 生育期妇女

D. 绝经前期妇女   E. 绝经后期妇女

3. 念珠菌性阴道炎的高危人群<u>除外</u>

A. 孕妇   B. 高血压患者   C. 2 型糖尿病患者

D. 雌激素替代疗法的患者   E. 器官移植患者

4. 急性盆腔炎常见病因<u>不包括</u>

A. 流产后、产后感染   B. 宫腔内手术操作后感染   C. 生殖道感染

D. 慢性盆腔炎急性发作   E. 遗传性因素

答案： 1. B。2. C。3. B。4. E。

第13节　月经失调

一、排卵障碍性异常子宫出血

排卵障碍性异常子宫出血是由于生殖内分泌轴功能紊乱引起的异常子宫出血，但全身及内外生殖器官无明显器质性病变，可发生在月经初潮至绝经的任何年龄。病因包括：

1. 无排卵性异常子宫出血 最常见，以青春期和围绝经期多见，但育龄期也可出现。

（1）青春期：下丘脑 - 垂体 - 卵巢轴调节未成熟，对雌激素的正反馈作用异常。

（2）围绝经期：卵巢功能衰退，对促性腺激素反应低下，导致卵泡发育受阻。

（3）育龄期：应激等因素引起短暂的无排卵。

2. 黄体功能异常 好发于育龄期妇女。黄体功能不足。子宫内膜不规则脱落，黄体发育良好，但萎缩过程延长，造成子宫内膜不能如期完整脱落。与排卵前后激素水平波动有关。

二、闭　经

病理性闭经分为两类：原发性闭经和继发性闭经。原发性闭经是指女性年逾 16 岁，虽有第二性征发育但无月经来潮，或年逾 14 岁，尚无第二性征发育及月经。继发性闭经为月经来潮后停止 3 个周期或 6 个月以上。病因包括：

1. 原发性闭经 较少见，多数由于遗传因素或先天性发育异常所致。可分为第二性征存在和第

二性征缺乏两类。

2．**继发性闭经**　发生率明显高于原发性闭经，按生殖轴病变和功能失调的部位分为下丘脑性闭经、垂体性闭经、卵巢性闭经、子宫性闭经以及其他内分泌功能异常引起的闭经。

（1）下丘脑性闭经：病因包括精神应激如环境改变、过度紧张等；肥胖；药物性闭经如口服避孕药等；下丘脑肿瘤等。

（2）垂体性闭经：垂体肿瘤；垂体梗死；空蝶鞍综合征等。

（3）卵巢性闭经：卵巢早衰；卵巢功能性肿瘤等。

（4）子宫性闭经：Asherman 综合征（常见于人工流产或流产后）；其他子宫内膜破坏等。

（5）其他：雄激素增高的疾病如多囊卵巢综合征、先天性肾上腺皮质增生症等；甲状腺疾病如为桥本氏病及 Graves 病等。

三、痛　经

痛经指经期或月经前后，出现下腹疼痛、坠胀、腰酸及其他不适，影响工作或生活质量者，可分为原发性和继发性两类。病因包括：

1．**原发性痛经**　最常见，其发生与月经期子宫内膜前列腺素升高有关。生殖器官无器质性病变，好发于青少年期，多于初潮后 1 ～ 2 年发病。

2．**继发性痛经**　因盆腔器质性病变所致，最常见为子宫内膜异位症。

四、绝经综合征

绝经指卵巢功能停止所致永久性无月经的状态。停经后 12 个月随访可判定绝经。绝经综合征指妇女绝经前后因性激素波动或减少所引起的一系列躯体和精神心理症状。其发病主要与内分泌因素、神经递质因素、种族因素、遗传因素等有关。

1．引起无排卵性异常子宫出血的发病机制是

A．黄体过早衰退　　　　　　　　　B．LH/FSH 比值异常

C．黄体期孕激素分泌不足　　　　　D．垂体分泌的 FSH 相对不足，不能形成 LH 高峰

E．黄体萎缩过程延长，导致内膜不规则脱落

2．患者，女，32 岁。1 年来经期延长至 9 ～ 10 天，经量增多，月经周期正常。盆腔检查无异常，基础体温呈双相型，但下降缓慢。诊断为排卵障碍性异常子宫出血，其发生的原因可能是

A．下丘脑 - 垂体 - 卵巢轴发育不完善　　B．先天性卵巢发育异常　　　　C．黄体萎缩不全

D．黄体发育不全　　　　　　　　　E．卵巢功能衰退

3．患者，33 岁。育有 1 子，既往月经正常。近半年经常转换工作地方，发生"闭经"。护士分析其最可能的原因为

A．宫颈炎　　　　　　　　　B．卵巢性　　　　　　　　C．垂体性

D．下丘脑性　　　　　　　　E．子宫内膜异位

答案：1．D。2．C。3．D。

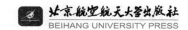

第14节　妊娠滋养细胞疾病

一、葡萄胎

妊娠后胎盘绒毛滋养细胞增生，间质水肿，形成大小不等的水疱，水疱间借蒂相连成串，形如葡萄，称为葡萄胎。葡萄胎是滋养细胞的良性病变，确切病因未完全清楚，可发生在任何年龄的生育期妇女，分为完全性葡萄胎和部分性葡萄胎两类，以前者多见。

1. **病因**

（1）完全性葡萄胎：

①地区因素。

②营养状况和社会经济因素，如维生素 A、胡萝卜素和动物脂肪缺乏等。

③年龄＞35 岁或＜20 岁妊娠妇女多见。

④既往葡萄胎史。

⑤遗传因素：染色体核型为二倍体，均来向父系。

⑥其他：流产和不孕史等。

（2）部分性葡萄胎：可能与不规则月经和口服避孕药有关，与饮食和年龄无关。

2. **病理**　病变局限于宫腔内，不侵袭肌层，无远处转移。

二、妊娠滋养细胞肿瘤

妊娠滋养细胞肿瘤是滋养细胞的恶性病变，可分为侵蚀性葡萄胎和绒毛膜癌。

1. **发病机制**　侵蚀性葡萄胎全部继发于葡萄胎。绒毛膜癌可继发于葡萄胎妊娠，也可继发于非葡萄胎妊娠。葡萄胎排空后半年内恶变者多为侵蚀性葡萄胎，1 年以上恶变者多为绒毛膜癌，半年至 1 年者两者均有可能。时间间隔越长，绒毛膜癌的可能性越大。

2. **病理**

（1）侵蚀性葡萄胎：侵入子宫肌层或转移至子宫外。镜下可见水泡状组织，绒毛结构及滋养细胞增生和分化不良，绒毛结构也可退化，仅见绒毛阴影。恶性程度一般不高，多数仅局部侵犯。

（2）绒毛膜癌：可突向宫腔或穿破浆膜，恶性程度极高，发生转移早而广泛。镜下滋养细胞极度不规则增生，绒毛或水泡状结构消失。

---

1. 关于葡萄胎病变特点的描述，正确的是

A. 是一种团块状恶性病变　　　　　B. 发病原因尚不清楚

C. 常侵入肌层常可发生远处转移　　D. 多为部分性葡萄胎

E. 间质内血管明显增生，滋养细胞增生

2. 区别良、恶性葡萄胎的主要依据是

A. 阴道出血出现的迟早　　　B. 有无早孕反应　　　C. 体内 hCG 的含量

D. 葡萄胎病变有无超出子宫范围　　E. 有无转移灶

3. 侵蚀性葡萄胎发生转移时的主要途径为

A. 淋巴转移　　　B. 盆腔种植　　　C. 经血行转移　　D. 直接浸润　　　E. 骨骼转移

答案：1. B。2. D。3. C。

第 15 节　妇科腹部手术的护理

一、妇科腹部手术的一般护理

按手术急缓分为择期手术、限期手术和急诊手术。按手术范围分为剖腹探查术、全子宫切除术、次全子宫切除术、全子宫及附件切除术等。

二、子宫颈癌

1. 病因　子宫颈癌是最常见的妇科恶性肿瘤。其发病与以下因素有关：

（1）不良性行为和孕育史：过早性生活（＜ 16 岁）、早育、多产、密产。

（2）病毒感染：人乳头瘤病毒。

（3）其他：吸烟、长期口服避孕药、种族、经济状况和地理环境等。

2. 病理　组织学类型以鳞癌为主，其次为腺癌。大体分型以外生型最常见，好发于鳞 - 柱状上皮交界处。其发展程度经历不典型增生→原位癌→浸润癌 3 个阶段。子宫颈癌的癌前病变称为宫颈上皮内瘤样变（CIN），CIN Ⅰ级即轻度异型，上皮下 1/3 层细胞核增大。CIN Ⅱ级即中度异型，上皮下 1/3 ～ 2/3 层细胞核明显增大。CIN Ⅲ级包括重度异型和原位癌，病变细胞几乎全部占据上皮全层；原位癌仅限于上皮内，基底膜完整，无间质浸润。子宫颈癌的主要转移途径为直接浸润和淋巴转移。直接浸润最常见，常向下累及阴道壁。血行转移极少见。

三、子宫肌瘤

1. 病因、病理　子宫肌瘤是女性生殖器最常见的良性肿瘤，30 ～ 50 岁女性高发，绝经后肌瘤萎缩或消失，发病可能与雌、孕激素水平过高或长期刺激有关。肌瘤单个或多个，大小不一，为实质性球形肿块，表面光滑，质地较子宫肌层硬，肿瘤外有被压缩的肌纤维束和结缔组织构成的假包膜覆盖。

2. 分类　按肌瘤与子宫肌壁的关系分为肌壁间肌瘤、浆膜下肌瘤和黏膜下肌瘤，以肌壁间肌瘤最常见。

四、子宫内膜癌

1. 病因　子宫内膜癌是女性生殖器三大恶性肿瘤之一，其发病原因尚不明确，可能与无孕激素拮抗的雌激素长期刺激和遗传因素有关。多见于 50 岁以上妇女。肥胖、高血压、糖尿病、不孕不育及绝经延迟是常见的高危因素。

2. 病理　子宫内膜癌以腺癌为主，大体分为弥漫型和局限型。多数子宫内膜癌生长缓慢，转移晚。少数特殊病理类型和低分化腺癌可早期转移。主要转移途径有直接浸润和淋巴转移，晚期有血行转移。

五、卵巢肿瘤

1. 病因　病因可能与初潮年龄早、绝经年龄晚、少育、不孕、激素替代治疗、高胆固醇饮食及遗传等有关。恶性卵巢肿瘤是女性生殖器三大恶性肿瘤之一，可发生于任何年龄，病死率居妇科恶

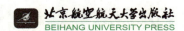

性肿瘤之首。

2. **病理**　组织学分类主要包括上皮性肿瘤、性索间质肿瘤、生殖细胞肿瘤和转移性肿瘤。直接浸润、腹腔种植和淋巴转移是主要的转移途径，可出现盆腔、腹腔内广泛转移灶。血行转移较少见。

六、子宫内膜异位症

具有生长功能的子宫内膜组织出现在子宫腔被覆内膜及宫体肌层以外的部位时称为子宫内膜异位症。异位内膜可侵犯全身任何部位，但绝大多数位于盆腔脏器和壁腹膜，以卵巢最常见，其次为宫骶韧带。发生于卵巢者，易形成卵巢子宫内膜异位囊肿，内含暗褐色、似巧克力黏糊状陈旧血，又称为卵巢巧克力囊肿。

---

1. 子宫颈癌的癌前病变包括
A. 宫颈不典型增生和宫颈原位癌　　　　B. 宫颈原位癌和宫颈浸润癌
C. 宫颈不典型增生和宫颈浸润癌　　　　D. 宫颈不典型增生和镜下早期浸润癌
E. 宫颈原位癌和镜下早期浸润癌

2. 子宫肌瘤最常见的临床类型是
A. 黏膜下肌瘤　　　　　　B. 浆膜下肌瘤　　　　　　C. 肌壁间肌瘤
D. 肌瘤红色变性　　　　　E. 肌瘤玻璃样变性

3. 可发生于任何年龄，死亡率为妇科恶性肿瘤之首的是
A. 子宫肌瘤　　　　　　　B. 子宫颈癌　　　　　　　C. 子宫内膜癌
D. 卵巢恶性肿瘤　　　　　E. 子宫内膜异位症

答案：1. A。2. C。3. D。

第16节　外阴、阴道手术的护理

一、外阴、阴道手术的一般护理

外阴、阴道手术的种类
1. **外阴手术**　指女性外生殖器部位的手术，如外阴根治切除术等。
2. **阴道手术**　指阴道局部及途经阴道的手术，如阴道成形术、阴道前后壁修补术等。

二、外阴鳞状细胞癌

1. **病因**　外阴鳞状细胞癌是最常见的外阴恶性肿瘤，病因尚不完全清楚。可能相关的因素有人乳头瘤病毒（HPV）感染；慢性外阴非上皮内瘤变发展为外阴癌；淋巴肉芽肿、尖锐湿疣、淋病、梅毒等性传播疾病。

2. **病理**　转移途径常见有直接浸润、淋巴转移，晚期可经血行扩散。

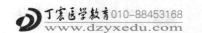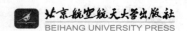

三、外阴、阴道创伤

1. 分娩是导致外阴、阴道创伤的主要原因，也可因外伤所致。
2. 创伤可伤及外阴、阴道或穿过阴道损伤尿道、膀胱或直肠。
3. 幼女遭到强暴可致软组织损伤。
4. 初次性交可致处女膜破裂，绝大多数可自行愈合，少数伤及小阴唇、阴道或穹窿引起大量阴道出血。

四、子宫脱垂

子宫脱垂是指子宫从正常位置沿阴道下降，宫颈外口达坐骨棘水平以下，甚至子宫全部脱出于阴道口以外。病因包括：

1. **分娩损伤：为子宫脱垂的主要病因**，如产褥期过早重体力劳动或多次分娩。
2. 长期腹压增加：如慢性咳嗽，习惯性便秘，经常蹲位或举重。
3. 盆底组织发育不良或退行性病变。
4. 医源性原因。

五、尿　瘘

尿瘘是指生殖道和泌尿道之间形成异常通道，尿液自阴道排出，不受控制。根据解剖位置，可分为膀胱阴道瘘、尿道阴道瘘、膀胱尿道阴道瘘、膀胱宫颈瘘、膀胱宫颈阴道瘘、输尿管阴道瘘及膀胱子宫瘘。膀胱阴道瘘最常见。常见病因为产伤和盆腔手术损伤。其他病因包括外伤、放射治疗后、膀胱结核、子宫托安放不当等。

---

1. 子宫脱垂最主要的原因是

A. 先天发育不良　　　　　　B. 雌激素缺乏　　　　　　C. 营养不良

D. 分娩损伤　　　　　　　　E. 慢性腹压增加

2. 最常见的泌尿生殖瘘是

A. 膀胱阴道瘘　　　　　　　B. 膀胱宫颈瘘　　　　　　C. 尿道阴道瘘

D. 输尿管阴道瘘　　　　　　E. 膀胱尿道阴道瘘

答案：1. D。2. A。

第 17 节　不孕症

一、不孕症

凡婚后未避孕、有正常性生活、夫妇同居 1 年而未受孕者，称为不孕症。从未妊娠者称为原发不孕，有过妊娠而后不孕者称为继发不孕。病因包括：

1. **女性不孕因素**　最主要因素为输卵管因素，其次为排卵障碍。其他因素包括子宫因素、宫颈因素、免疫因素等。

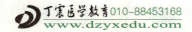
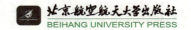

2. **男性不孕因素**　精子生成障碍、精子运送受阻、精子异常等。

3. **免疫因素**　精子免疫、女性体液免疫异常等。

4. **男女双方因素**　性生活障碍、缺乏性知识等。

5. **其他**　不明原因不孕。

二、辅助生殖技术及护理

目前，常用的辅助生殖技术有人工授精和体外受精－胚胎移植及其衍生技术两大类。

1. **人工授精**　分为夫精人工授精和供精人工授精技术。

（1）夫精人工授精：适用于男性少精、弱精、性功能障碍；宫颈因素不育；生殖道畸形或心理因素不育；免疫因素不育；不明原因不育。

（2）供精人工授精：适用于不可逆的无精子症、严重少精、弱精、畸精；输精管复通失败；射精障碍；男方家族有严重遗传性疾病；母儿血型不合，不能得到存活新生儿。

2. **体外受精－胚胎移植（试管婴儿）及其衍生技术**　包括从不孕妇女体内取出卵细胞，在体外与精子受精后培养至早期胚胎，然后移植回妇女的子宫，使其继续着床发育、生长成为胎儿的过程。主要适用于输卵管堵塞性不孕症。

3. **配子输卵管内移植**　是直接将卵母细胞和洗涤后的精子移植到输卵管壶腹部的一种助孕技术。适用于原因不明的不孕症、男性不育、免疫不育、子宫内膜异位症等。

4. **卵细胞质内单精子注射**　适用于严重的少、弱、畸精症，不可逆的梗阻性无精子症、生精功能障碍等。

5. **未成熟卵体外培养、植入前胚胎遗传学诊断等**

1．导致女性不孕的原因中最常见的是

A．输卵管因素　　　　　　　B．子宫因素　　　　　　　C．免疫因素

D．外阴阴道因素　　　　　　E．卵巢因素

2．不孕症患者，夫妇双方检查：男方精液常规结果正常，女方连续测定基础体温呈单相型。该患者不孕的原因是

A．自身免疫　　　　　　　　B．同种免疫　　　　　　　C．卵巢无排卵

D．宫颈管狭窄　　　　　　　E．慢性输卵管炎

答案：1．A。2．C

第18节　计划生育

1. **工具避孕**　工具避孕是指利用工具防止精子和卵子结合，或改变宫腔内环境，达到避孕目的。常用工具有阴茎套、女用避孕套和宫内节育器。宫内节育器安全、有效、简便、经济、可逆，是我国妇女的主要避孕方法。

（1）原理：阴茎套避孕可阻止精子进入宫腔，且能防止性疾病传播。宫内节育器避孕能改变宫腔内环境，干扰受精卵着床，从而达到避孕的目的。

（2）宫内节育器放置术

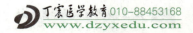
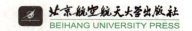

①禁忌证：妊娠或可疑妊娠；生殖道急、慢性炎症；月经过多、过频或不规则出血；人工流产、分娩、剖宫产有妊娠组织残留或感染；生殖器官肿瘤；子宫畸形；宫颈口过松、重度陈旧性宫颈裂伤或子宫脱垂；严重全身性疾病；宫腔＜5.5cm或＞9.0cm；对铜过敏者。

②放置时间：月经干净后3～7天，无性生活；产后42天，恶露已净，会阴伤口愈合，子宫恢复正常；剖宫产后半年；人工流产术后宫腔深度＜10cm；哺乳期排除早孕者。术前常规测体温，2次测试超过37.5℃暂不放置。

（3）宫内节育器取出术

①适应证：绝经1年者；改用其他避孕措施或绝育者；放置期限已满需更换者；带器妊娠者；计划再生育或已无性生活者；有并发症或不良反应治疗无效者；确诊节育器嵌顿或移位者。

②禁忌证：生殖道炎症需治愈后再取出；全身情况不良或疾病的急性期，病情好转后再取出。

③取出时间：月经干净后3～7天；出血多者随时取出；带器早期妊娠行人工流产同时取出；带器异位妊娠术前诊断性刮宫时，或术后出院前取出。

（4）宫内节育器的不良反应：不规则阴道出血，表现为月经过多、经期延长或点滴出血；腰酸腹胀；白带增多。

（5）宫内节育器并发症：感染、节育器嵌顿或断裂、节育器异位或脱落、带器妊娠。

（6）健康教育：放置术后休息3天，取出术后休息1天。1周内避免重体力劳动，2周内禁止性生活及盆浴，3个月内月经或排便时注意有无节育器排出。放置术后若有腹痛、发热、出血多等情况随时就诊。放置术后分别于1、3、6、12个月复查1次，以后每年1次，复查在月经干净后进行。不同类型的宫内节育器按规定时间到期应取出更换。

2. 药物避孕 药物避孕又称激素避孕，是应用甾体激素达到避孕效果。常用避孕药由雌激素和孕激素配伍构成。

（1）种类：口服避孕药（短效、长效）、长效避孕针、探亲避孕药、缓释避孕药、外用避孕药、紧急避孕药。

（2）原理：抑制排卵；改变宫颈黏液性状；改变子宫内膜形态和功能；改变输卵管的功能。

（3）禁忌证：严重心血管疾病；血液病或血栓性疾病；急、慢性肝炎或肾炎；内分泌疾病；恶性肿瘤、癌前病变、子宫或乳房肿块者；哺乳期、产后未满半年或月经未来潮者；精神疾病生活不能自理者；有偏头痛反复发作者；月经异常或年龄＞45岁者；年龄＞35岁吸烟者。

（4）短效口服避孕药：从月经第5天开始每晚服1片，连服22天，不能中断。如果漏服，应于次晨（12小时内）补服。停药7天内发生撤药性出血即月经，若停药7天无出血，于当晚或第2天开始第2周期服药。

（5）不良反应与护理

①类早孕反应：一般不需特殊处理，服药数个周期后自然消失，症状严重者对症治疗或更换制剂。

②月经改变：服药期间发生不规则出血，多因漏服、迟服引起突破性出血。轻者点滴出血，不需处理；若出血量较多，可加服雌激素。出血似月经量或出血时间近月经期，应暂停服药，作为一次月经来潮。还可出现经期缩短，月经减少，痛经减轻或消失等。即以上月经改变均不需要停药，只有出现闭经，连续停经3个月，才需要停药观察。

③色素沉着。

④体重增加。

3. 其他避孕方法

（1）紧急避孕法：仅对一次无保护性生活有效，有效率较低，副作用大，不可代替常规避孕。宫内节育器在无保护性生活5天内放入，避孕药物在无保护性生活72小时内服用。

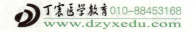

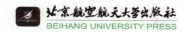

（2）安全期避孕法：又称自然避孕。排卵前后 4～5 天为易受孕期，其余时间视为安全期。但受环境和情绪等因素影响，排卵可能发生变化，导致受孕，故安全期避孕法是安全性最低的避孕方法。

（3）其他：外用避孕药、免疫避孕法等。

1．健康妇女服用短效口服避孕药物的不良反应<u>不包括</u>

A．类早孕反应　　　　　　　　B．月经改变　　　　　　　C．体重增加

D．色素沉着　　　　　　　　　E．腰酸、腹胀

2．患者，32 岁。口服短效避孕药物进行避孕已 2 年，一次房事后当晚漏服，应告知补服时间为房事后

A．5 小时内　　　　　　　　　B．8 小时内　　　　　　　C．10 小时内

D．12 小时内

E．1 天内

3．患者，32 岁。口服避孕药物进行避孕已 2 年，因工作忙当晚漏服，护士告知补服时间为性交后

A．3 小时内　　　　　　　　　B．6 小时内　　　　　　　C．9 小时内

D．12 小时内　　　　　　　　　E．24 小时内

答案：1．E。2．D。3．D。

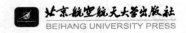

第4章 儿科护理学

第1节 绪 论

一、儿科护理学的任务和范围

1. **任务** 从体格、智能、行为和社会等各方面来研究和保护儿童，充分利用各种先进的理论和技术，增强儿童的体质，维护和改善儿童的心理发展及社会适应能力，降低儿童发病率和死亡率，保护和促进儿童健康，提高儿童生命质量和人类整体健康素质。

2. **范围** 凡涉及儿童健康保健和疾病防护的问题都属于儿科护理学研究和实践的范畴。

二、儿科护士的角色与素质要求

1. **儿科护士的角色** 专业照护者；护理计划者；健康教育者；健康协调者；健康咨询者；儿童及家庭代言人；护理研究者。

2. **素质要求**

（1）思想道德素质

①热爱护理事业，有高度的责任感和严谨的工作态度，爱护儿童，具有为儿童健康服务的奉献精神。

②具有诚实的品格、较高的慎独修养、高尚的道德情操。

③具有正视现实、面向未来的目光，追求崇高的理想，忠于职守，救死扶伤，廉洁奉公，实行人道主义。

（2）科学文化素质

①具备一定的文化素养和自然科学、社会科学、人文科学等多学科知识。

②掌握一门外语及现代科学发展的新理论、新技术。

（3）专业素质

①具有合理的知识结构及比较系统完整的专业理论知识和较强的实践技能。

②具有敏锐的观察力和综合分析判断能力。

③具有开展护理教育和护理研究的能力，勇于创新进取。

（4）身体及心理素质

①具有健康的心理，乐观、开朗、稳定的情绪，宽容豁达的胸怀。有健康的身体和良好的言行举止。

②具有较强的适应能力，良好的忍耐力及自我控制力，善于应变，灵活敏捷。

③具有强烈的进取心，不断求取知识，丰富和完善自己。

④具有与儿童成为好朋友、与儿童家长建立良好人际关系的能力，同仁间相互尊重，团结协作。

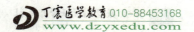
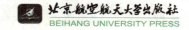

第2节 小儿保健

一、小儿年龄阶段的划分及各期特点

1. **胎儿期** 从受精卵形成至小儿出生为止，共40周。
2. **新生儿期** 从出生脐带结扎到出生后满28天称为新生儿期。胎龄满28周（体重＞1000g）至出生后7足天，称围生期。
3. **婴儿期** 自出生到1周岁之前为婴儿期。此期为小儿体格、动作和认知能力生长发育最迅速的时期，对营养的需求量相对较高。
4. **幼儿期** 自1岁至满3周岁之前。
5. **学龄前期** 从3周岁到6～7岁的小儿。
6. **学龄期**
7. **青春期** 从第二性征出现到生殖功能基本发育成熟、身高停止增长的时期称青春期。其年龄范围一般从11～20岁，青春期的开始和结束年龄存在较大的个体差异，相差2～4岁。女孩从11～12岁到17～18岁，男孩从13～14岁到18～20岁为青春期。

二、生长发育

1. **生长发育的规律** 小儿生长发育的模式不尽相同，但遵循共同的规律（表4-1）。

表4-1 生长发育的规律

生长发育规律	特 点
连续性和阶段性	第1年是第一个生长高峰，青春期是第二个生长高峰
不平衡性	神经系统发育先快后慢；生殖系统先慢后快；淋巴系统先快而后回缩；皮下脂肪年幼时较发达；肌肉组织到学龄期时才加速
顺序性	由上到下，由近到远，由粗到细，由简单到复杂，由低级到高级
个体差异性	在一定范围内受遗传、环境的影响，生长差异较大

2. **影响生长发育的因素** 遗传因素和环境因素是影响儿童生长发育的两个最基本因素。
3. **体格增长常用指标及其意义**
（1）体重：为各器官、组织和体液的总重量，在体格生长指标中最易波动，是最易获得的反映儿童生长和营养状况的重要指标，常用于计算临床给药量和输液量。通常宜在清晨，空腹，排空大、小便后，只穿贴身衣裤，不穿鞋的情况下测量体重。不同年龄阶段的体重估计值及计算方法见表4-2。
（2）身高（长）：指头部、脊柱与下肢长度的总和，是反映骨骼发育的重要指标，应测量从头顶至足底的垂直长度。不同年龄阶段的身高（长）估计值及计算方法见表4-3。出生时上部量＞下部量，中点在脐部。随着下肢长骨增长，中点下移。12岁时上部量与下部量相等，中点在耻骨联合上缘。
（3）坐高：指头顶至坐骨结节的长度，反映头颅与脊柱的生长。
（4）头围：指经眉弓上缘、枕后结节绕头一周的长度，反映颅骨与脑的发育。不同年龄阶段的头围估计值见表4-4。

表4-2　不同年龄阶段的体重估计值及计算方法

年龄阶段	体　重
出生时	3kg
出生后3个月	6kg（出生时的2倍）
1岁时	9kg（出生时的3倍）
2岁时	12kg（出生时的4倍）
1～6个月	出生体重（kg）+月龄×0.7（kg）
7～12个月	6（kg）+月龄×0.25（kg）
2～12岁	年龄×2+8（kg）

表4-3　不同年龄阶段的身高（长）估计值及计算方法

年龄阶段	身高（长）
出生时	50cm
6个月	65cm
1岁	75cm
2岁	87cm
2～12岁	年龄×7+75（cm）

表4-4　不同年龄阶段的头围估计值

年龄阶段	头　围
出生时	33～34cm
1岁	46cm
2岁	48cm
5岁	50cm

（5）胸围：反映胸廓和肺的发育。不同年龄阶段的胸围估计值及计算方法见表 4-5。

（6）腹围：指平脐水平（小婴儿以剑突与脐之间的中点）绕腹1周的长度。

（7）上臂围：常用于筛查 1～5 岁小儿的营养状况。

（8）牙：出生后 4～10 个月乳牙开始萌出，12 个月未出牙者为乳牙萌出延迟。不同年龄阶段的出牙情况及乳牙计算方法见表 4-6。

（9）囟门：可根据头围大小，骨缝及前、后囟闭合时间来评价颅骨的发育。婴儿出生时前囟为 1.5～2cm，最迟 2 岁时应闭合。前囟早闭、头围小，提示脑发育不良、小头畸形；前囟迟闭、过大见于佝偻病、先天性甲状腺功能减低症等。后囟出生时很小或闭合，最迟出生后 6～8 周闭合。骨缝 3～4

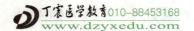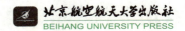

个月闭合。

表4-5 不同年龄阶段的胸围估计值及计算方法

年龄阶段	胸围	特点
出生时	32cm	
1岁	46cm	头围与胸围大致相等
1岁至青春前期	头围＋年龄－1cm	胸围大于头围

表4-6 不同年龄阶段的出牙情况及乳牙计算方法

年龄阶段	出牙情况
出生后4～10个月	乳牙开始萌出
2岁半	乳牙出齐
6岁	萌出第一颗恒牙
12岁	萌出第二恒磨牙
17～18岁	萌出第三恒磨牙（智齿）
乳牙	月龄－4（或6）

4．感觉运动功能发育

（1）感觉：是通过各种感觉器官从环境中选择性地获取信息的能力。

①视觉：见表 4-7。

表4-7 小儿视觉发育的特点

年龄阶段	视觉特点
出生时	有感光反应
2个月	能协调地注视物体
3～4个月	头眼协调较好，追寻活动的物体或人
6～7个月	目光可随上、下移动的物体垂直方向转动
8～9个月	出现视深度感觉，能看到小物体
18个月	能区别各种图形
2岁	区别垂直线与横线
3岁	区别颜色
6岁	视深度已充分发育，视力达1.0

②听觉：见表 4-8。

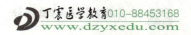

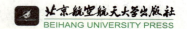

表4-8　小儿听觉发育的特点

年龄阶段	听觉特点
出生时	鼓室无空气，听力差
3～7天	有听力
3～4个月	有定向反应，听到悦耳声音会微笑
6个月	区别父母的声音，唤名有反应
7～9个月	确定声源，区别语言的意义
1岁	听懂自己的名字
2岁	区别不同的声音，听懂简单吩咐
4岁	听觉发育完善

③嗅觉和味觉：出生时嗅觉和味觉已基本发育成熟。3～4个月能区别愉快和不愉快的气味。4～5个月对食物味道改变很敏感，是味觉发育关键期，应开始合理添加辅食。

④皮肤感觉发育：新生儿触觉很敏感，特别是眼、口周、手掌、足底等部位最敏感。出生时已有痛觉，但较迟钝，易泛化，2个月后逐渐改善。温度觉出生时就很灵敏。

（2）运动功能：分为大运动（包括平衡）和精细运动的发育（表4-9）。大动作包括抬头、坐、爬、站、走、跑、跳等。精细运动包括抓握物品、涂画等。

表4-9　小儿运动功能发育的特点

年龄阶段	大动作	精细运动
2个月	竖抱或俯卧时能抬头	
4个月	抬头很稳并自由转动	
6个月	双手向前撑住独坐	换手与捏、敲等探索性动作
7个月	有意识地翻身	
8个月	能爬行；扶站片刻	
10个月	能扶走	用拇指、食指取物
10～11个月	能独站片刻	
12个月	可独走，弯腰拾东西	学会用勺，乱涂画
15个月	可独自走稳，蹲着玩	
18个月	能跑及倒退走，爬台阶	能叠2～3块积木
2岁	能双脚跳	能叠6～7块积木，会逐页翻书，用杯子喝水
3岁	双足交替走下楼梯，能跑	
5岁	能单足跳，能跳绳	

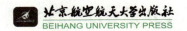

三、小儿心理发展

1. 语言发育　语言发展经过发音、理解和表达 3 个阶段（表4-10）。

表4-10　小儿语言发育的特点

年龄阶段	语言特点
3～4个月	咿呀发音
6个月	能听懂自己的名字
7个月	能无意识地发"妈妈""爸爸"复音
10个月	有意识叫"爸爸""妈妈"
12个月	能说简单的单词，如"再见""没了"
15个月	能叫出自己的名字
1.5～2岁	能用简单语言表达自己的需要

2. 自我意识　1 岁左右的婴幼儿开始逐步认识作为生物实体的自我。2～3 岁时因社会经验和能力、语言的增长，逐步理解作为一个社会人的自我意识。

四、营养与喂养

1. 热量　是维持机体新陈代谢的物质基础。根据小儿年龄、体重及生长速度估计每天所需要的热量，一般婴儿每天约需 460kJ/kg（110kcal/kg），以后每增加 3 岁减 42kJ/kg（10kcal/kg），到 15 岁时约为 250kJ/kg（60kcal/kg）。小儿能量消耗主要包括 5 个方面。

（1）基础代谢率：婴儿基础代谢率的能量需要占总需热量的 60%，年龄越小，所需越多。

（2）生长发育需要：为小儿所特有，与小儿的生长速度成正比。

（3）食物特殊热力作用：是指人体摄取食物而引起机体能量代谢的额外增多。蛋白质的食物热力作用最大，食物中的蛋白质比例越高，能量需求也越大。

（4）活动消耗：不同年龄、不同个体的差异很大。

（5）排泄消耗：未经消化吸收的食物排泄至体外的损失约占 10%。

2. 营养素　机体所需热量主要来自糖类、脂肪，其次为蛋白质。

（1）蛋白质：是构成人体细胞、组织的基本成分，具有保证机体生长发育、修复组织、供给能量、维持体液渗透压等多项功能。蛋白质主要来源于乳类、蛋、鱼、瘦肉和豆类食物。

（2）脂肪：是供给能量的重要物质，同时还具有提高必需脂肪酸、促进脂溶性维生素吸收、防止散热和机械性保护的作用。脂肪主要来源于乳类、肉类、植物油。

（3）糖类（碳水化合物）：是主要的供能营养素，2 岁以上小儿膳食中，糖类所供给的热量占总热量的 55%～65%。主要来源于谷类食物。

（4）水：年龄越小需水量相对越多，婴儿每天需水量约 150ml/kg，以后每增长 3 岁减少 25ml/kg，成年人每天为 45～50ml/kg。

（5）维生素和矿物质：为非供能物质。维生素是人体正常生理活动所必需的一类有机物质，可分为脂溶性与水溶性两大类。矿物质分为常量元素（钾、钠、钙、磷等）与微量元素（铁、铜、锌、碘等）

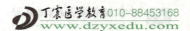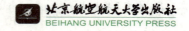

两类，婴幼儿最易缺乏的元素是钙、铁、锌和铜。

3. 混合喂养　母乳不足，需要添喂牛、羊乳或其他代乳品时为混合喂养。

4. 添加辅食

（1）添加原则：循序渐进，从少到多，从稀到稠，从细到粗，由 1 种到多种，逐步过渡到固体食物。添加的食品应单独制作，不要以成年人食物代替辅食。

（2）添加顺序：见表 4-11。

表4-11　辅食添加的顺序

月　龄	食物性状	添加辅食举例	供给的营养素
2周至3个月	流质食物	鱼肝油制剂、水果汁、菜汤	维生素A、维生素C、维生素D和矿物质
4～6个月	泥状食物	米汤、米糊、含铁配方米粉等，蛋黄（补铁）、鱼泥、豆腐、动物血、菜泥、水果泥	补充热量，动物、植物蛋白质，铁、维生素、纤维素、矿物质
7～9个月	末状食物	稀（软）饭、烂面、饼干、蛋、鱼、肝泥、肉末	补充热量，动物蛋白质、铁、锌、维生素
10～12个月	碎食物	软饭、挂面、馒头、面包、豆制品、碎肉	供给热量，维生素、蛋白质、矿物质、纤维素

5. 儿童、少年膳食安排　满足生理需求，合理烹调制作，适合消化功能，保持好食欲。

---

1. 青春期生长发育特点是
A. 生殖系统迅速发育　　　　　B. 体格生长明显减慢　　　　C. 第二性征不明显
D. 体重增长速度减缓　　　　　E. 身高增长逐渐减慢

2. 根据小儿生长发育特点，幼儿期是指
A. 1 周岁后到满 3 周岁　　　　B. 3 ～ 4 岁　　　　　　　　C. 4 ～ 5 岁
D. 5 ～ 6 岁　　　　　　　　　E. 6 ～ 7 岁

3. 小儿年龄阶段的划分中，婴儿期是指
A. 出生～ 28 天　　　　　　　B. 出生～ 1 岁　　　　　　　C. 2 ～ 3 岁
D. 4 ～ 5 岁　　　　　　　　　E. 6 ～ 7 岁

4. 小儿动作的发育规律不包括
A. 由远到近　　　　　　　　　B. 由粗到细　　　　　　　　C. 由上到下
D. 由简单到复杂　　　　　　　E. 由不协调到协调

5. 小儿前囟晚闭最常见于
A. 脑萎缩　　　　　　　　　　B. 脑炎　　　　　　　　　　C. 佝偻病
D. 小头畸形　　　　　　　　　E. 先天性颅骨发育异常

6. 2 岁小儿标准体重（kg）、身高（cm）、头围（cm）分别是
A. 9、60、40　　　　　　　　B. 10、80、46　　　　　　　C. 11、84、46

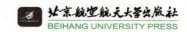

D. 12、89、48　　　　　　　　E. 14、97、48

7. 头围与胸围几乎相等的月龄是
A. 6个月　　　　　B. 8个月　　　　C. 10个月　　　　D. 12个月　　　　E. 18个月

答案： 1. A。2. A。3. B。4. A。5. C。6. D。7. D。

第3节　新生儿及新生儿疾病

一、概　述

正常足月新生儿是指出生时胎龄满 37 ～ 42 周，体重 2500 ～ 4000g，无任何畸形和疾病的活产新生儿。临床上常根据胎龄、出生体重及以上两者的关系对新生儿进行分类（表 4-12）。

表4-12　新生儿分类

主要分类依据	类　型	判断标准
出生胎龄	足月儿	37周≤胎龄＜42周
	早产儿	28周≤胎龄＜37周
	过期产儿	胎龄≥42周
出生体重	正常体重儿	2500g≤出生体重≤4000g
	低出生体重儿	出生体重＜2500g（＜1500g为极低出生体重儿，＜1000g为超低出生体重儿）
	巨大儿	出生体重＞4000g
出生体重和胎龄关系	适于胎龄儿	出生体重在同胎龄儿平均体重的第10～90百分位
	小于胎龄儿	出生体重在同胎龄儿平均体重的第10百分位以下 足月且出生体重＜2500g者称足月小样儿，最多见
	大于胎龄儿	出生体重在同胎龄儿平均体重的第90百分位以上

二、足月新生儿的特点及护理

1. 正常新生儿的特点

（1）外观特点：正常新生儿与早产儿的特点鉴别见表 4-13。

（2）呼吸系统：呼吸节律不规则，较表浅，40 ～ 45 次 / 分，以腹式呼吸为主。

（3）循环系统：心率 100 ～ 150 次 / 分，波动范围较大。足月儿血压平均 70/50mmHg。因血液多分布于躯干和内脏，四肢易出现冰冷及发绀。

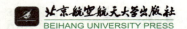

表4-13 正常足月儿与早产儿的外观特点鉴别

	正常足月儿	早产儿
哭 声	响亮	轻弱
皮 肤	红润，胎毛少	红嫩，胎毛多
头 发	分条清楚	细而乱
耳 廓	软骨发育好，轮廓清楚	软骨发育不好，轮廓不清
指（趾）甲	达到或超过指（趾）尖	未达到指（趾）尖
足 纹	遍及整个足底	足底纹少，足跟光滑
肌张力	四肢屈曲	颈肌软弱，四肢肌张力低下
乳 房	乳晕清晰，结节>4mm	乳晕不清，无结节或结节<4mm
外生殖器	男婴睾丸降至阴囊 女婴大阴唇可覆盖小阴唇	男婴睾丸未降或未全降 女婴大阴唇不能遮盖小阴唇

（4）消化系统：胃呈水平位，贲门括约肌松弛，幽门括约肌较紧张，易发生溢乳。出生后10～12小时开始排出墨绿色胎粪，2～3天可排完。若24小时仍不排胎便，应检查是否有消化道畸形。

（5）血液系统：出生时红细胞数和血红蛋白量高，以后逐渐下降。白细胞计数较高，3天后明显下降。胎儿肝脏维生素K储存量少，凝血因子活性低，出生后需常规注射维生素 K_1。

（6）泌尿系统：出生后24小时内排尿，如生后48小时仍无尿，需要查找原因。肾小球滤过率低，易出现脱水或水肿。肾脏排磷功能较差，易致低钙血症。

（7）神经系统：新生儿脑相对大，大脑皮质兴奋性低，睡眠时间长。出生时已具有觅食反射、吸吮反射、握持反射、拥抱反射等原始反射。正常情况下，上述反射生后数月可自然消失。若新生儿期反射减弱、消失或数月后仍存在，提示有神经系统疾病。

（8）免疫系统：特异性免疫能力不足，但可通过胎盘从母体获得IgG，因此新生儿不易感染某些传染病。而IgA和IgM不能通过胎盘，故易患呼吸道、消化道感染。

（9）能量和体液代谢：新生儿基础热量消耗为105kJ/kg，每天总热量需418～502kJ/kg。液体需要量与体重、日龄有关。患病时易发生代谢性酸中毒，需及时纠正。

（10）体温调节：体温调节中枢发育不完善，皮下脂肪薄，体表面积相对较大，易散热。室温过低时依靠棕色脂肪产热，产热量相对不足，易发生低体温或寒冷损伤综合征。室温过高、进水少及散热不足，可致体温增高，引起脱水热。

2. 新生儿的特殊生理状态

（1）生理性黄疸：足月儿生后2～3天出现黄疸，4～5天达高峰，5～7天消退，最迟不超过2周。小儿一般情况良好，食欲正常。

（2）生理性体重下降：新生儿出生数日内，因失水较多和胎粪排出导致体重下降，出生后3～4天最低，但不超过10%（一般3%～9%），出生后10天左右恢复出生体重。

（3）假月经：少数女婴出生后5～7天有少量阴道血性分泌物，可持续1周，因出生后母体雌激素突然中断引起，一般无须处理。

（4）乳腺肿大：男、女新生儿在出生后4～7天均可出现，如蚕豆或核桃大小，切勿挤压，防止感染。

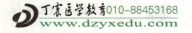
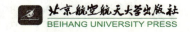

多于 2 ～ 3 周消退，无须特殊处理。

（5）"马牙"和"螳螂嘴"：新生儿上腭中线和牙龈切缘上常有黄白色、米粒大小的斑点，是上皮细胞堆积或黏液腺分泌物积留所致，称为"马牙"，出生后数周自行消退。新生儿两颊部有脂肪垫，称为"螳螂嘴"，对吸乳有利。两者均属正常现象，不可挑破，以免发生感染。

三、早产儿的特点及护理

早产儿又称未成熟儿，是指出生时胎龄满 28 周，但未满 37 周，出生体重多不足 2500g 的活产婴儿。

1. **外观特点**　见表 4-13。

2. **呼吸系统**　早产儿呼吸中枢系统不成熟，呼吸表浅、不规则，甚至有呼吸暂停。肺部发育不成熟，肺泡表面活性物质缺乏，易发生肺透明膜病。

3. **循环系统**　早产儿心率快，部分可有动脉导管未闭。

4. **消化系统**　早产儿吸吮及吞咽能力差，易出现呛乳或乳汁吸入引起肺炎。胃容量小且贲门括约肌松弛，易发生胃食管反流和溢乳。消化酶不足，胆酸分泌少，消化吸收较差。缺血、缺氧或喂养不当可引起坏死性小肠结肠炎。肝脏不成熟，葡萄糖醛酸转移酶不足，故生理性黄疸程度重，持续时间长。因胎粪形成少及肠蠕动弱，常有胎粪排出延迟。

5. **血液系统**　由于维生素 K 及维生素 D 贮存较足月儿少，更易发生出血和佝偻病。因红细胞生成素水平低下、先天储铁不足，生理性贫血出现早，程度重。

6. **泌尿系统**　早产儿肾浓缩功能更差，葡萄糖阈值低，肾小管排酸能力差，更易发生低钠血症、糖尿和代谢性酸中毒。

7. **神经系统**　早产儿神经系统成熟度与胎龄有关，胎龄越小，反射越差。早产儿易缺氧而致缺氧缺血性脑病。脑室管膜下存在发达的胚胎生发层组织，易致颅内出血。

8. **免疫系统**　早产儿特异性和非特异性免疫发育不够完善，IgG 和补体水平较足月儿更低，特别是 SIgA 缺乏，极易发生感染。

9. **体温调节**　早产儿体温调节功能更差，棕色脂肪少，产热能力差，体温易随环境温度改变而改变。寒冷时更易出现低体温，甚至寒冷损伤综合征。

10. **生长发育**　早产儿生长发育速度较足月儿快，易发生佝偻病。

四、新生儿窒息

新生儿窒息是指胎儿娩出后 1 分钟仅有心搏，无自主呼吸或未建立规律呼吸的缺氧状态，而导致低氧血症、高碳酸血症、代谢性酸中毒及全身多脏器损伤，是新生儿死亡及伤残的重要原因之一。病因包括：

1. **母体因素**　慢性或严重疾病，妊娠并发症，孕母吸毒、吸烟，年龄＞ 35 岁或＜ 16 岁。

2. **胎盘因素**　前置胎盘、胎盘早剥、胎盘老化等。

3. **脐带因素**　脐带脱垂、绕颈、打结等。

4. **胎儿因素**　早产儿，巨大儿，先天性畸形，宫内感染，呼吸道阻塞如吸入羊水、胎粪等。

5. **分娩因素**　难产，产钳术，产程中药物使用不当等。

五、新生儿缺氧缺血性脑病

新生儿缺血缺氧性脑病是指各种围生期因素引起的部分或完全缺氧、脑血流减少或暂停而导致

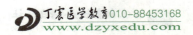 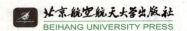

胎儿和新生儿的脑损伤，是新生儿窒息的严重并发症。

1. 病因 缺氧是本病发病的核心。

（1）围生期窒息是最主要原因，防治围生期窒息是预防本病的主要措施。

（2）反复呼吸暂停。

（3）严重的呼吸系统疾病。

（4）右向左分流型先天性心脏病。

（5）心脏骤停或严重循环系统疾病。

（6）颅内出血或脑水肿。

2. 发病机制 脑组织所需的能量主要来源于葡萄糖的氧化过程，脑缺氧后脑细胞氧化代谢受损，大量神经元死亡。

六、新生儿颅内出血

新生儿颅内出血主要因缺氧或产伤引起，是新生儿期严重脑损伤的常见形式。早产儿发病率较高，预后较差，严重者常留有神经系统后遗症。病因及发病机制包括

1. 早产 胎龄 < 32 周的早产儿，仍留存胚胎生发基质。该结构脑血流缺乏自主调节功能，易破裂出血。

2. 缺血、缺氧 任何引起缺氧的原因均可导致颅内出血，以早产儿常见。

3. 产伤 头部受挤压是产伤性颅内出血的重要原因，足月儿居多。常见于急产、胎头过大、头盆不称、高位产钳、胎头吸引器及臀牵引等。出血部位主要为硬脑膜下。

4. 其他 高渗液体快速输入、机械通气不当、气胸、肝功能不成熟、出血性疾病或脑血管畸形等。

七、新生儿黄疸

新生儿黄疸是指胆红素（以未结合胆红素为主）在体内积聚，而引起巩膜、皮肤或其他器官黄染，可分为生理性黄疸和病理性黄疸。新生儿血清总胆红素 > 5 ～ 7mg/dl（成人 > 2mg/dl）可出现肉眼可见的黄疸。由于新生儿胆红素生成较多、转运胆红素能力不足、肝功能发育未完善、肠道内细菌含量少等特点，容易发生黄疸。病因与发病机制包括：

1. 胆红素生成相对较多 如红细胞数量过多、寿命偏短等。

2. 血浆白蛋白联结胆红素的能力不足 游离的非结合胆红素为脂溶性，易透过血 - 脑屏障，进入中枢神经系统，引起胆红素脑病。

3. 肝细胞处理胆红素的能力差 生成结合胆红素的能力低下。

4. 肝肠循环 肠蠕动差、肠道菌群尚未完全建立，致非结合胆红素水平升高。

5. 形成病理性黄疸的其他因素 感染、胆道闭锁、母乳性黄疸、遗传性葡萄糖 -6- 磷酸脱氢酶（G-6-PD）缺陷等。

6. 新生儿溶血病 是指母婴血型不合，母血中血型抗体通过胎盘进入胎儿循环，导致胎儿、新生儿红细胞破坏而引起的溶血。ABO 血型不合多为母亲 O 型，婴儿 A 型或 B 型；如母为 AB 型或婴儿为 O 型则均不会发生溶血。溶血的机制是 A 型或 B 型血型抗原通过胎盘进入母体，刺激母体产生相应的血型抗体，抗体进入胎儿血循环后，与胎儿红细胞的相应抗原结合，引起溶血。若母婴血型不合的胎儿红细胞在分娩时才进入母血，则母亲产生的抗体不使这一胎发病，而可能使下一胎血型相同的胎儿发病。

 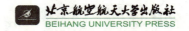

八、新生儿肺透明膜病

新生儿肺透明膜病又称新生儿呼吸窘迫综合征，多见于早产儿，由于缺乏肺表面活性物质所致。肺表面活性物质的缺乏使肺泡壁表面张力增高，肺顺应性降低，呼气时肺泡容易萎缩，吸气时难以充分扩张，导致肺泡通气量较少，出现缺氧发绀等表现。

九、新生儿肺炎

（一）胎粪吸入性肺炎

胎粪吸入综合征又称胎粪吸入性肺炎，是由于胎儿在宫内或产时吸入混有胎粪的羊水所致。主要病理变化是胎粪机械性阻塞呼吸道。当胎儿在宫内或分娩过程中缺氧肠道及皮肤血流量减少，迷走神经兴奋，肠壁缺血，肠蠕动增快，导致肛门括约肌松弛而排出胎粪。缺氧使胎儿产生呼吸运动将胎粪吸入气管内或肺内，或在胎儿娩出建立有效呼吸后，将其吸入肺内。胎龄越大，发生率越高。

（二）感染性肺炎

细菌、病毒、衣原体都可引起新生儿感染性肺炎，可发生在出生前、出生时及出生后。是新生儿常见疾病，也是新生儿死亡的重要原因之一。病因及发病机制包括：

1. **出生前感染** 孕母受到感染，病原体通过胎盘经血行传给胎儿，引起感染，或吸入因胎膜早破等原因而污染的羊水而发生肺部感染。病原菌以革兰阴性杆菌为主。

2. **出生时感染** 产时感染发生在分娩过程中，胎儿吸入了母亲产道内细菌污染的分泌物所致。

3. **出生后感染** 主要通过婴儿呼吸道、血行或医源性途径传播。

十、新生儿败血症

新生儿败血症是细菌侵入新生儿血液循环并生长繁殖，产生毒素而造成的全身感染。细菌从脐部侵入机体为新生儿败血症最常见的感染途径。出生后 7 天内出现症状者称为早发型败血症，7 天以后出现者称为迟发型败血症。病因及发病机制包括：

1. **自身因素** 新生儿免疫系统功能不完善，屏障功能差，病原体入侵容易发生全身感染。

2. **病原体** 在我国以葡萄球菌常见、其次是大肠埃希菌、表皮葡萄球菌。

3. **感染途径** 感染可发生在产前、产时或产后。产前感染与孕妇有明显感染有关，产时感染与胎儿通过产道时被细菌感染有关，产后感染与病原体从脐部、皮肤黏膜损伤处侵入有关。

十一、新生儿寒冷损伤综合征

新生儿寒冷损伤综合征又称为新生儿硬肿症，是由多种原因引起的皮肤硬肿和低体温，重症可伴有多器官功能损害。寒冷、早产、感染、窒息为主要病因。其病因及发病机制还包括：

1. **散热多** 新生儿体温调节中枢发育不成熟，体表面积相对较大，皮肤薄，血管丰富，易散热。

2. **产热少** 新生儿缺乏寒战反应。早产儿棕色脂肪含量少，导致产热能力更差。

3. **皮下脂肪特点** 新生儿皮下脂肪中饱和脂肪酸较多，低体温时易凝固而硬化。

4. **其他** 缺氧、酸中毒、休克、心力衰竭及严重感染时，增加热量的消耗。严重的颅脑疾病可抑制体温调节中枢。

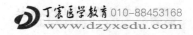 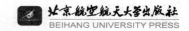

十二、新生儿破伤风

新生儿破伤风是指破伤风梭状杆菌经新生儿脐部侵入，并产生痉挛毒素而引起的急性严重感染性疾病，常在出生后七天左右发病。

病因和发病机制 破伤风梭菌为革兰阳性厌氧菌，其致病因素主要是外毒素（痉挛毒素和溶血毒素）。其中痉挛毒素是引起临床症状的主要毒素。在接生时如消毒不严或脐部不洁，可使破伤风梭菌侵入脐部，包扎所引起的缺氧环境有利于破伤风梭菌的繁殖并产生破伤风痉挛毒素，可致全身横纹肌持续性收缩与阵发性痉挛，兴奋交感神经，出现血压升高、心率加快、发热、大汗等表现。

---

1. 出生时存在，而数月后消失的神经反射是
A. 角膜反应　　　　B. 腹壁反应　　C. 握持反射　　D. 吞咽反射　　E. 膝腱反射

2. 新生儿的中性温度是一种适宜的
A. 头部温度　　　　B. 环境温度　　C. 腋表温度　　D. 手心温度　　E. 腹部温度

3. 婴幼儿生理性哭闹最常见的原因是
A. 衣服过厚　　　　B. 口渴和饥饿　C. 尿布潮湿　　D. 害怕　　　E. 要挟家长

4. 新生儿出生后开始排出胎粪的正常时间是
A. 12 小时内　　　　B. 16 小时内　　C. 20 小时内　　D. 32 小时内　　E. 48 小时内

答案：1．C。2．B。3．B。4．A。

第 4 节　营养性疾病

一、小儿营养不良

营养不良是由于缺乏热量和（或）蛋白质引起的一种营养缺乏症。病因及发病机制包括：
1. **摄入不足** 喂养不当是最主要的原因。
2. **消化吸收不良** 消化系统先天畸形、迁延性腹泻等。
3. **需要量增加** 急慢性传染病恢复期、糖尿病、发热性疾病等。

二、小儿肥胖症

小儿肥胖症是由于长期能量摄入超过人体的消耗，使体内脂肪过度积聚、体重超过参考值范围的一种营养障碍性疾病。病因及发病机制包括：
1. **能量摄入过多** 为本病的主要原因。
2. **活动量过少** 本病的重要因素。
3. **遗传因素** 肥胖具有高度遗传性。肥胖双亲的后代发生肥胖的几率高达 70% ～ 80%。
4. **其他** 饥饿中枢调节失衡、精神创伤及心理异常等因素。

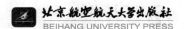

三、小儿维生素D缺乏性佝偻病

维生素 D 缺乏性佝偻病是维生素 D 不足引起钙、磷代谢失常，产生的一种以骨骼病变为特征的全身慢性营养性疾病。

1. 病因

（1）围生期维生素 D 不足。

（2）日照不足：是主要的致病因素，体内维生素 D 的来源主要是皮肤中的 7- 脱氢胆固醇经光照合成。紫外线不能透过玻璃，婴幼儿缺乏户外活动，可致内源性维生素 D 不足。

（3）生长速度快，需要增加。

（4）维生素 D 摄入不足。

（5）疾病及药物影响。

2. 发病机制　本病可看作机体为维持血钙水平而对骨骼造成的损害。维生素 D 缺乏时，肠道吸收钙、磷减少，血钙水平降低，而刺激甲状旁腺素分泌增加，动员骨释放钙、磷，以维持血钙正常或接近正常。

四、小儿维生素D缺乏性手足搐搦症

维生素 D 缺乏性手足搐搦症是由于维生素 D 缺乏、血钙降低，而出现惊厥、喉痉挛或手足抽搐等神经肌肉兴奋性增高症状。病因及发病机制包括：

1. 维生素 D 缺乏导致血钙降低是引起惊厥、喉痉挛、手足抽搐的直接原因。

2. 接受日照急骤增多或开始大量维生素 D 治疗时骨骼加速钙化，肠道吸收钙相对不足，导致血钙降低。

3. 发热、感染、饥饿时，组织细胞分解释放磷，使血磷增加，可致血钙下降。

---

1. 小儿患营养不良最常见的病因是

A. 先天不足　　　B. 喂养不当　　　C. 缺少锻炼　　　D. 疾病影响　　　E. 免疫缺陷

2. 营养不良的常见病因<u>不包括</u>

A. 长期摄入不足　　　　　　B. 消化吸收障碍　　　　　　C. 消耗过大

D. 机体储存不足　　　　　　E. 需要量增大

3. 小儿佝偻病的主要病因是

A. 营养不良　　　　　　B. 缺乏维生素 D　　　　　　C. 辅食添加不足

D. 生长发育过快　　　　E. 缺乏钙质

答案： 1. B。2. D。3. B。

第5节　消化系统疾病

一、小儿消化系统解剖生理特点

1. 口腔　足月新生儿出生时已具有较好吸吮和吞咽功能。新生儿及婴幼儿口腔黏膜薄嫩，血管

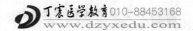 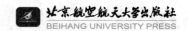

丰富，唾液腺发育不够完善，易受损伤和感染。3～4 个月涎液分泌开始增多，而婴儿口底浅，不能吞咽所分泌的全部唾液，常发生生理性流涎。

2. 食管　似漏斗状，弹力组织及肌层尚不发达，食管下段贲门括约肌发育不成熟，常发生胃 - 食管反流。吸奶时吞咽过多空气易发生溢乳。

3. 胃　略呈水平位，平滑肌发育尚未完善，在充满液体食物后易扩张。由于贲门和胃底部肌张力低，幽门括约肌发育较好，故易发生幽门痉挛而出现呕吐。胃排空时间因食物种类不同而异：水 1.5～2 小时，母乳 2～3 小时，牛乳 3～4 小时。

4. 肠　婴儿肠道相对比成人长，一般为身长的 5～7 倍（成人 4 倍）。肠系膜柔软而长，易患肠套叠及肠扭转。肠壁薄，通透性高，肠内毒素、过敏原等易经肠黏膜进入体内，引起全身感染及过敏性疾病。肠乳糖酶活性低，易发生乳糖吸收不良。

5. 肝　小儿年龄越小，肝相对越大。正常情况下，婴幼儿肝脏在右肋缘下 1～2cm 可触及，6 岁后肋缘下即触不到。

6. 胰　胰液及其消化酶的分泌易受疾病影响，容易发生消化不良。新生儿和小婴儿胰蛋白酶和胰脂肪酶的活性较低，对蛋白质和脂肪的消化功能较差；胰淀粉酶的活性更低，故 3 个月以下的小儿不宜喂淀粉类食物。

7. 肠道细菌　受食物成分影响，母乳喂养者以双歧杆菌为主，人工喂养儿和混合喂养者大肠埃希菌、嗜酸杆菌、双歧杆菌及肠球菌所占比例基本相等。正常肠道菌群对入侵的致病菌有一定的抑制作用。

8. 健康小儿粪便　出生后 10～12 小时开始排出墨绿色胎粪，2～3 天可排完。若 24 小时仍不排胎便，应检查是否有消化道畸形。母乳喂养儿粪便呈金黄色、均匀糊状，偶有细小乳凝块，较稀薄，不臭，有酸味，每天 2～4 次。牛乳、羊乳喂养儿粪便呈淡黄色或灰黄色，较稠，多成形，含乳凝块较多，较臭，每天 1～2 次，易发生便秘。混合喂养儿粪便与喂牛乳者相似，但质地较软、颜色较黄。添加谷类、蛋、肉及蔬菜等辅食后，粪便性状逐渐接近成人。

二、口　炎

口炎是指口腔黏膜的炎症，多见于婴幼儿。见表 4-14。

表4-14　口炎病原、诱因鉴别

	鹅口疮	溃疡性口腔炎	疱疹性口腔炎
病　原	真菌：白色念珠菌	细菌：链球菌、金黄色葡萄球菌	病毒：单纯疱疹病毒
诱　因	营养不良，腹泻，长期应用广谱抗生素或激素，产道感染，不洁奶具	急性感染、长期腹泻等抵抗力下降	病毒传染性强，可在托幼机构小流行

三、小儿腹泻

小儿腹泻也称腹泻病，是一组由多病原、多因素引起的以大便次数增多和大便性状改变为特点的消化道综合征。是我国婴幼儿最常见的疾病之一。6 个月～2 岁婴幼儿发病率高，也是造成婴幼儿营养不良、生长发育障碍甚至死亡的主要原因之一。病因及发病机制包括

1. 感染因素　分为肠道内感染和肠道外感染。

（1）肠道内感染可由细菌、病毒、真菌、寄生虫等引起。寒冷季节的婴幼儿腹泻绝大多数由病

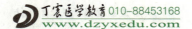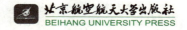

毒感染引起，主要病原为轮状病毒。细菌感染以大肠埃希菌常见。

（2）肠道外感染也可出现腹泻症状，如中耳炎、上呼吸道感染、肺炎等疾病，可因发热及病原体释放的毒素作用而导致腹泻。

2．非感染因素

（1）饮食不当，多为人工喂养不定时、饮食量不合适、过早给予大量淀粉或脂肪类食物、过早添加辅食等。

（2）对牛奶蛋白、大豆蛋白过敏而引起腹泻。

（3）腹部受凉或天气过热等可诱发消化功能紊乱。

3．易感因素

（1）小儿消化系统发育不完善，胃酸及消化酶分泌少、活性低，不能适应食物质和量的较大变化；婴儿对缺水的耐受力差，失水后容易发生体液紊乱。

（2）生长发育快，营养物质需求量相对较多，肠道负荷重。

（3）机体防御功能差，胃酸分泌水平偏低，对胃内病原杀灭能力弱。血清免疫球蛋白、胃肠SIgA 水平低。

（4）新生儿尚未建立正常肠道菌群，或因滥用广谱抗生素使正常菌群平衡失调。

（5）人工喂养易受污染，且与母乳相比，SIgA、乳铁蛋白等可抗感染的物质缺乏，或在加热中被破坏。

4．几种常见类型肠炎的发病特点见表 4-15。

表4-15　常见类型肠炎及生理性腹泻的发病特点

疾病	发病特点
轮状病毒肠炎	又称秋季腹泻，是秋、冬季腹泻最常见的类型，6个月～2岁婴幼儿多见，粪-口传播为主
诺如病毒肠炎	暴发流行易见于冬季和冬春季，是集体机构急性暴发性肠炎的主要致病原
产毒性细菌肠炎	夏季多见
侵袭性细菌肠炎	夏季多见，常见病原有侵袭性大肠埃希菌、空肠弯曲菌等
出血性大肠埃希菌肠炎	夏季多见
金黄色葡萄球菌肠炎	多继发于使用大量抗生素，菌群失调
真菌性肠炎	多继发于使用大量抗生素，白色念珠菌感染
生理性腹泻	多见于6个月以内婴儿，出生不久出现腹泻

四、急性坏死性小肠结肠炎

病因不明，可能是多因素共同作用所致。

1．早产　由于肠道屏障功能不成熟、胃酸分泌少、胃肠道动力差、消化酶活力低、消化黏膜通透性高、消化吸收功能差，易出现肠黏膜损伤。

2．其他　肠黏膜缺氧缺血、感染、肠道菌群异常、喂养方法不当等。

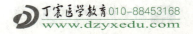
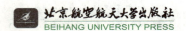

1. 婴幼儿肠道的特点是
   A. 肠道血管细小吸收率低
   B. 人工喂养儿肠道细菌以双歧杆菌为主
   C. 婴儿肠道相对成人较长、吸收面积大
   D. 母乳喂养儿肠道细菌以大肠埃希菌为主
   E. 早产儿肠乳糖酶活性高、易发生乳糖吸收不良

2. 婴儿生理性流涎常发生在生后
   A. 1～2个月　　　B. 3～4个月　　C. 5～6个月　D. 7～8个月　E. 9～10个月

3. 新生儿胃容量为
   A. 10～30ml　　　B. 30～60ml　　C. 60～90ml　D. 90～120ml　E. 120～150ml

4. 小儿鹅口疮的病原体是
   A. 柯萨奇病毒　　　　　　　B. 金黄色葡萄球菌　　　　　C. 溶血性链球菌
   D. 单纯疱疹病毒　　　　　　E. 白色念珠菌

答案： 1. C。 2. B。 3. B。 4. E。

第6节　呼吸系统疾病

一、小儿呼吸系统解剖生理特点

1. 解剖特点　小儿呼吸系统的解剖、生理、免疫特点与小儿时期易患呼吸系统疾病有密切关系（表 4-16）。

表4-16　小儿呼吸系统解剖生理特点

	解剖生理特点	临床意义
鼻	鼻腔相对短小，鼻道狭窄，无鼻毛，黏膜柔嫩，血管丰富	易感染、充血肿胀，导致呼吸困难、张口呼吸，影响吮乳
咽	咽鼓管相对宽、短、直，呈水平位	鼻咽部感染易致中耳炎
喉	呈漏斗形，软骨柔软，喉腔及声门狭小，黏膜柔嫩，血管及淋巴丰富	喉部炎症易引起声嘶和吸气性呼吸困难
气管与支气管	管腔狭小，软骨柔软，黏液腺分泌不足；右主支气管较左侧直、短、粗	易感染、充血水肿，导致呼吸道不畅；异物易进入右主支气管
肺	弹力组织发育差，血管丰富，间质发育旺盛，肺含血量多而含气量少	易感染，且感染时易引起肺间质性炎症、肺不张和肺气肿等
胸廓	呈圆桶状，肋骨水平位，膈位置较高，呼吸肌发育差；胸腔小，纵隔宽大	胸廓活动范围小，肺不能充分换气，患病易缺氧、发绀；积液、气胸易致纵隔移位

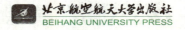

2. 生理特点

（1）呼吸频率与节律：年龄越小，呼吸频率越快（表4-17）。婴儿呼吸中枢发育不完善，尤其是新生儿易出现呼吸节律不齐或暂停。

表4-17　不同年龄小儿的呼吸频率

年　龄	平均呼吸频率（次/分）
新生儿	40～44
1个月～1岁	30
1～3岁	24
4～7岁	22
8～14岁	20

（2）呼吸类型：婴幼儿呼吸肌发育不全，胸廓运动幅度小，主要靠膈肌运动，多呈腹式呼吸。小儿行走后膈肌下降，肋骨变斜位，可变为胸腹式呼吸。7岁后逐渐接近成人。

（3）呼吸功能：呼吸储备能力差，呼吸系统病变时易发生呼吸衰竭。

3. **免疫特点**　小儿呼吸道的非特异性与特异性免疫功能均较差。咳嗽反射及纤毛运动功能差，难以有效清除吸入的尘埃和异物颗粒。由于婴幼儿分泌型IgA、IgG含量较低，肺泡巨噬细胞功能不足，易患呼吸道感染。

二、急性上呼吸道感染

急性上呼吸道感染简称上感，是指外鼻孔至环状软骨下缘，包括鼻腔、咽或喉部急性炎症的总称，是小儿最常见的疾病。

各种病毒和细菌均可引起上感，但70%～80%以上为病毒，如鼻病毒、呼吸道合胞病毒、流感病毒等。病毒感染后可继发细菌感染，最常见的致病菌是溶血性链球菌，其次为肺炎链球菌、流感嗜血杆菌。淋雨、受凉、气候突变、过度劳累是重要诱因。

婴幼儿时期由于上呼吸道的解剖和呼吸道黏膜缺少sIgA的免疫特点易患本病。

三、急性感染性喉炎

急性感染性喉炎是喉黏膜的急性弥漫性炎症，以犬吠样咳嗽、声嘶、喉鸣和吸气性呼吸困难为特征。冬、春季多发，常见于婴幼儿。病因包括：

1. **病毒感染**　常见病毒有副流感病毒、流感病毒和腺病毒等。

2. **细菌感染**　金黄色葡萄球菌、溶血性链球菌等。

3. **解剖因素**　由于小儿抵抗力低，喉腔狭小，黏膜下淋巴组织丰富，声门下组织疏松，炎症时易发生水肿，引起气道阻塞。

四、急性支气管炎

急性支气管炎是指由于各种致病原引起的支气管黏膜感染，常继发于上呼吸道感染，或为急性

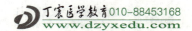
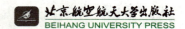

呼吸道传染病的一种临床表现。病原为各种病毒或细菌，或为混合感染。特异性体质、免疫功能失调、营养障碍、佝偻病和支气管局部结构异常等均为本病的危险因素。气候变化、空气污染、化学因素的刺激也是本病的发病因素。好发于婴幼儿。

五、小儿肺炎

1. 肺炎分类

（1）病因分类：细菌性肺炎、病毒性肺炎、支原体肺炎、衣原体肺炎、真菌性肺炎等。

（2）病理分类：肺泡性肺炎、支气管性肺炎、间质性肺炎等。小儿以支气管肺炎最常见。

（3）病程分类：急性肺炎（病程 < 1 个月）、迁延性肺炎（病程 1 ～ 3 个月）、慢性肺炎（病程 > 3 个月）。

（4）病情分类：轻症（以呼吸系统症状为主，无全身中毒症状）、重症（呼吸衰竭，其他系统也受累，全身中毒症状明显）。

（5）临床表现是否典型分类：典型肺炎（肺炎链球菌、金黄色葡萄球菌、肺炎克雷白杆菌、流感嗜血杆菌、大肠埃希菌等导致的肺炎）和非典型肺炎（支原体、衣原体、病毒、军团菌等导致的肺炎）。

2. 病因

常见病原体为细菌、病毒。发达国家以病毒为主，呼吸道合胞病毒最常见，其次为腺病毒、流感病毒、副流感病毒等。发展中国家以细菌为主，以肺炎链球菌多见，还有金黄色葡萄球菌、支原体、衣原体和流感嗜血杆菌等。多发生于营养不良、维生素 D 缺乏性佝偻病、先天性心脏病、低出生体重儿等的小儿。

3. 发病机制

病原体入侵肺部后，引起支气管、肺泡炎症，而致通气和换气障碍，进而出现缺氧和 CO_2 潴留，造成心力衰竭、中毒性脑病、中毒性肠麻痹、消化道出血及酸碱平衡失调和水、电解质紊乱。

---

1. 婴幼儿易患呼吸道感染的免疫因素是

A. 呼吸道黏膜缺少分泌型 IgA　　　　B. 呼吸道黏膜缺少分泌型 IgM

C. 呼吸道黏膜缺少 IgD　　　　　　　D. 呼吸道黏膜缺少巨噬细胞

E. 呼吸道黏膜缺少补体

2. 小儿扁桃体炎的好发年龄为

A. 3 个月　　　　B. 1 ～ 2 岁　　　　C. 4 ～ 10 岁　　　D. 2 ～ 4 岁　　　E. 14 ～ 15 岁

3. 婴幼儿上呼吸道解剖特点除外

A. 鼻道狭窄　　　　　　　　B. 鼻窦口相对较小　　　　　　C. 黏膜柔嫩

D. 血管丰富　　　　　　　　E. 咽鼓管呈水平位

4. 疱疹性咽峡炎的病原体是

A. 鼻病毒　　　　B. 腺病毒　　　　C. 流感病毒　　　D. 柯萨奇病毒　　　E. 单纯疱疹病毒

5. 咽 - 结合膜热的病原体是

A. 腺病毒　　　　B. 柯萨奇病毒　　　C. 埃可病毒　　　D. 鼻病毒　　　E. 流感病毒

6. 婴幼儿期支气管扩张症最常见的病因是

A. 支气管阻塞　　　　　　　B. 麻疹、百日咳　　　　　　C. 肺结核

D. 重症肺炎　　　　　　　　E. 慢性支气管炎

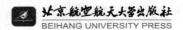

7. 痰呈黄色提示肺部感染的病原菌是
A. 肺炎杆菌　　　　B. 军团菌　　　　C. 铜绿假单胞菌　　　　D. 葡萄球菌　　　　E. 厌氧菌

答案：1. A。2. C。3. B。4. D。5. A。6. B。7. D。

第7节　循环系统疾病

一、小儿循环系统解剖生理特点

1. **心脏的胚胎发育**　心脏于胚胎第2周开始形成，约于第4周起有循环作用，至第8周房室间隔完全形成，成为四腔心脏。故胚胎发育的第2～8周为心脏胚胎发育的关键期，也是预防先天性心脏病的重要时期。

2. **心脏的大小和位置**　新生儿心脏重20～25g，心脏重量与体重的比值比成人大，随着年龄的增长，相对比值逐渐下降。小儿心脏的位置随年龄的增长而改变，新生儿和2岁以下婴幼儿的心脏多呈横位，心尖搏动位于左侧锁骨中线外侧第4肋间，心尖部主要为右心室。3～7岁心脏由横位转为斜位，心尖搏动位于左侧锁骨中线第5肋间，心尖部主要为左心室。7岁以后心尖搏动逐渐移到左锁骨中线第5肋间内侧0.5～1cm。

3. **胎儿血液循环的特点**　胎儿只有体循环，没有有效的肺循环。营养物质与气体交换是通过胎盘与脐血管来完成的。胎儿体内绝大部分是混合血。静脉导管、卵圆孔及动脉导管是胎儿血液循环的特殊通道。

4. **出生后血液循环的改变**　出生后，胎盘血液循环停止，肺循环建立，血液的气体交换场所由胎盘转换至肺。脐血管、卵圆孔及动脉导管之关闭。

5. **心率**　小儿新陈代谢旺盛和交感神经兴奋性较高，故心率较快，随着年龄增长而逐渐减慢。平均心率见表4-18。进食、活动、哭闹、发热和情绪激动等可使心率加快，一般体温每升高1℃，心率增加10～15次／分。入睡后心率减少10～12次／分。

6. **血压**　动脉血压的高低主要取决于心排血量和外周血管阻力。小儿年龄越小，动脉压力越低。新生儿收缩压平均为60～70mmHg。1～2岁婴儿的收缩压平均为70～80mmHg，2岁以后收缩压＝（年龄×2+80）mmHg，高于此标准20mmHg为高血压。舒张压约为收缩压的2/3。小儿下肢血压通常比上肢血压高20mmHg。

表4-18　小儿平均心率

年龄阶段	心率（次/分）
新生儿	120～140
1岁内（婴儿）	110～130
1～3岁（幼儿）	100～120
4～7岁（学龄前期）	80～100
8～14岁	70～90

二、先天性心脏病

先天性心脏病是在胎儿时期心脏及大血管发育异常所致的心血管畸形，是儿童最常见的心脏病。

1. **病因**　与遗传、母体和环境因素有关。

（1）遗传因素：多基因或单基因的遗传缺陷，染色体畸变。

（2）母体和环境因素：早期宫内感染，特别是病毒感染，如风疹、流行性感冒、流行性腮腺炎和柯萨奇病毒感染等。孕妇接触大剂量放射线、服用抗肿瘤等药物、患有糖尿病等代谢性疾病、缺乏叶酸或妊娠早期饮酒、吸食毒品等。

2. **分类**　根据左、右两侧心腔及大血管之间有无分流和青紫，分为 3 类。

（1）左向右分流型（潜伏青紫型）：常见于房间隔缺损、室间隔缺损或动脉导管未闭。在左、右心之间或主动脉与肺动脉之间有异常通路。正常情况下，由于体循环压力高于肺循环，血液自左向右分流，不会出现青紫，当剧烈哭闹或屏气时，右心室压力增高，超过左心室，血液自右向左分流，可出现暂时性青紫。

（2）右向左分流型（青紫型）：常见于法洛四联症和大动脉转位。右室流出道狭窄等原因造成右心室压力增高并超过左心室时，血液从右向左分流；或因大动脉起源异常，使大量静脉血流入体循环，出现持续性青紫。

（3）无分流型（无青紫型）：常见肺动脉狭窄和主动脉狭窄。在心脏左、右两侧或动、静脉之间无异常通路或分流，故无青紫。

---

1. 正常新生儿心率为

A．90～110 次/分　　　　　B．120～140 次/分

C．130～150 次/分　　　　　D．140～160 次/分

E．80～100 次/分

2. 按照公式，估算 5 岁小儿血压正常值是

A．120/70mmHg（16/9.3kPa）　　B．100/70mmHg（13.3/9.3kPa）

C．90/60mmHg（12.0/8.0kPa）　　D．90/50mmHg（12.0/6.7kPa）

E．80/50mmHg（10.7/6.7kPa）

3. 关于小儿血压测量要点，正确的描述是

A．小儿血压测量与成人差别较大　　B．袖带的宽度为上臂长度的 2/3

C．袖带过松测得血压偏低　　　　　D．学龄儿可用 4～6cm 袖带

E．上肢血压比下肢血压高约 20mmHg

4. 引起感染性心内膜炎的常见病原菌是

A．金黄色葡萄球菌　　　　B．变形杆菌　　　　C．肺炎链球菌

D．铜绿假单胞菌　　　　　E．草绿色链球菌

答案：1．B。2．C。3．B。4．A。

第8节　血液系统疾病

一、小儿造血和血液特点

1. **小儿造血特点**　小儿造血分为胚胎期造血和生后造血。

（1）胚胎期造血：胚胎第3周开始卵黄囊造血。卵黄囊退化后，肝脏自胚胎6～8周，脾脏自胚胎8周，开始参与造血。肝脏是胎儿中期主要的造血场所。胚胎6周出现骨髓，但至胎儿4个月开始造血，直至生后2～5周后成为唯一的造血器官。

（2）生后造血：主要是骨髓造血。婴幼儿因缺乏黄骨髓，造血潜力较差，容易出现骨髓外造血。婴幼儿时期，当严重感染或溶血性贫血等需要造血增加时，肝、脾和淋巴结可恢复到胎儿时期的造血状态。

2. **小儿血液特点**

（1）红细胞数和血红蛋白量：胎儿期处于相对缺氧状态，红细胞数和血红蛋白量较高。至2～3个月时，红细胞数和血红蛋白量下降，出现轻度贫血，称为"生理性贫血"。3个月以后，红细胞数和血红蛋白量逐渐升高，12岁达成年人水平。

（2）白细胞数与分类：出生时白细胞数较多，随后逐渐下降，8岁后接近成人水平。中性粒细胞与淋巴细胞比例相等有两次时间交叉，分别是在出生后4～6天和在4～6岁，7岁以后白细胞分类与成年人相似。

（3）血小板：血小板由骨髓造血组织中的巨核细胞产生，约为（150～250）×10^9/L，与成人相差不大。

（4）血容量：新生儿血容量占体重比例约为10%，儿童约为8%～10%，成人约为6%～8%。

二、小儿贫血概述

1. **诊断标准**　根据血红蛋白浓度可诊断贫血（表4-19）。

表4-19　小儿贫血的诊断标准

年龄阶段	血红蛋白浓度（g/L）
新生儿	<145
1～4个月	<90
4～6个月	<100
6个月至6岁	<110
6～14岁	<120

2. **小儿贫血的分度及分类**

（1）分度：根据外周血中血红蛋白浓度可将贫血分为4度，与成人贫血的分度类似。

（2）分类

①病因分类：临床最常用，主要依据贫血的原因和发病机制。

a. 红细胞和血红蛋白生成不足性贫血：造血物质缺乏，如营养性缺铁性贫血；骨髓造血功能障碍，

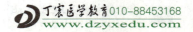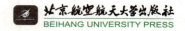

如再生障碍性贫血；慢性感染、肾病伴发的贫血等。

  b. 溶血性贫血：如遗传性球形红细胞增多症、新生儿溶血病等。

  c. 失血性贫血：各种急性和慢性失血性贫血。

  ②形态学分类：根据红细胞平均容积、红细胞平均血红蛋白和红细胞平均血红蛋白浓度，可分为正细胞正色素性、大细胞性、单纯小细胞性及小细胞低色素性贫血。

三、营养性缺铁性贫血

营养性缺铁性贫血是体内储存铁缺乏，导致血红蛋白合成减少而引起的一种小细胞低色素性贫血，是最常见的贫血。病因包括：

  1. 铁摄入不足　食品铁供应不足是小儿缺铁性贫血的主要原因。婴儿未及时添加辅食、儿童挑食或偏食、生长发育快（婴儿期和青春期最快）等均可引起贫血。

  2. 铁储存不足　4～6个月内婴儿铁主要来源于宫内储备，正常足月婴儿出生时从母亲获得的储备铁可足够维持生后4个月的生长发育需要。当孕母患缺铁性贫血时，可使胎儿先天铁储存不足而致病。

  3. 铁丢失过多　牛奶蛋白过敏引起小肠出血为婴儿常见原因。

四、营养性巨幼细胞贫血

营养性巨幼细胞贫血多由维生素 B_{12}、叶酸缺乏所致。叶酸缺乏的主要原因是需要量增加或摄入不足，长期羊乳喂养、牛乳类制品在加工过程中叶酸被破坏可导致叶酸摄入不足。维生素 B_{12} 缺乏常与胃肠功能紊乱所致的吸收障碍有关，如自身免疫性胃炎、胃大部切除术等。

五、特发性血小板减少性紫癜

特发性血小板减少性紫癜是一种正常血小板被免疫性破坏的异质性自身免疫性疾病，又称为免疫性血小板减少症，包括体液免疫和细胞免疫紊乱，是小儿最常见的出血性疾病（占 25%～20%）。

机体被病毒感染后产生抗体，一方面产生的抗体可与血小板发生交叉反应，使血小板受损，被单核 - 巨噬细胞系统清除，另一方面机体被感染后形成的抗原 - 抗体复合物黏附于血小板，使其被破坏清除，最终血小板的寿命缩短、减少。

---

  1. 导致小儿骨髓外造血的原因是

  A. 缺乏红骨髓　　　　　　　　　B. 肝、脾、淋巴结发育不全

  C. 骨髓造血器官功能抑制　　　　D. 缺乏黄骨髓，造血代偿潜力很低

  E. 红骨髓过多，造血代偿潜力过高

  2. 血小板来源于骨髓中的

  A. 浆细胞　　　　　　　　B. 单核细胞　　　　　　　　C. 巨核细胞

  D. 巨噬细胞　　　　　　　E. 组织嗜碱细胞

  3. 缺铁性贫血发病率最高的年龄段为

  A. 新生儿　　　　　　　　B. 出生6个月内　　　　　　C. 出生6个月～2岁

  D. 2岁～3岁　　　　　　　E. 3岁～5岁

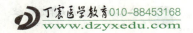
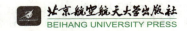

4. 患儿，9 个月。食欲减退，大便每天数次，持续约 2 个月余。护士判断患儿最可能发生的营养不良是

A. 血钙过低　　　　　　　　B. 铁丢失过多　　　　　　　　C. 血糖过低

D. 铁摄入不足　　　　　　　　E. 铁吸收减少

答案：1. D。2. C。3. C。4. E。

第9节　泌尿系统疾病

一、小儿泌尿系统解剖生理特点

1. 解剖特点

（1）肾：小儿年龄越小，肾相对越大。婴儿期肾位置较低，2 岁以下腹部触诊可扪及。

（2）肾盂和输尿管：婴儿肾盂和输尿管比较宽，管壁肌肉及弹力纤维发育不全，易扩张受压、扭曲而致梗阻，从而引起尿潴留和泌尿系感染。

（3）膀胱：婴儿膀胱位置相对较高，充盈时易在腹部触及。

（4）尿道：女婴尿道较短，外口暴露，且接近肛门，易受污染而引起上行感染。男婴尿道较长，但常因包茎，污垢积聚也易导致上行感染。

2. 生理特点

（1）肾功能：新生儿及婴幼儿的肾小球滤过率较低，重吸收、排泄、浓缩和稀释等功能均不成熟，表现为排尿次数增多，易发生水、电解质紊乱及酸中毒。小儿 1～1.5 岁时，肾功能达成年人水平。

（2）排尿特点：约 93% 的新生儿在出生后 24 小时内，99% 在 48 小时内开始排尿。3 岁左右小儿能控制排尿。正常尿液为透明、淡黄色，尿量与液体入量、气温、湿度、食物种类、活动量及精神因素有关。小儿各年龄阶段正常尿量及少尿、无尿判别见表 4-20。

表4-20　小儿各年龄阶段正常尿量及少尿、无尿判别

年龄阶段	正常	少尿	无尿
新生儿	1～3ml/（kg·h）	＜1ml/（kg·h）	＜0.5ml/（kg·h）
婴儿期	400～500ml/d	＜200ml/d	＜50ml/d
幼儿期	500～600ml/d	＜200ml/d	＜50ml/d
学龄前期	600～800ml/d	＜300ml/d	＜50ml/d
学龄期	800～1400ml/d	＜400ml/d	＜50ml/d

二、急性肾小球肾炎

急性肾小球肾炎简称急性肾炎，是以急性肾炎综合征为主要临床表现的一组疾病。其特点为急性起病，多有前驱感染，出现血尿、蛋白尿、水肿和高血压，并可伴有一过性肾功能不全。多见于

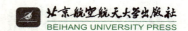

溶血性链球菌感染后，是小儿泌尿系统最常见的疾病。

绝大多数病例属急性溶血性链球菌感染后引起的免疫复合物性肾小球肾炎，多继发于上呼吸道感染、猩红热、皮肤感染后。免疫复合物沉积于肾小球基底膜并激活补体系统，导致免疫损伤和炎症，造成肾小球血流量减少，肾小球滤过率降低，水钠潴留及肾小球基底膜破坏，出现少尿、无尿，严重时发生急性肾衰竭。

三、原发性肾病综合征

原发性肾病综合征是由各种肾疾病所致的，以大量蛋白尿（尿蛋白＞3.5g/d）、低白蛋白血症（血浆白蛋白＜30g/L）、水肿、高脂血症为临床表现的一组综合征。其中，前两项为诊断本病的必备条件。

1. 病因与发病机制　肾病综合征不是独立的疾病，可分为原发性和继发性。原发性肾病综合征是指原发于肾脏本身的肾小球疾病，其发病机制为免疫介导性炎症所致的肾损害。继发性肾病综合征是指继发于全身或其他系统疾病的肾损害。

2. 病理生理

（1）大量蛋白尿：因肾小球滤过膜屏障功能受损，导致原尿中蛋白含量增多，形成大量蛋白尿。大量蛋白尿是肾病综合征的起病根源，是最根本和最重要的病理生理改变，也是导致其他三大临床表现的基本原因，对机体的影响最大。

（2）低白蛋白血症：因大量蛋白从尿中丢失所致。肝代偿性合成白蛋白不足，胃黏膜水肿影响蛋白质吸收可进一步加重低蛋白血症。

（3）水肿：低白蛋白血症导致血浆胶体渗透压下降是水肿的主要原因。

（4）高脂血症：其发生与低白蛋白血症刺激肝合成脂蛋白增加和脂蛋白分解减少有关。

---

1. 正常情况下，幼儿每天尿量为

A. 800ml　　　　　　　　B. 600 ～ 800ml　　　　　　C. 500 ～ 600ml

D. 400ml　　　　　　　　E. 200ml

2. 急性链球菌感染后引发的肾小球肾炎主要的致病菌是

A. A 组 α 溶血性链球菌　　　　　B. B 组 α 溶血性链球菌

C. A 组 β 溶血性链球菌　　　　　D. B 组 β 溶血性链球菌

E. 草绿色链球菌

3. 原发性肾病综合征的病理生理特点是

A. 血尿　　　　　　　　　B. 高血压　　　　　　　　　C. 低脂血症

D. 高蛋白血症　　　　　　E. 大量蛋白尿

4. 引起婴幼儿尿路感染最主要的途径为

A. 淋巴感染　　　　　　　B. 全身感染的局部表现　　　C. 上行感染

D. 血源感染　　　　　　　E. 下行感染

答案： 1. C。2. C。3. E。4. C。

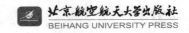

第10节　神经系统疾病

一、小儿神经系统解剖生理特点

在小儿生长发育过程中，神经系统发育最早，且速度快。其解剖生理特点见表4-21。

表4-21　小儿神经系统的解剖生理特点

部　位	特　点	
脑	出生时脑相对重，神经细胞数目已与成人接近；对外来刺激反应缓慢且易泛化；对缺氧的耐受性较成年人差；随年龄增长，脑功能逐渐成熟与复杂化	
脊　髓	新生儿脊髓下端在第2腰椎下，腰椎穿刺时位置要低，以第4～5腰椎间隙为宜	
脑脊液	新生儿脑脊液量少、压力低，抽取困难；随年龄增长，脑脊液量逐渐增多	
神经反射	出生时存在，终身不消失	角膜反射，瞳孔反射，结膜反射，吞咽反射
	出生时存在，2～7个月消失	觅食反射，吸吮反射，拥抱反射，握持反射
	出生时不存在，出现后永不消失	腹壁反射，提睾反射及各种腱反射
	病理反射	2岁内出现巴宾斯基征属生理现象，单侧出现或2岁后异常
	脑膜刺激征	颈强直，凯尔尼格征，布鲁津斯基征阳性

二、化脓性脑膜炎

化脓性脑膜炎是由各种化脓性的细菌感染引起的脑膜炎症，部分患者病变累及脑实质，是小儿尤其是婴幼儿时期常见的中枢神经系统感染性疾病之一。

多种化脓性细菌都能引起本病，但多数是由脑膜炎双球菌、肺炎链球菌和流感嗜血杆菌引起。新生儿及2～3个月以内的患儿以革兰阴性细菌（如大肠埃希菌、变形杆菌）、B组溶血性链球菌和金黄色葡萄球菌为主。2～3个月至4岁小儿以流感嗜血杆菌为主。5岁以上患儿以脑膜炎双球菌或肺炎链球菌为主。血行感染为最常见的途径，致病菌大多从呼吸道侵入，也可通过感染邻近组织器官或因颅腔存在直接通道而侵入。

三、病毒性脑膜炎、脑炎

病毒性脑膜炎、脑炎是由多种病毒引起的颅内急性炎症，以发热、头痛、呕吐、精神异常及意识障碍为主要临床特征，多为自限性。大多数病毒性脑膜炎由肠道病毒引起，常见柯萨奇病毒、艾柯病毒等。

四、急性炎症性脱髓鞘性多发性神经病

急性炎症性脱髓鞘性多发性神经病又称吉兰 - 巴雷综合征，是一种自身免疫介导的周围神经病，主要损害多数脊神经根和周围神经，也常累及脑神经。

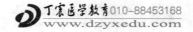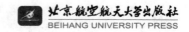

本病是免疫介导的迟发型超敏反应，而病毒感染可能对免疫反应起一种启动作用。

五、脑性瘫痪

由于各种原因造成发育期胎儿或婴儿非进行性的脑损伤，简称脑瘫。病因及发病机制包括：

1. 母亲妊娠期情况异常　宫内感染、某些药物的摄入、接触放射线、缺氧、中毒、糖尿病、营养不良、多胎妊娠、先天遗传等因素引起脑发育异常。

2. 出生时的不良因素　早产、过期产、产伤、缺氧缺血性脑病、极低体重等。

3. 婴儿期感染或创伤　外伤、颅内出血、感染、胆红素脑病等。

六、注意缺陷多动障碍

智力正常或基本正常的儿童表现出与年龄不相符合的注意力不集中，不分场合的过多活动，情绪冲动并可有认知障碍或学习困难的综合征，也称多动症，是儿童最常见的发育行为问题之一。

病因和发病机制尚不十分清楚，与生物因素、社会心理因素等协同作用有关。

---

1. 出生时存在，且永不消失的神经反射是

A. 吸吮反射　　　　B. 觅食反射　　　C. 拥抱反射　　　D. 握持反射　　　E. 吞咽反射

2. 流行性脑膜炎皮肤瘀点的病理基础是

A. 血管通透性增加　　　　　　　　B. 血小板减少，凝血因子消耗

C. 广泛的血管内凝血　　　　　　　D. 细菌及内毒素致小血管栓塞性炎症

E. 血清钙严重降低

3. 病毒性脑膜炎、脑炎常见的病原体是

A. 麻疹病毒　　　　B. 疱疹病毒　　　C. 风疹病毒　　　D. 埃可病毒　　　E. 腮腺炎病毒

4. 注意缺陷多动障碍的病因是

A. 病因不明确　　　B. 与受惊有关　C. 与遗传有关　D. 与环境有关　E. 与教育有关

答案：1．E。2．D。3．D。4．A。

第11节　结缔组织疾病

（一）风湿热

风湿热是由咽喉部 A 组 β 溶血性链球菌感染后反复发作的全身结缔组织炎症，主要累及关节、心脏、皮肤和皮下组织。

寒冷和潮湿是重要的诱因，故冬春阴雨季节常发病。病变过程可分为渗出期、增生期和硬化期，各期可同时存在。基本病理特点为形成特征性的风湿小体，是诊断风湿热的病理依据，提示风湿活动。

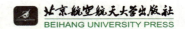

（二）幼年特发性关节炎

是一组原因不明，以慢性关节滑膜炎为主要特征的儿童时期常见的结缔组织疾病。病因至今尚未明确，一般认为可能与免疫遗传、感染、外伤有关。

（三）过敏性紫癜

过敏性紫癜是一种常见的血管变态反应性出血性疾病。病因及发病机制包括：

1. **感染** 是最常见的、易引起疾病复发的因素。
2. **食物** 鱼、虾、蟹、蛋、鸡、牛奶等。
3. **药物** 抗生素、解热镇痛药等。
4. **其他** 疫苗接种、寒冷刺激、花粉、蚊虫叮咬等。

（四）皮肤黏膜淋巴结综合征

是一种以全身血管炎为主要病变的急性发热出疹性小儿疾病，又称川崎病。病因尚未清楚，目前认为是机体受到病原体感染，触发免疫介导的全身血管炎。

过敏性紫癜患儿病理基础主要是
A. 毛细血管的变态反应性炎症　　　B. 关节腔的变态反应性炎症
C. 胃肠道的变态反应性损伤　　　　D. 肾小球的变态反应性损伤
E. 皮肤的变态反应性损伤

答案：A。

第12节　小儿常见传染病

一、传染病总论

1. **感染过程** 病原体侵入人体后就开始感染的过程。根据人体的防御功能和病原体数量及毒力的强弱，感染过程可产生5种不同的结果：显性感染、隐性感染、病原携带状态、潜伏性感染、清除病原体。

2. **传染病流行的基本条件** 传染源、传播途径和易感人群为传染病流行的3个基本条件，必须同时存在。若切断任何一个环节，流行即可终止。

3. **临床特点** 传染病的发生、发展和转归可分为4期，即潜伏期、前驱期、症状明显期、恢复期。

4. **预防** 针对传染病流行过程的3个基本条件，采取综合性预防措施。即管理传染源，切断传播途径，保护易感人群。

二、麻　疹

麻疹是由麻疹病毒引起的急性出疹性呼吸道传染病。

1. **病因与发病机制** 麻疹的病原体为麻疹病毒，不耐热，对阳光和一般消毒剂敏感，日光照射20分钟即可失去致病力。麻疹病毒侵入上呼吸道和眼结膜，2～3天后病毒释放入血，引起第一次

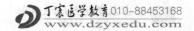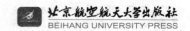

病毒血症。被单核细胞吞噬后大量增殖，再次侵入血液，引起第二次病毒血症，导致临床症状出现。

2. 流行病学

（1）传染源：麻疹患者是唯一的传染源。出疹前、后5天内均有传染性，有并发症者传染性可延至出疹后10天。

（2）传播途径：病毒经呼吸、咳嗽和说话等排出体外，通过呼吸道空气传播。

（3）易感人群：易感人群是未接种麻疹疫苗的人，以6个月～5岁的小儿多见，病后可获得持久免疫。

（4）流行特征：发病季节以冬、春季为主。

三、水　痘

水痘是由水痘-带状疱疹病毒所引起的传染性极强的出疹性疾病。

1. 病因、病理　水痘-带状疱疹病毒是病原体，人是该病毒唯一的宿主。皮肤病变局限于表皮棘细胞层，结痂脱落后不留痕迹。

2. 流行病学

（1）传染源：水痘患儿是唯一的传染源，出疹前1～2天至疱疹全部结痂均有传染性。

（2）传播途径：以呼吸道空气传播为主，也可直接接触传播或通过接触被污染的用具传播。

（3）易感人群：普遍易感，多见于2～6岁儿童。感染后可获得持久免疫，但以后可发生带状疱疹。

（4）流行特征：任何季节均可发生，以冬、春季高发。

四、猩红热

猩红热是由A组β链球菌引起的急性呼吸道传染病。

1. 病原学　A组β溶血性链球菌是本病的致病菌，具有较强的侵袭力，能产生致热性外毒素（红疹毒素）和溶血素。该菌在外界生活力较强，在痰液和脓液中可生存数周，但对热、干燥抵抗力不强。

2. 流行病学

（1）传染源：患者及带菌者，尤其是咽峡炎患者是主要的传染源。

（2）传播途径：通过呼吸道飞沫传播。

（3）易感人群：普遍易感，但3～7岁儿童最为多见。

（4）流行特征：多在冬、春季节发病。

五、流行性腮腺炎

流行性腮腺炎是由腮腺炎病毒引起的急性呼吸道传染病。

1. 病因与发病机制　人是腮腺炎病毒的唯一宿主，病毒主要存在于唾液、血液、尿液及脑脊液中。病毒经口、鼻侵入人体后，扩散至多种腺体（腮腺、颌下腺、舌下腺、胰腺、性腺等）和中枢神经系统，引起非化脓性炎症。病毒抵抗力弱，紫外线、甲醛和56℃温度均可使其灭活。

2. 流行病学

（1）传染源：腮腺炎患者和隐性感染者均为传染源，在腮腺肿大前7天到肿大后9天均可排出病毒。

（2）传播途径：以呼吸道飞沫传播为主。

（3）易感人群：5～15岁儿童和青少年多见。感染后可获较持久的免疫力。

（4）流行特征：任何季节均可发病，以冬、春季为主。

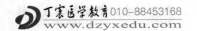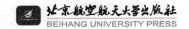

六、中毒型细菌性痢疾

细菌性痢疾简称菌痢，是由痢疾杆菌引起的肠道传染病。中毒型细菌性痢疾是急性细菌性痢疾的危重型，病死率高，必须积极抢救。

1. 病因与发病机制　病原菌为痢疾杆菌，属志贺菌属，革兰阴性。该菌抵抗力弱，加热至60℃时10分钟可灭活，对酸和一般消毒剂均敏感。痢疾杆菌致病性很强，释放内毒素和外毒素。内毒素造成全身中毒症状，如发热、毒血症、休克等。外毒素具有细胞毒性、神经毒性和肠毒性，分别导致相应的临床症状。

2. 流行病学

（1）传染源：菌痢患者及带菌者均为传染源。

（2）传播途径：通过粪 - 口途径传播。

（3）易感人群：普遍易感，5 岁以下儿童病死率高。

（4）流行特征：夏、秋季发病率高。

---

1. 构成传染过程必须具备的 3 个因素是

A. 传染源、传播途径、易感人群

B. 病原体、侵入途径，人体抵抗力

C. 病原体的数量、致病力、人体抵抗力

D. 病原体、感染途径、人体

E. 屏障作用、吞噬作用、体液作用

2. 麻疹病毒的特性是

A. 能耐受一般消毒剂　　　　　　　B. 对日光有一定抵抗力

C. 对寒冷和干燥耐受力强　　　　　D. 飞沫中病毒传染性可达 2 天

E. 在流通空气中可保持活力 3 天

3. 水痘的传染期是

A. 发热至出疹期为止　　　　　　　B. 潜伏期至出疹期为止

C. 潜伏期至皮疹全部干燥结痂为止　D. 前驱期至出疹

E. 自出疹前 1 ～ 2 天至皮疹全部干燥结痂为止

4. 中毒型细菌性痢疾的传播途径是

A. 食物传播　　　　　　　B. 虫媒传播　　　　　　　C. 土壤传播

D. 呼吸道传播　　　　　　E. 消化道传播

5. 患儿，男，猩红热。为保护学校班内其他易感人群，应对其进行医学观察的时间为

A. 14 天　　　　　B. 10 天　　　　　C. 7 天　　　　　D. 5 天　　　　　E. 3 天

答案： 1. A。2. C。3. E。4. E。5. C。

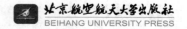

第 13 节　小儿结核病

一、概　述

结核病是指由结核分枝杆菌引起的慢性感染性疾病，以肺结核最为常见。

1. 病原　主要为人型结核分枝杆菌，具有抗酸性，生长缓慢，对干燥、冷、酸、碱等抵抗力强，可在干燥痰内存活 6 ～ 8 个月，但对热、紫外线和乙醇等较敏感，75% 乙醇浸泡 2 分钟、烈日曝晒 2 小时或煮沸 1 分钟可使其灭活。

2. 流行病学

（1）传染源：痰中带菌的肺结核患者。

（2）传播途径：以呼吸道传播为主，也可通过消化道传播、母婴传播或经皮肤伤口感染等。

（3）易感人群：普遍易感，以婴幼儿、青春后期及老年人多见。居住拥挤、营养不良、糖尿病、恶性肿瘤、过度劳累、妊娠及免疫抑制状态者易发病。

3. 发病机制　大量毒力强的结核菌侵入机体而免疫力又下降时易发病。机体受到感染后，在 T 细胞介导下产生免疫力及变态反应。

（1）细胞介导的免疫反应：主要表现为淋巴细胞致敏和巨噬细胞功能增强，对初次感染结核者有保护作用。

（2）迟发型变态反应：有利于清除结核菌，但可引起细胞坏死及干酪样改变，形成空洞。

（3）原发感染与继发感染：感染结核菌后机体获得免疫力，大部分为终生不发病，少数免疫力低下者可当即发病，即为原发性肺结核。另有少数部分患者在日后免疫力低下时发病，即为继发性肺结核，是成人肺结核的主要类型。

二、原发型肺结核

原发型肺结核为结核杆菌初次侵入肺部后发生的原发感染，是小儿肺结核的主要类型。原发型肺结核包括由肺原发病灶、局部淋巴结病变和两者相连的淋巴管炎组成的原发综合征和以胸腔内肿大淋巴结为主的支气管淋巴结结核。病理转归为吸收好转（钙化或硬结）、进展及恶化。

三、急性粟粒型肺结核

急性粟粒型肺结核也称急性血行播散性肺结核，是结核分枝杆菌经血行播散而引起的肺结核，常是原发综合征发展的后果，主要见于小儿时期，尤其是婴幼儿。

多于原发感染后 3 ～ 6 个月内发生。原发灶或淋巴结干酪样坏死破溃时，大量病原体入血引起粟粒型肺结核。年龄幼小、营养不良、机体免疫力低下易诱发本病。

四、结核性脑膜炎

结核性脑膜炎简称结脑，是儿童结核病中最严重的类型。在结核原发感染后 1 年内、尤其在 3 ～ 6 个月最易发生，病死率和后遗症的发生率较高。

常为急性粟粒性肺结核的一部分，婴幼儿血 - 脑屏障功能不完善，中枢神经系统发育不成熟，免疫力低下，结核菌易血行播散累及脑膜。结核菌使软脑膜弥漫充血、水肿、炎性渗出，并形成许多结核结节。大量炎性渗出物积聚于脑底部，易引起脑神经损害和脑脊液循环受阻。此外，还可发生脑部血管病变、脑实质病变、脑积水及室管膜炎等。

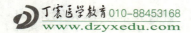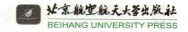

1. 小儿结核病的主要传播途径是

A. 虫媒　　　　B. 皮肤　　　　C. 呼吸道　　　D. 消化道　　　E. 血液

2. 小儿原发型肺结核的病理转归最常见的是

A. 液化　　　　B. 钙化　　　　C. 纤维化　　　D. 形成空洞　　E. 干酪样坏死

3. 最易发展为结核性脑膜炎的情况是

A. 肺部粟粒型结核经血行传播　　　　B. 脑膜结核干酪病变破溃　　　C. 结核性胸膜炎

D. 脑实质结核灶　　　　E. 干酪性肺炎

答案：1. C。2. B。3. A。

第14节　小儿常见急症

一、小儿惊厥

惊厥是全身或局部骨骼肌群突然发生不自主收缩，主要表现为强直性或阵挛性收缩，常伴意识障碍，是儿科常见的急症。病因及发病机制包括：

1. **感染性疾病**　颅内感染多由各种细菌、病毒等引起的脑膜炎、脑炎，常表现为反复而严重的惊厥发作。颅外感染包括热性惊厥、感染中毒性脑病等。

2. **非感染性疾病**　颅内疾病主要有颅内损伤与出血、先天性发育畸形、颅内占位性病变。颅外疾病包括缺氧缺血性脑病、中毒、水电解质紊乱等。

二、急性颅内压增高

颅内压增高是指在病理状态下，颅腔内容物体积增加或颅腔容积减小，超出颅腔可代偿调节的范围，导致颅内压力超过200mmH$_2$O，常以头痛、呕吐、视神经乳头水肿为三主征，是颅内多种疾病所共有的临床综合征。

1. **病因**　脑组织体积增大（脑水肿）、脑脊液增多（脑积水）、颅内血容量增多、颅内占位性病变、先天性颅腔畸形等。

2. **病理生理**　正常成人颅内压为70～200mmH$_2$O，儿童为50～100mmH$_2$O。颅腔内容物体积增大或颅腔容量缩减可导致颅内压增高。颅腔内容物主要包括脑组织、血液和脑脊液。脑脊液是这3种内容物中最容易改变的成分，颅内压的调节主要依靠脑脊液量的增减来实现。

三、急性呼吸衰竭

急性呼吸衰竭是指由于多种突发的致病因素，导致肺通气和（或）换气功能迅速出现严重障碍，短时间内即可发生的呼吸衰竭。病因及发病机制包括：

1. **呼吸系统疾病**　导致肺通气和（或）换气功能障碍。

2. **急性颅内感染等脑部疾病**　直接或间接抑制呼吸中枢。

3. **脊髓灰质炎、重症肌无力等**　损伤神经-肌肉传导系统，引起肺通气不足，均可导致急性呼吸衰竭。

四、充血性心力衰竭

充血性心力衰竭是由于心肌收缩或舒张功能下降使心排血量绝对或相对不足，不能满足全身组织代谢需要而引起的一系列临床症状及体征。

1. 病因　小儿时期以先天性心脏病引起者多见，儿童时期以风湿性心脏病和急性肾炎所致多见。根据病理生理变化，可将心衰病因分为心肌病变、心室压力负重过重、心室容量负荷过重，此外感染、心律失常、输液过速等均可诱发心衰。

2. 发病机制　心肌发生病损或心脏长期负荷过重时，心肌收缩逐渐减退，早期机体通过加快心率、心肌肥厚和心脏扩大进行代偿，使排血量增多来满足机体的需要，此阶段为心功能代偿期，心功能代偿期临床上没有明显症状。后期心功能逐渐减退，不能满足机体代谢的需要，而出现静脉回流受阻、体液潴留、脏器淤血等心衰表现。

五、急性肾衰竭

急性肾衰竭又称急性肾损伤，是指由各种原因引起的短时间内肾功能急剧下降而出现的临床综合征。根据病变发生的解剖部位不同，可分为肾前性、肾后性和肾性 3 种（表 4-22）。

表4-22　急性肾衰竭的病因与发病机制

	肾前性肾衰	肾性肾衰	肾后性肾衰
发病机制	肾血流灌注不足，导致肾小球滤过率降低	肾实质损伤	急性尿路梗阻
常见疾病	血容量不足：大量脱水、出血；心输出量减少：严重心脏疾病；周围血管扩张：降压过快、感染性休克；肾血管阻力增加：使用去甲肾上腺素等	急性肾小管坏死：如挤压伤，是最常见的急性肾衰竭类型；急性间质性肾炎；肾小球或肾微血管疾病；肾大血管疾病	前列腺增生、肿瘤、输尿管结石、腹膜后肿瘤压迫

六、心跳呼吸骤停

根据年龄阶段划分：出生后 28 天以内为新生儿，1 岁以内为婴儿，1～8 岁为小儿。8 岁以上儿童心肺复苏的程序和方法基本同成人。

院外的主要原因为外伤、溺水、中毒等；院内的主要原因为呼吸衰竭和休克。成人心脏骤停多因心脏原因所致，而小儿多由呼吸功能障碍继发，如肺炎、窒息、溺水、气管异物等。因此，对小儿心脏骤停，更注重呼吸支持，改善缺氧。

---

1. 高热惊厥常见的病因是
A. 颅内感染　　　　　　　　　B. 颅内占位性病变　　　　　　C. 颅外感染
D. 低钙血症　　　　　　　　　E. 脱水

2. 急性充血性心力衰竭的常见诱因是
A. 机体能量缺乏　　　　　　　B. 输液速度过快　　　　　　　C. 周围血管扩张
D. 周围静脉淤血　　　　　　　E. 心肌收缩力减弱

答案：1. C。2. B。

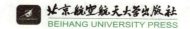

附录：基础知识历年跨科目考点

第1章　内科护理学

疾病或情况	跨科目考点
血　尿	新鲜尿沉渣每高倍视野红细胞＞3个或1小时尿红细胞计数＞10万个，称镜下血尿
急性上呼吸道感染	普通感冒：成年人、年长儿以鼻部症状为主，喷嚏、鼻塞、流涕、干咳、咽痛或烧灼感。多于5～7天自然痊愈。婴幼儿以发热等全身症状为主，常有消化道症状，局部症状较轻，起病1～2天内可发生高热惊厥
	急性病毒性咽炎和喉炎：急性咽炎表现为咽痒、烧灼感，咽痛不明显，咳嗽少见。急性喉炎以明显声嘶、说话困难、咳嗽时咽喉疼痛为特征，常有发热
	急性咽-扁桃体炎：病原体主要是溶血性链球菌。查体可见咽部明显充血，扁桃体肿大、充血，表面有黄色脓性分泌物，颌下淋巴结肿大伴压痛
肺气肿	桶状胸，呼吸变浅、频率增快。双侧语颤减弱。叩诊呈过清音，心浊音界缩小，肺下界和肝浊音界下降。听诊两肺呼吸音减弱，呼气延长，心音遥远
支气管扩张	痰液收集于玻璃瓶中静置后分为3层，上层为泡沫，中层为混浊黏液，下层为脓性黏液和坏死组织沉淀物
自发性气胸	起病急骤，多数于日常活动或休息时发作，也可见于剧咳、持重物、屏气、剧烈体力活动时。最常见的症状是突感一侧胸痛，刀割样或针刺样，持续时间短，继之出现胸闷、气促、刺激性咳嗽，严重者可因呼吸困难而不能平卧 大量气胸时，患侧胸部隆起，气管向健侧移位；呼吸运动和触觉语颤减弱；叩诊呈过清音或鼓音，听诊呼吸音减弱或消失
肺　癌	小细胞癌主要进行化学治疗和放射治疗。非小细胞癌（鳞癌、腺癌、大细胞癌）采取以手术治疗为主，辅以化学治疗和放射治疗的综合治疗。手术治疗是肺癌最重要和最有效的治疗手段，早期肺癌的首选 影像学检查是最基本、最主要、应用最广泛的检查方法。痰脱落细胞检查是简易有效的普查和早期诊断方法。纤维支气管镜检查是诊断肺癌最可靠的手段
左心衰竭	主要表现为肺循环淤血和心排血量降低。不同程度的呼吸困难是左心衰竭最主要的症状
期前收缩	临床上将偶尔出现期前收缩称偶发性期前收缩，但期前收缩＞5个/分称频发性期前收缩
二尖瓣狭窄	典型体征为"二尖瓣面容"，双颧绀红，口唇轻度发绀。特征性的心脏杂音为心尖区舒张中晚期低调的隆隆样杂音，伴舒张期震颤。血栓栓塞以脑栓塞最多见。栓子多来自于扩大的左心房伴心房颤动者

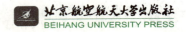

（续　表）

疾病或情况	跨科目考点
冠状动脉粥样硬化	**饮食护理：**急性心梗患者需禁食至胸痛消失，然后给予流质、半流质饮食，逐步过渡到普通饮食。给予低钠、低脂、低热量、低胆固醇、清淡、易消化饮食，少量多餐，避免饱餐
心绞痛	**典型症状：**发作性胸痛和胸部不适。主要在胸骨体上、中段之后及心前区，范围有手掌大小。疼痛特点为压迫、发闷、紧缩感，也可有烧灼感，偶伴濒死、恐惧感。不会有针刺或刀割样锐痛。一般持续3~5分钟。发作时，患者往往不自觉地停止原来的活动，一般会在原来诱发疼痛的活动停止后缓解
十二指肠溃疡	进食碱性食物如苏打饼干后腹痛可缓解，可中和胃酸；消化性溃疡急性穿孔腹部立位X线检查见膈下新月状游离气体影最具特征性，是急性穿孔最重要的诊断依据硫糖铝为胃粘膜保护药；氢氧化铝为弱碱抗酸药；西咪替丁、雷尼替丁为H_2受体拮抗剂；奥美拉唑为质子泵抑制剂
原发性肝癌	常见并发症肝性脑病、上消化道出血、肝癌结节破裂出血、继发感染等
急性胰腺炎	腹痛是主要表现和首发症状，多于暴饮暴食或酗酒后突然发作。严重低血钙可导致手足抽搐，提示预后不良
上消化道出血	出血量>5ml，大便隐血试验阳性；>50ml，出现黑便；胃内积血>250ml，出现呕血；1次出血量<400ml，不出现全身症状；出血量>400ml，出现头晕、心悸、乏力等症状；短时间内出血量>1000ml，出现休克表现
结核性腹膜炎	腹部触诊有柔韧感，即"揉面感"，是结核性腹膜炎的典型体征，是由于腹膜受轻度刺激或有慢性炎症所致
慢性肾小球肾炎	采取低量优质蛋白、低磷饮食，蛋白质以0.6~0.8g/（kg·d）为宜。保证热量足够，充分补充维生素及矿物质。长期低优质蛋白饮食者注意补充必需氨基酸。水肿明显和高血压者给予低盐饮食
慢性肾衰竭	所有患者必有轻、中度贫血，为正细胞性、正色素性贫血，发生原因主要为肾脏促红细胞生成素减少，致红细胞生成减少和破坏增加
系统性红斑狼疮	狼疮性肾炎是最常见和最严重的临床表现，是SLE患者死亡的常见原因，几乎所有患者均有肾损害
有机磷农药中毒	敌百虫中毒禁用碳酸氢钠，会增加其毒性
脑出血	基底节区出血是最多见的脑出血。累及内囊表现为"三偏征"，即病灶对侧肢体偏瘫、对侧偏身感觉障碍和同向偏盲
癫痫持续状态	新的定义是指一次全面强直-阵挛发作持续5分钟以上。旧定义是指若发作间歇期仍有意识障碍，或癫痫发作持续30分钟以上，或在短时间内频繁发作。癫痫持续状态是内科常见急症，若治疗不及时可导致永久性脑损害，致残率和病死率均很高。癫痫发作勿用力按压抽搐肢体，防止骨折及关节脱位，使用牙垫或压舌板防止舌咬伤，放置保护性床挡

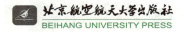

第2章　外科护理学

疾病或情况	跨科目考点
外科休克	补充血容量是纠正组织低灌注和缺氧的关键，迅速建立2条以上静脉通路。一般先补充扩容迅速的晶体液，再补充扩容作用持久的胶体液
破伤风	安置于单人隔离病室，保持室内安静，限制探视，尽量减少搬动患者，避免光、声、寒冷及精神等各类刺激。医护人员走路轻、语声低，治疗和护理操作尽量集中，多于应用镇静药30分钟内进行
甲状腺功能亢进	用药护理是术前用于降低基础代谢率的重要环节，可提高患者对手术的耐受性，预防术后并发症，也是甲亢术前最重要的护理措施
腹部损伤	绝对卧床休息，不随便搬动伤者。病情稳定者取半卧位，有利于引流和呼吸。病情不稳定时取平卧或休克卧位
胆道疾病	诊断明确而疼痛剧烈者，遵医嘱使用解痉、镇静和镇痛药，如哌替啶、阿托品肌内注射，但避免应用吗啡，以免胆道下端括约肌痉挛而致胆道梗阻加重
肾结核	（1）休息与营养：适当活动，避免劳累；多饮水，鼓励患者进食营养丰富、富含维生素饮食 （2）用药护理：指导患者按时、足量、足疗程服用抗结核药物，继续抗结核治疗6～9个月；使用护肝药物，定期检查肝功能；勿用或慎用对肾脏有毒性的药物，如氨基糖苷类、磺胺类药物；链霉素对脑神经有损害，影响听力，一旦发生，应通知医生停药、换药
断肢（指）再植	完全离断的肢体，原则上不做任何无菌处理，禁忌用任何液体冲洗、浸泡或涂药，在保存上视运送距离而定。对不完全离断的肢体，包扎止血后，用夹板固定。低温保存断肢（指），到达医院后，立即检查并清洗消毒，肝素盐水冲洗后，用无菌敷料包好，置入4℃冰箱冷藏。切忌将肢体浸泡在任何液体中，包括生理盐水

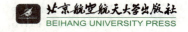

第3章　妇产科护理学

疾病或情况	跨科目考点
妊娠诊断	停经是妊娠最早、最重要的症状
妊娠高血压疾病	高血压、水肿、蛋白尿是妊娠期高血压疾病的三大临床表现
胎膜早破	临床表现为孕妇突感有较多液体自阴道流出，继而有少量间断性排出，咳嗽、打喷嚏、负重时流液增多，可无腹痛。肛诊将胎先露部上推，见阴道流液量增加。 脐带脱垂可引起胎儿缺氧或宫内窘迫
产后出血	子宫收缩乏力：胎盘娩出后间歇性阴道流血，量较多； 胎盘因素：胎儿娩出数分钟后，色暗红； 软产道损伤：胎儿娩出后立即出现，色鲜红； 凝血功能障碍：胎儿娩出后持续流血，血液不凝
羊水栓塞	羊水栓塞多发生在分娩期破膜后
滴虫阴道炎	全身用药：甲硝唑连用7天 局部用药：每晚用酸性药液，如1%乳酸或0.1%～0.5%醋酸溶液冲洗阴道，再用甲硝唑塞入阴道，连用7天
外阴阴道假丝酵母菌病	消除诱因，2%～4%碳酸氢钠液冲洗阴道或坐浴
排卵障碍性异常子宫出血	无排卵性异常子宫出血最常见的症状是子宫不规则出血，表现为月经周期紊乱、经期长短不一、流血量时多时少，甚至大量出血 无排卵性异常子宫出血者处于青春期及育龄期以止血、调整周期、促进排卵为治疗原则 患者行诊断性刮宫可同时达到止血和明确诊断的目的
闭经	闭经的辅助检查包括诊断性刮宫、基础体温测定、宫颈黏液结晶检查、阴道脱落细胞检查
葡萄胎	葡萄胎一旦确诊，及时清宫。一般选择吸刮术，即先用大号吸管吸出大部分葡萄胎组织，子宫明显缩小后改用刮匙轻柔刮宫。一次未刮净时可于1周后行第2次刮宫。
妊娠滋养细胞肿瘤	采用以化疗为主，手术和放疗为辅的综合治疗
子宫颈癌	患病年龄分布呈双峰状
子宫肌瘤	月经改变：为最常见的症状。表现为经量增多，经期延长； 腹部肿块； 白带增多； 腰酸、腰痛及下腹坠胀； 压迫症状：可致尿频、尿急、尿潴留等； 不孕及继发贫血：黏膜下肌瘤妨碍受精卵着床而导致不孕

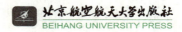

第4章　儿科护理学

疾病或情况	跨科目考点
早产儿的特点及护理	无论是足月儿还是早产儿，均应在需要的时候才进行输血、输液
新生儿黄疸	足月儿生后2～3天出现生理性黄疸（早产儿3～5天），4～5天达到高峰，2周内自然消退（早产儿3～4周）。除皮肤、巩膜黄染外，小儿一般情况良好
先天性心脏病	法洛四联症是最常见的青紫型先心病。青紫是最突出的表现，其他表现有蹲踞现象、气促和缺氧发作、杵状指（趾）。 左向右分流型先天性心脏病包括房间隔缺损、室间隔缺损或动脉导管未闭。该分流型心脏病易引起肺部淤血，最易并发肺炎
化脓性脑膜炎	脑膜刺激征是化脓性脑膜炎的典型表现，婴儿脑膜刺激征出现较晚是因为囟门未闭所起的缓冲作用
病毒性脑膜炎	脑脊液检查：多数压力正常或增高，外观清亮，白细胞正常或轻度增高（10～500）×10⁶/L，早期以中性粒细胞为主，晚期以淋巴细胞为主，蛋白含量正常或稍高，糖和氯化物正常。涂片和培养无细菌发现。 病毒学检查：部分患儿病毒培养阳性及特异性抗体检测阳性。恢复期血清特异性抗体滴度高于急性期4倍以上有诊断价值。 脑电图检查：以弥漫性或局限性异常慢波背景活动为特征。某些患者脑电图可正常
猩红热	血白细胞计数明显增高，以中性粒细胞（＞0.80）为主。咽拭子或伤口分泌物涂片免疫荧光法检测可进行快速诊断。细菌培养发现溶血性链球菌
小儿惊厥	小儿惊厥最常见的原因是高热。高热惊厥多由上呼吸道感染引起。典型表现为突然发生意识丧失，头向后仰，双眼凝视、眼球上翻，局部或全身肌群出现强直性或阵挛性抽搐，严重者出现颈项强直，呼吸节律紊乱，发绀，大小便失禁等。持续数秒至数分钟，发作后因疲劳入睡

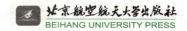

1. 呼吸系统疾病最常见的症状是
A. 咳嗽、咳痰　　　　　　　　　B. 呼吸困难　　　　　　　　C. 咯血
D. 胸痛　　　　　　　　　　　　E. 水肿

2. 关于急性上呼吸道感染的描述，<u>错误</u>的是
A. 成人普通感冒多由细菌感染引起
B. 普通感冒主要表现为咽干、喉痒、打喷嚏、流鼻涕、鼻塞，一般肺部无干、湿性啰音
C. 急性细菌性扁桃体炎患者可有高热、咽部明显充血，扁桃体肿大、充血、表面常有黄色点
状渗出物
D. 感冒患者如出现耳痛、耳鸣、听力减退、外耳道流脓等常提示并发中耳炎
E. 受凉、过度疲劳是急性上呼吸道感染的诱因

3. 慢性阻塞性肺疾病的病理改变<u>除外</u>
A. 细支气管管壁充血、水肿和炎性细胞浸润
B. 外观呈灰白或苍白，表面可有大小不等的大疱
C. 肺血供增多
D. 与细支气管伴行的肺小血管有炎性改变
E. 弹性纤维网破坏

4. 慢性阻塞性肺疾病（COPD）随着病情的发展，最终会导致
A. 自发性气胸　　　　　　　　　B. Ⅱ型呼吸衰竭
C. 慢性肺源性心脏病　　　　　　D. 支气管扩张
E. 肺结核

5. 慢性肺源性心脏病发病的关键环节是
A. 肺不张　　　　　　　　　　　B. 肺部感染　　　　　　　　C. 右心室肥大
D. 肺动脉高压　　　　　　　　　E. 右心房肥大

6. 慢性肺源性心脏病早期可出现
A. 主动脉瓣关闭不全　　　　　　B. 左心室肥大　　　　　　　C. 右心室肥大
D. 左心房肥大　　　　　　　　　E. 二尖瓣关闭不全

7. 结核病传染的主要途径与方式是
A. 消化道传播　　　　　　　　　B. 吸入患者排出的带菌飞沫　C. 血液传播
D. 母婴传播　　　　　　　　　　E. 体液传播

8. 呼吸衰竭的最常见诱因是
A. 肺部感染　　B. 高热　　　　C. 心率加快　　D. 血压升高　　E. 进食过多

9. 慢性心功能不全的诱因<u>不包括</u>
A. 感染　　　　B. 心肌炎　　　C. 分娩　　　　D. 中重度贫血　E. 剧烈运动

10. 发生窦性心动过缓的疾病<u>不包括</u>
A. 甲状腺功能亢进症者　　　　　B. 洋地黄中毒者　　　　　　C. 甲状腺功能减退
D. 使用β受体拮抗剂　　　　　　E. 病态窦房结综合征者

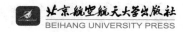

11. 心动过缓<u>不发生于</u>
A. 病态窦房结综合征者　　　B. 甲状腺功能亢进症者　　　C. 运动员
D. 洋地黄中毒者　　　E. 甲状腺机能减退症者

12. 与风湿性心脏病关系密切的病菌是
A. 科萨奇病毒　　　B. 葡萄球菌
C. A组 β 溶血性链球菌　　　D. 肺炎链球菌
E. 克雷伯杆菌

13. 二尖瓣狭窄并发栓塞的患者最常见的栓塞部位是
A. 肺动脉　　　B. 脾动脉　　　C. 肾动脉　　　D. 脑动脉　　　E. 四肢动脉

14. 心绞痛的最主要原因是
A. 主动脉瓣狭窄　　　B. 主动脉痉挛　　　C. 全身小动脉痉挛
D. 冠状动脉粥样硬化　　　E. 肺动脉痉挛

15. 在高血压发病的过程中，占主导地位的因素是
A. 高级神经中枢功能失调　　　B. 细小动脉痉挛
C. 水钠潴留，血容量增多　　　D. 内分泌疾病
E. 基因遗传

16. 慢性胃炎常见的细菌是
A. 沙门菌　　　B. 大肠埃希菌　　　C. 嗜盐杆菌
D. 金黄色葡萄球菌　　　E. 幽门螺杆菌

17. 与溃疡性结肠炎发病<u>无关</u>的因素是
A. 免疫因素　　　B. 营养因素　　　C. 遗传因素　　　D. 感染因素　　　E. 环境因素

18. 可引起肾前性肾衰的是
A. 休克　　　B. 溶血　　　C. 挤压综合征　　　D. 毒蛇咬伤　　　E. 泌尿系梗阻

19. 血小板破坏过多引起的出血性疾病是
A. 白血病　　　B. 原发性血小板减少性紫癜　　　C. 血小板无力症
D. 再生障碍性贫血　　　E. 弥漫性血管内凝血（DIC）

20. 有机磷农药中毒的机制为
A. 直接抑制呼吸中枢　　　B. 使胆碱酯酶活性增加
C. 使乙酰胆碱在体内蓄积　　　D. 间接抑制血红素合成酶
E. 抑制延脑中枢引起呼吸循环衰竭

21. 急性炎症性脱髓鞘性多发性神经病可能的病因是
A. 病毒感染　　　B. 寄生虫　　　C. 药物中毒　　　D. 细菌感染　　　E. 霉菌感染

22. 患儿，女，10岁。给宠物犬洗澡后即出现咳嗽、咳痰伴喘息发作，诊断为哮喘。引起该患者哮喘发作最可能的过敏原是
A. 花粉　　　B. 尘螨　　　C. 毛屑　　　D. 病毒感染　　　E. 病菌感染

23. 患者，男，35岁。常在晨起及晚间躺下时咳大量脓痰，伴少量鲜血，并且痰液放置后分3层。可能是

A. 慢性支气管炎　　　　　　　　B. 肺结核　　　　　　　　　C. 支气管扩张
D. 肺癌　　　　　　　　　　　　E. 肺气肿

24. 关于感染性休克，正确的是

A. 以继发于革兰阳性杆菌的感染为主　　B. 治疗以抗感染为主，同时抗休克
C. 又叫内毒素性休克　　　　　　　　　D. 其发生的病理生理基础与低血容量性休克不同
E. 应早期应用血管收缩药升高血压，保证重要器官灌注

25. 关于ARDS的病理改变，正确的是

A. 肺血管纤维化　　　　　　　　B. 肺间质水肿　　　　　　　C. 血气胸
D. 血管内血栓形成　　　　　　　E. 肺间质血管痉挛

26. 急性肾衰竭病因中属于肾性因素的是

A. 休克　　　　　　　　　　　　B. 严重脱水　　　　　　　　C. 心功能不全
D. 严重肾脏挤压伤　　　　　　　E. 前列腺增生

27. 引起丹毒的最常见致病菌是

A. 金黄色葡萄球菌　　　　　　　B. A组β溶血性链球菌　　　　C. 变形杆菌
D. 大肠埃希菌　　　　　　　　　E. 脆弱拟杆菌

28. 引起手部急性化脓性感染的主要致病菌是

A. 金黄色葡萄球菌　　　　　　　B. 表皮葡萄球菌　　　　　　C. 大肠埃希菌
D. 真菌　　　　　　　　　　　　E. 溶血性链球菌

29. 单纯性甲状腺肿的最主要病因是

A. 摄碘过多　　　　　　　　　　B. 妊娠　　　　　　　　　　C. 硫脲类药物
D. 碘缺乏　　　　　　　　　　　E. 先天性甲状腺激素合成障碍

30. 乳房淋巴液的输出途径<u>不包括</u>

A. 同侧腋窝　　　　　　　　　　B. 胸骨旁淋巴结　　　　　　C. 对侧腋窝
D. 肝脏　　　　　　　　　　　　E. 肺脏

31. 胃癌的最好发部位是

A. 与食管交界处　　B. 胃底　　　C. 胃大弯侧　　D. 胃窦　　　E. 胃小弯侧

32. 腌制食物与肝癌发病有一定的关系，是因为腌制食物中含有

A. 亚硝酸盐　　　　　　　　　　B. 黄曲霉素　　　　　　　　C. 偶氮苯类物质
D. 较高的铁　　　　　　　　　　E. 较高的苯

33. 原发性下肢静脉曲张的主要病因是

A. 下肢浅静脉壁薄弱　　　　　　B. 盆腔内肿瘤压迫髂外静脉　　C. 下肢深静脉血栓
D. 下肢深静脉阻塞　　　　　　　E. 下肢深静脉瓣膜功能不全

34. 急性尿潴留的原因<u>除外</u>

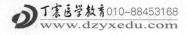
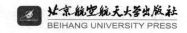

A. 尿道狭窄　　　　　　　　B. 膀胱颈部肿瘤　　　　　　C. 输尿管结石
D. 会阴手术后疼痛　　　　　E. 膀胱颈挛缩

35. 阴道检查了解胎头下降程度的骨性标志是
A. 坐骨切迹　　　B. 坐骨棘　　　C. 骶骨　　　D. 坐骨结节　　　E. 骶岬

36. 患儿，女，12岁。背部有一脓肿，切开后，脓液稠厚、黄色、无臭味，感染的细菌可能是
A. 大肠埃希菌　　　　　　　B. 金黄色葡萄球菌　　　　　　C. 溶血性链球菌
D. 铜绿假单胞菌　　　　　　E. 变形杆菌

37. 妊娠13周以后孕妇体重平均每周增加
A. 250g　　　B. 350g　　　C. 450g　　　D. 550g　　　E. 650g

38. 妊娠期母体不可能出现的生理变化为
A. 子宫增大变软　　　　　　B. 心脏向左、向上移位
C. 静脉压下降，脉压差增大　D. 血液处于高凝状态
E. 血红蛋白下降

39. 骨盆外测量中最重要的径线是
A. 骶耻外径　　　B. 髂嵴间径　　　C. 出口横径　　　D. 髂棘间径　　　E. 耻骨弓角度

40. 对软产道的组成描述，正确的是
A. 由子宫颈及会阴体构成的通道
B. 由子宫体、子宫底、子宫颈及阴道构成的通道
C. 由子宫下段、子宫颈、阴道及骨盆底软组织构成的通道
D. 由子宫体、子宫下段、子宫颈及阴道构成的通道
E. 由子宫颈及阴道构成的通道

41. 初产妇，妊娠合并心脏病，分娩时出现"胎儿窘迫"，考虑为
A. 胎盘老化　　　　　　　　B. 胎儿先天性心脏病
C. 母体血氧含量不足　　　　D. 羊水浑浊
E. 脐带血运受阻

42. 关于产后出血的预防，不正确的是
A. 与健全的孕期保健相关　　B. 与避免产程延长有关
C. 与缩宫素能否及时使用有关　D. 与充盈的膀胱能否及时排空有关
E. 与是否早期哺乳无关

43. 慢性子宫颈炎最常见的病理变化是
A. 子宫颈糜烂　　　　　　　B. 子宫颈息肉　　　　　　　C. 子宫颈肥大
D. 子宫颈腺体囊肿　　　　　E. 子宫颈管炎

44. 以下不属于葡萄胎发病因素的是
A. 不孕　　　　　　　　　　B. 染色体遗传异常　　　　　C. 体腔上皮化生
D. 种族因素　　　　　　　　E. 营养不良

45. 子宫内膜癌长期以来已公认的可能病因是

A. 免疫功能低下   B. 雌激素缺乏

C. 孕激素的长期刺激   D. 与子宫内膜增生过长有关

E. 下丘脑 - 垂体 - 卵巢调节功能下降

46. 患者，36 岁。主诉停经 56 天，阴道不规则出血 4 天，左下腹痛 1 天。妇科检查：后穹窿穿刺抽出不凝血 4ml，尿妊娠试验（+）。该患者最可能的病因是

A. 子宫腺肌病   B. 子宫内膜炎   C. 阴道炎   D. 子宫颈炎   E. 输卵管炎

47. 孕妇，妊娠 28 周。近日感头晕、头痛，产检时发现血压 158/110mmHg、尿蛋白（++）、水肿（++），该病基本的病理变化是

A. 水肿   B. 蛋白尿   C. 高血压

D. 全身小动脉痉挛   E. 宫腔内张力过高

48. 新生儿期可以接种的疫苗是

A. 乙肝疫苗   B. 流感疫苗   C. 丙肝疫苗

D. 百白破混合制剂   E. 脊髓灰质炎减毒活疫苗

49. 新生儿特殊生理状态不包括

A. 生理性黄疸   B. 新生儿假月经   C. 生理性体重下降

D. 生理性乳腺肿大   E. 新生儿体温降低

50. 引起新生儿病理性黄疸的疾病不包括

A. 新生儿溶血病   B. 先天性胆道闭锁   C. 新生儿肝炎

D. 新生儿窒息   E. 新生儿败血症

51. 引起秋季婴儿腹泻最常见的感染性病原体

A. 柯萨奇病毒   B. 轮状病毒   C. 幽门螺杆菌

D. 大肠埃希菌   E. 沙门菌

52. 急性上呼吸道感染是呼吸道最常见的传染病，发病率高，以下关于急性上呼吸道感染的描述，错误的是

A. 急性病毒性咽炎以咽部发痒和烧灼感为主

B. 急性病毒性喉炎以声音嘶哑为主

C. 急性上呼吸道感染 70% ～ 80% 由细菌引起

D. 细菌性咽、扁桃体炎时扁桃体常有黄色渗出物

E. 普通感冒以鼻咽部症状为主

53. 婴幼儿较成人容易出现骨髓外造血的原因是

A. 缺乏红骨髓，造血代偿潜力过低   B. 红骨髓过多，造血代偿潜力过高

C. 缺乏黄骨髓，造血潜力很低   D. 黄骨髓过多，造血潜力过高

E. 骨髓外造血能力过剩

54. 急性肾小球肾炎属于的疾病性质是

A. 细菌感染后免疫反应性疾病   B. 细菌直接感染肾脏

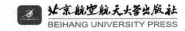

C. 病毒直接感染肾脏　　　　D. 单侧肾脏化脓性炎症

E. 双侧肾脏化脓性炎症

55. 引起原发性肾病综合征的原因是

A. 内分泌因素　　B. 过敏因素　　C. 精神因素　　D. 免疫因素　　E. 遗传因素

56. 小儿化脓性脑膜炎常见致病菌

A. 变形杆菌　　　　　　B. 克雷伯杆菌　　　　　　C. 铜绿假单胞菌

D. 流感嗜血杆菌　　　　E. 幽门螺杆菌

57. 婴儿上感初期突发高热最易引起

A. 惊厥　　　　B. 中耳炎　　　C. 心肌炎　　D. 肺炎　　E. 鼻窦炎

58. 易引起小儿肾衰竭常见的疾病是

A. 肾病综合征　　　　　　B. 紫癜性肾炎　　　　　　C. 肾结核

D. 急性肾小球肾炎　　　　E. 输尿管狭窄

59. 患儿，女，4 岁。在幼儿园染上水痘，其最可能的传播途径是

A. 水源传播　　　　　　B. 体液传播　　　　　　C. 血液传播

D. 呼吸道传播　　　　　E. 消化道传播

正确答案：

1. A。	2. A。	3. C。	4. C。	5. D。	6. C。	7. B。	8. A。	9. B。	10. A。
11. B。	12. C。	13. D。	14. D。	15. A。	16. E。	17. B。	18. A。	19. B。	20. C。
21. A。	22. C。	23. C。	24. C。	25. B。	26. D。	27. B。	28. A。	29. B。	30. E。
31. D。	32. A。	33. A。	34. C。	35. B。	36. D。	37. B。	38. C。	39. A。	40. C。
41. C。	42. E。	43. C。	44. C。	45. D。	46. E。	47. D。	48. A。	49. E。	50. D。
51. B。	52. C。	53. C。	54. A。	55. D。	56. D。	57. A。	58. D。	59. D。	

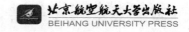

护理学（师）基础知识

单科试卷

单科试卷一

一、以下每一道考题下面有 A、B、C、D、E 五个备选答案，请从中选择一个最佳答案。并在答题卡上将相应题号的相应字母所属的方框涂黑。

1. 结核菌素试验注射部位应在前臂掌侧面
   A. 中上 1/3 交界处皮内注射
   B. 中下 1/3 交界处皮内注射
   C. 中上 1/3 交界处皮下注射
   D. 中下 1/3 交界处皮下注射
   E. 中下 1/3 交界处肌内注射

2. 依据氨中毒学说，可诱发肝性脑病的主要是
   A. 尿素
   B. 谷氨酰胺
   C. 5- 羟色胺
   D. 苯乙醇胺
   E. γ - 氨基丁酸

3. 早产儿肺部发育不完全易发生
   A. 窒息
   B. 肺水肿
   C. 肺不张
   D. 坠积性肺炎
   E. 肺透明膜病

4. 正常新生儿心率为
   A. 90 ～ 110 次 / 分
   B. 120 ～ 140 次 / 分
   C. 130 ～ 150 次 / 分
   D. 140 ～ 160 次 / 分
   E. 80 ～ 100 次 / 分

5. 急性胰腺炎的最常见病因是
   A. 酗酒
   B. 胰管梗阻
   C. 胆道疾病
   D. 暴饮暴食
   E. 十二指肠病变

6. 母乳喂养儿较人工喂养儿患佝偻病少，其原因是母乳中
   A. 含铁丰富
   B. 含钙丰富
   C. 含磷丰富
   D. 钙磷比例适宜
   E. 含维生素 D 多

7. ICU 收治的对象不包括
   A. 精神病患者
   B. 严重感染
   C. 持续性癫痫
   D. 糖尿病酮症酸中毒
   E. 急性呼吸道梗塞

8. 患者，男，51 岁。因严重疾病导致胃肠消化功能丧失，但吸收能力尚好，欲短期营养疗法，应采用
   A. 液化饮食
   B. 要素饮食
   C. 浅静脉营养疗法
   D. 深静脉营养疗法
   E. 流食

9. 患者，男，35 岁。因利器损伤胸部导致血胸，胸腔穿刺抽出凝固血，是因为
   A. 出血量太大
   B. 弥漫性血管内凝血
   C. 凝血因子减少
   D. 心、肺、膈肌活动所起的去纤维蛋白作用
   E. 胸腔内渗出液的稀释作用

10. 低位肠瘘患者最明显的病理改变是
    A. 脱水
    B. 低钾血症
    C. 继发性感染
    D. 低蛋白血症

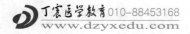

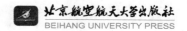

E. 贫血

11. 患者，女，30岁。左手腕受伤不慎离断，断肢的保存方法是
    A. 生理盐水浸泡
    B. 10% 葡萄糖液浸泡
    C. 伤口外用抗生素
    D. 干燥，包裹，4℃左右冷藏
    E. 0℃以下低温冷冻保存

12. 无形失水是指
    A. 呼吸排出的水
    B. 皮肤蒸发的水
    C. 在常态下呼吸与皮肤排水之和
    D. 尿
    E. 粪中水

13. 晚婚是指
    A. 按法定年龄推迟 12 个月
    B. 按法定年龄推迟 18 个月
    C. 按法定年龄推迟 2 年
    D. 按法定年龄推迟 5 年
    E. 按法定年龄推迟 3 年

14. 患者，女，31岁。胸部损伤，多根多处肋骨骨折，出现反常呼吸，是因为
    A. 疼痛
    B. 胸壁软化
    C. 肋间肌肉损伤
    D. 血气胸
    E. 血胸

15. 肝脏基本的结构功能单位是
    A. 肝细胞
    B. 肝小叶
    C. 肝窦
    D. 肝段
    E. 肝叶

16. 慢性呼吸衰竭最常见的病因是
    A. 干酪样肺结核
    B. 重症肌无力
    C. 严重胸廓畸形
    D. 慢性阻塞性肺疾病
    E. 病毒性肺炎

17. 位于子宫肌层内，占总数 60%～70% 的子宫肌瘤类型为
    A. 子宫体肌瘤
    B. 子宫底肌瘤
    C. 黏膜下肌瘤
    D. 肌壁间肌瘤
    E. 浆膜下肌瘤

18. 对软产道的组成描述，正确的是
    A. 由子宫颈及会阴体构成的通道
    B. 由子宫体、子宫底、子宫颈及阴道构成的通道
    C. 由子宫下段、子宫颈、阴道及骨盆底软组织构成的通道
    D. 由子宫体、子宫下段、子宫颈及阴道构成的通道
    E. 由子宫颈及阴道构成的通道

19. 患者，女，23岁。因出现进行性疲乏，低热去医院就诊，经血及骨髓检查诊断为急性白血病。可能引起患者弥漫性斑丘疹、淋巴结肿大的情况是
    A. 变态反应
    B. 组织细胞浸润
    C. 贫血
    D. 白血病细胞浸润
    E. 结核

20. 胃癌最主要的转移途径是
    A. 直接蔓延
    B. 淋巴转移
    C. 血行转移
    D. 腹腔内种植
    E. 盆腔内种植

21. 肝硬化患者出现持续性白细胞减少关系最大的是
    A. 脾功能亢进
    B. 营养吸收障碍
    C. 上消化道出血
    D. 肝肾综合征
    E. 血小板减少

22. 引起地方性甲状腺肿的主要原因是

A. 促甲状腺素分泌增加

B. 甲状腺素需要增加

C. 环境缺碘

D. 甲状腺合成障碍

E. 甲状腺分泌障碍

23. 病毒性脑膜炎、脑炎常见的病原体是

A. 麻疹病毒

B. 疱疹病毒

C. 风疹病毒

D. 埃可病毒

E. 腮腺炎病毒

24. 大叶性肺炎常见的致病菌是

A. 金黄色葡萄球菌

B. 肺炎链球菌

C. 大肠埃希菌

D. 铜绿假单胞菌

E. 克雷伯杆菌

25. 患者，男，62岁。吸烟史长达40多年，长期咳嗽。查体：胸呈桶状。原因是

A. 慢性支气管炎

B. 老年缺钙胸畸形

C. 长期咳嗽所致

D. 阻塞性肺气肿

E. 肺纤维化

26. 患者，女，26岁。过马路时被机动车撞伤导致骨盆骨折合并腹腔内脏损伤，紧急送入医院后出现休克征象。护士应首先给予

A. 吸氧以改善缺氧

B. 准备骨盆兜，行悬吊牵引

C. 迅速建立静脉通道

D. 密切观察生命体征和尿量

E. 准备骨牵引器材

27. 上消化道出血最常见的病因是

A. 消化性溃疡

B. 急性糜烂性胃炎

C. 胃癌

D. 贲门黏膜撕裂综合征

E. 食管 - 胃底静脉曲张破裂出血

28. 导致胃、十二指肠溃疡的病因是

A. 病毒感染

B. 大肠埃希菌感染

C. 幽门螺杆菌感染

D. 过度体力劳动

E. 长期进食腌制食品

29. 患者，28岁。因身体不适来院就诊，B超示右侧输卵管异位妊娠。患者前来就诊时最可能的主诉是

A. 胸闷

B. 胸痛

C. 腹痛

D. 嗜睡

E. 腹泻

30. 人体最重要的神经内分泌器官是

A. 下丘脑

B. 腺垂体

C. 肾上腺

D. 甲状腺

E. 胰腺

31. 吸气性呼吸困难发生的机制是

A. 上呼吸道狭窄

B. 细小支气管狭窄

C. 呼吸面积减少

D. 肺纤维化

E. 呼吸中枢受损

32. 下列对婴儿易发生溢乳的原因描述，正确的是

A. 胃较垂直

B. 幽门括约肌发育较差

C. 胃容量小

D. 贲门括约肌发育较好

E. 胃呈水平位，贲门发育差，幽门括约肌发育好

33. 甲状腺肿块的临床检查特征是

A. 质地较硬

B. 有压痛

C. 颈部压迫感

D. 随吞咽移动

E. 肿块突出

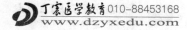
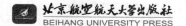

34．酸性尿液中易形成的结石是
   A．尿酸结石
   B．草酸钙结石
   C．磷酸钙结石
   D．磷酸镁铵结石
   E．碳酸盐结石

35．与肺癌发病关系最密切的因素是
   A．大气污染
   B．长期吸烟
   C．特异性感染
   D．慢性肺部疾病
   E．生活不规律

36．慢性肾衰竭患者发生贫血的主要原因是
   A．营养不良
   B．肾产生促红细胞生成素减少
   C．缺乏维生素 B_{12}
   D．骨髓抑制
   E．红细胞破坏加速

37．妊娠期孕妇循环血量于孕 32 ～ 34 周显著增加，其恢复至正常水平的时间是
   A．孕 29 ～ 40 周
   B．产后 1 周内
   C．产后 2 ～ 3 周
   D．产后 6 ～ 8 周
   E．产后 8 ～ 10 周

38．胰腺外分泌产生的消化物质<u>不包括</u>
   A．胰酶
   B．脂肪酶
   C．胰蛋白酶
   D．糜蛋白酶
   E．促胃液素

39．溃疡性结肠炎的主要发病因素<u>不包括</u>
   A．肠道感染
   B．体液免疫异常
   C．环境因素
   D．遗传因素
   E．饮食中的亚硝胺类物质

40．老年男性尿潴留最常见的原因是
   A．尿道狭窄

B．膀胱结石
C．膀胱肿瘤
D．良性前列腺增生
E．膀胱结核

41．脊髓损伤最轻微的类型是
   A．脊髓震荡
   B．脊髓挫伤
   C．脊髓休克
   D．脊髓断裂
   E．脊髓受压

42．交界性肿瘤是指
   A．可能发生恶变的良性肿瘤
   B．恶性肿瘤边界清晰包膜完整
   C．形态上良性，浸润性生长，切除后易复发
   D．中分化的恶性肿瘤
   E．发生在多个脏器的良性肿瘤

43．女性各阶段的生理特点正确的是
   A．儿童期卵巢有少量卵泡发育，并排卵
   B．青春期是卵巢生殖内分泌功能最旺的时期
   C．月经初潮标志生殖器官发育成熟
   D．绝经过渡期一般历时 1 ～ 2 年
   E．绝经过渡期的突出表现为卵巢功能逐渐衰退

44．急性心肌梗死的高危因素是
   A．甘油三酯下降
   B．直接胆红素增高
   C．血清总胆固醇增高
   D．高密度脂蛋白增高
   E．低密度脂蛋白降低

45．造成小儿前囟晚闭最常见的病因为
   A．重度脱水
   B．脑积水
   C．佝偻病
   D．极度消瘦
   E．呆小症

46．系统性红斑狼疮属于
   A．自身免疫性疾病

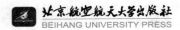

B. 变态反应性疾病

C. 细菌感染性疾病

D. 病毒感染性疾病

E. 支原体感染性疾病

47. 颅内压增高早期可出现

    A. 周围血管扩张

    B. 脑血管扩张

    C. 呼吸浅快

    D. 心率增加

    E. 血压下降

48. 窦性心动过速不包括

    A. 发热

    B. 甲状腺功能亢进症

    C. 妊娠

    D. 心肌缺血

    E. 甲状腺功能减退症

49. 原发性肾病综合征的主要病因是

    A. 遗传因素

    B. 过敏因素

    C. 免疫因素

    D. 理化因素

    E. 感染因素

50. 生理性贫血的时期是

    A. 生后 2～3 个月

    B. 生后 4～5 个月

    C. 生后 4～6 个月

    D. 生后 8～9 个月

    E. 生后 10～12 个月

51. 某产妇，26 岁。孕期常规检查无异常，第二产程破膜后突然呛咳，烦躁，呼吸困难，随即昏迷，血压 50/30mmHg（6.7/4kPa），休克。该产妇可能发生

    A. 子宫破裂

    B. 胎盘早剥

    C. 产时子痫

    D. 羊水栓塞

    E. 胎儿窘迫

52. 直腿抬高试验阳性，患者下肢抬高的度数是

    A. 60° 内

B. 65° 内

C. 70° 内

D. 75° 内

E. 80° 内

53. 肺源性心脏病肺动脉高压形成的最主要因素是

    A. 肺部毛细血管床减少

    B. 血液黏稠度增加

    C. 血容量增加

    D. 肺部毛细血管微小栓子形成

    E. 肺小血管收缩痉挛

54. 指导正常孕妇产前检查的时间是

    A. 孕第 12 周进行全面产科检查

    B. 孕 12～20 周每 4 周检查 1 次

    C. 孕 21～28 周每 3 周检查 1 次

    D. 孕 29～36 周每 2 周检查 1 次

    E. 孕 36 周后入院待产

55. 最能反映小儿体格生长，尤其是营养状况的指标是

    A. 身长

    B. 头围

    C. 体重

    D. 胸围

    E. 皮下脂肪

56. 原发性癫痫原因不明，最可能的相关因素是

    A. 脑膜炎

    B. 恶性脑肿瘤

    C. 遗传因素

    D. 脑外伤

    E. 尿毒症

57. 肝脏的营养供应来源主要是

    A. 肝动脉

    B. 肝动脉和门静脉

    C. 肝静脉

    D. 门静脉

    E. 下腔静脉

58. 正常的受精部位在

    A. 子宫角

    B. 子宫体

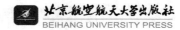

C. 阴道穹窿

D. 输卵管壶腹部

E. 输卵管间质部

59. 关于钾盐代谢的叙述，<u>不正确</u>的是

　　A. 可维持神经 - 肌肉组织的正常功能

　　B. 临床补钾，需尿液在 40ml/h 以上

　　C. 成年人每天需钾盐 3 ～ 5g

　　D. 高血钾可导致心搏骤停

　　E. 钾盐由肾脏排出

60. 肠内营养支持治疗的适应证<u>不包括</u>

　　A. 意识障碍和昏迷患者

　　B. 吞咽和咀嚼困难者

　　C. 慢性消耗性疾病

　　D. 肠道感染患者

　　E. 口腔疾患

61. 最常见的贫血类型是

　　A. 再生障碍性贫血

　　B. 失血性贫血

　　C. 缺铁性贫血

　　D. 溶血性贫血

　　E. 巨幼红细胞性贫血

62. 患者，女，38 岁。反复发作右下腹疼痛 2 年，每次发作时伴白细胞增高及体温升高，诊断为急性阑尾炎。患者腹痛反复发作的原因是

　　A. 阑尾腔内梗阻

　　B. 阑尾部血运差

　　C. 阑尾位置异常

　　D. 阑尾部淋巴组织丰富

　　E. 阑尾系膜过短

63. 与腹膜强大的吸收能力<u>无关</u>的解剖特点是

　　A. 腹膜有很多皱襞

　　B. 腹膜是双向半透膜

　　C. 含有血管丰富的结缔组织

　　D. 腹膜腔可分为大、小腹腔两部分

　　E. 面积大致与全身皮肤面积相等

64. 阿托品作为麻醉前用药，<u>错误</u>的是

　　A. 可减少呼吸道的分泌

　　B. 常用剂量为 0.5mg

　　C. 麻醉前半小时肌注

D. 心动过速者不宜应用

E. 可预防局麻药中毒

65. 乳腺癌最好发的部位是乳房的

　　A. 外上象限

　　B. 内上象限

　　C. 外下象限

　　D. 内下象限

　　E. 中心

66. 1 岁 6 个月小儿平均有乳牙

　　A. 8 ～ 10 个

　　B. 10 ～ 12 个

　　C. 12 ～ 14 个

　　D. 14 ～ 16 个

　　E. 16 ～ 18 个

67. 婴幼儿易患呼吸道感染的免疫因素是

　　A. 呼吸道黏膜缺少分泌型 IgA

　　B. 呼吸道黏膜缺少分泌型 IgM

　　C. 呼吸道黏膜缺少 IgD

　　D. 呼吸道黏膜缺少巨噬细胞

　　E. 呼吸道黏膜缺少补体

68. 患儿，男，2 岁。人工喂养，4 天前咳嗽、发热、腹泻、体检。体温 38.6 度。中度脱水，患儿在补液中突发抽搐，持续约 1 分钟。抽搐最可能的原因是

　　A. 高热惊厥

　　B. 急性心衰

　　C. 低钙血症

　　D. 低钠血症

　　E. 中毒性脑病

69. 植皮手术时供皮区的消毒液应选用

　　A. 70% 乙醇

　　B. 2% 碘酊

　　C. 0.75% 碘酊

　　D. 碘伏

　　E. 0.2% 新洁尔灭

70. 患者，女，28 岁。高处骑跨式摔落，外阴受伤，自诉疼痛难忍，体检发现外阴血肿，最可能的损伤部位是

　　A. 小阴唇

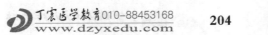 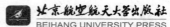

B. 大阴唇

C. 处女膜

D. 阴蒂部

E. 前庭大腺

71. 试管婴儿即

A. 人工受精（AI）

B. 体外受精与胚胎移植（IVF-ET）

C. 配子输卵管内移植（GIFT）

D. 配子宫腔内移植（GIUT）

E. 配子经阴道输卵管内移植（TV-GIFT）

72. 机体发育较早的系统是

A. 神经系统

B. 呼吸系统

C. 循环系统

D. 消化系统

E. 生殖系统

73. 病毒性心肌炎患儿急性期应卧床休息至

A. 症状消除后 1～2 周

B. 症状消除后 3～4 周

C. 症状消除后 2 个月

D. 症状消除后 6 个月

E. 症状消除后 12 个月

74. 排卵一般发生在月经来潮前

A. 7 天

B. 10 天

C. 14 天

D. 18 天

E. 21 天

75. 产后腹部检查测不到宫底的最早时间是在产后

A. 3 天

B. 7 天

C. 10 天

D. 28 天

E. 42 天

76. 患者，女，45 岁。5 年来时常便血，量少，或滴出，或附在粪便表面，无痛，经检查，诊为内痔，其扩大曲张的血管主要是

A. 直肠上静脉丛

B. 直肠下静脉丛

C. 直肠上下静脉丛

D. 直肠上动脉

E. 直肠下动脉

77. 患儿，男，7 岁。3 天前右中指被竹签刺伤，今诉手指疼痛。检查见右中指红肿明显，原刺伤部位中间发白，手指无法弯曲，患儿体温 38℃。最可能的诊断是

A. 蜂窝织炎

B. 痈

C. 疖

D. 甲沟炎

E. 指头炎

78. 关于术前应用吗啡的叙述，<u>不正确</u>的是

A. 麻醉性镇痛区

B. 常用量为 50～100mg

C. 可引起支气管痉挛

D. 对心肌无明显抑制作用

E. 偶用不产生依赖

79. 早期流产是指流产发生于

A. 妊娠满 12 周至不足 14 周

B. 妊娠 12 周至不足 24 周

C. 妊娠 12 周至不足 27 周

D. 妊娠 12 周至不足 28 周

E. 妊娠 12 周内

80. 风湿性心脏病多源于感染

A. 甲型溶血性链球菌

B. 金黄色葡萄球菌

C. A 组 β 溶血性链球菌

D. 草绿色链球菌

E. 铜绿假单胞菌

81. 护士单独值班，突然三间病房的床铃同时响起，该护士应选择先去照护的是

A. 距离护士站最近的患者

B. 平时护患关系融洽的患者

C. 有重要社会地位的患者

D. 与本院医生有关系的患者

E. 最可能有紧急医疗需要的患者

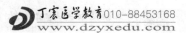
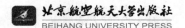

二、以下提供若干个案例，每个案例下设若干个考题。请根据各考题题干所提供的信息，在每题下面的 A、B、C、D、E 五个备选答案中选择一个最佳答案，并在答题卡上将相应字母所属的方框涂黑。

（82 - 84 题共用题干）

小儿，5 岁。健康体检。父母咨询科学育儿知识，关心儿童的营养与热能供给问题。

82．问题 1：若小儿近日上呼吸道感染，体温38.5℃（比平日高出 2℃），其基础代谢率较比平时增高

　　A．5%

　　B．10%

　　C．12%

　　D．15%

　　E．26%

83．问题 2：若计算小儿的热能需要量，应除外的项目是

　　A．食欲

　　B．基础代谢

　　C．活动所需

　　D．排泄

　　E．生长发育需要

84．问题 3：若小儿发热，应给予的最适饮食是

　　A．高蛋白、高脂肪饮食

　　B．要素饮食

　　C．半流质饮食

　　D．流质饮食

　　E．低维生素饮食

（85 - 87 题共用题干）

患者，女，40 岁。因双手掌指关节肿痛而就医。护理体检：双手掌指关节及近端指关节呈对称性、持续性疼痛，时轻时重，伴压痛，其周围软组织肿胀，左手第 4、5 手指已偏向尺侧，伴晨僵。检查：类风湿因子（+），C 反应蛋白增高。

85．问题 1：本病基本病变在

　　A．软骨炎

　　B．滑膜炎

　　C．关节周围肌炎

　　D．相关肌肉腱鞘炎

　　E．骨膜炎

86．问题 2：可提示该疾病活动的表现<u>不包括</u>

　　A．关节梭形肿胀

　　B．晨僵

　　C．类风湿结节

　　D．血沉增快

　　E．类风湿因子（+）

87．问题 3：对患者的治疗和护理措施<u>不妥</u>的是

　　A．适当卧床休息

　　B．保持关节功能位

　　C．热水浴减轻疼痛

　　D．必要时用矫形架固定

　　E．长期大量应用糖皮质激素

三、以下提供若干组考题，每组考题共同在考题前列出的 A、B、C、D、E 五个备选答案。请从中选择一个与考题关系最密切的答案，并在答题卡上将相应字母所属的方框涂黑。每个备选答案可能被选择一次，多次或不被选择。

（88 - 90 题共用备选答案）

　　A．吸入麻醉

　　B．静脉麻醉

　　C．复合麻醉

　　D．椎管内阻滞麻醉

　　E．神经丛阻滞麻醉

88．临床麻醉中应用最广泛，并可产生完全无知觉状态的麻醉方式是

89．适宜上臂手术的麻醉方式是

90．适宜下腹部手术的麻醉方式是

（91 - 92 题共用备选答案）

　　A．3 岁

　　B．6 岁

　　C．9 岁

　　D．12 岁

　　E．15 岁

91．小儿上部量与下部量相等的年龄为

92．小儿视力达 1.0 的年龄为

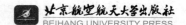

（93 - 95题共用备选答案）

    A．18（15.3～21.4）cm

    B．24（22.0～25.1）cm

    C．26（22.4～29.0）cm

    D．32（29.8～34.5）cm

    E．33（30.0～35.3）cm

93．孕妇产前检查，孕28周末，以耻骨联合上缘为起点，用软尺测量宫底高度大约为

94．孕妇产前检查，孕36周末，以耻骨联合上缘为起点，用软尺测量宫底高度大约为

95．孕妇产前检查，孕40周末，以耻骨联合上缘为起点，用软尺测量宫底高度大约为

（96 - 98题共用备选答案）

    A．机械性绞窄性肠梗阻

    B．机械性单纯性肠梗阻

    C．麻痹性肠梗阻

    D．痉挛性肠梗阻

    E．血运性肠梗阻

96．肠扭转引起的肠梗阻属于

97．腹膜炎引起的肠梗阻属于

98．铅中毒引起的肠梗阻属于

（99 - 100题共用备选答案）

    A．慢性胃炎

    B．食管胃底静脉曲张

    C．胃癌

    D．消化性溃疡

    E．贲门黏膜撕裂症

99．肝硬化患者上消化道大量出血最常见的原因是

100．上消化道出血最常见的原因是

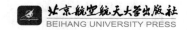

单科试卷二

一、以下每一道考题下面有 A、B、C、D、E 五个备选答案，请从中选择一个最佳答案。并在答题卡上将相应题号的相应字母所属的方框涂黑。

1. 铁丧失过多可见于
   A. 慢性肠炎
   B. 腹泻
   C. 慢性痢疾
   D. 十二指肠溃疡
   E. 慢性胃炎

2. 水痘的传染期是
   A. 发热至出疹期为止
   B. 潜伏期至出疹期为止
   C. 潜伏期至皮疹全部干燥结痂为止
   D. 前驱期至出疹
   E. 自出疹前 1 ～ 2 天至皮疹全部干燥结痂为止

3. 前置胎盘的病因不包括
   A. 子宫内膜病变
   B. 脐带过短
   C. 多胎妊娠
   D. 宫腔异常
   E. 受精卵发育迟缓

4. 慢性肺源性心脏病形成最关键的病理基础是
   A. 气道不畅
   B. 肺组织弹性下降
   C. 右心室肥大
   D. 肺动脉高压
   E. 右心房肥大

5. 正常生理条件下，人体每天无形失水量约为
   A. 300ml
   B. 500ml
   C. 850ml
   D. 1000ml
   E. 1250ml

6. 关于高血压脑病的病理特点正确的是
   A. 脑小动脉严重痉挛致脑水肿
   B. 血黏稠致脑血栓形成
   C. 脑血管内压高而破裂
   D. 腔隙性脑梗死
   E. 短暂性脑缺血发作

7. 护士发现新生儿口腔黏膜腭中线和齿根切缘处有黄白色小斑点，正确的护理措施是
   A. 不必处理
   B. 用力擦净
   C. 手术切除
   D. 涂制霉菌素
   E. 用无菌针头挑破

8. 社区获得性肺炎常见的病原体是
   A. 支原体
   B. 肺炎链球菌
   C. 铜绿假单胞菌
   D. 葡萄球菌
   E. 流感病毒

9. 慢性子宫颈炎最常见的病理变化是
   A. 子宫颈糜烂
   B. 子宫颈息肉
   C. 子宫颈肥大
   D. 子宫颈腺体囊肿
   E. 子宫颈管炎

10. 小儿生长发育的一般规律不正确的是
    A. 由上到下
    B. 由远到近
    C. 由粗到细
    D. 由低级到高级
    E. 由简单到复杂

11. 最易发生胃癌的部位是

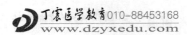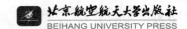

A. 胃小弯
B. 胃大弯
C. 胃体
D. 胃窦
E. 幽门

12. 最易发生嵌顿的腹外疝是
   A. 腹股沟斜疝
   B. 股疝
   C. 脐疝
   D. 切口疝
   E. 白线疝

13. 引起急性脓胸最主要的原发病灶是
   A. 肺脓肿
   B. 肝脓肿
   C. 膈下脓肿
   D. 纵隔脓肿
   E. 化脓性心包炎

14. 患者，26岁。产后第3天出现寒战、高热、尿急、尿频，查体：体温39℃，肋脊角压痛，肾区叩痛明显。血白细胞 $16×10^9$/L，尿沉渣镜检：白细胞12个/HP，红细胞6个/HP，白细胞管型5个/HP。引起患者感染的致病菌最可能是
   A. 铜绿假单胞菌
   B. 葡萄球菌
   C. 粪链球菌
   D. 大肠埃希菌
   E. 变形杆菌

15. 植皮术中最常用的皮片是
   A. 刃厚皮片
   B. 中厚皮片
   C. 点状皮片
   D. 全厚皮片
   E. 含真皮下血管网皮片

16. 引起颈椎病的基本病因是
   A. 颈椎间盘退行性变
   B. 急性或慢性损伤
   C. 先天性颈椎管狭窄
   D. 遗传因素
   E. 妊娠

17. 原发性高血压晚期死亡的原因中，最常见的是
   A. 慢性肾衰竭
   B. 充血性心力衰竭
   C. 脑血管意外
   D. 肺栓塞
   E. 心室颤动

18. 国际上通用的肿瘤"TNM"分期法，其中的"N"表示
   A. 肿瘤大小
   B. 脑转移
   C. 肝转移
   D. 远处转移
   E. 区域淋巴结转移

19. 早产儿缺乏肺泡表面活性物质可引起
   A. 支气管肺炎
   B. 肺不张
   C. 哮喘
   D. 坠积性肺炎
   E. 肺透明膜病

20. 正常足月新生儿出现生理性黄疸的时间是出生
   A. 24小时内
   B. 24～48小时
   C. 2～3天后
   D. 4天后
   E. 5天后

21. 肝性脑病发病的主要机制是氨干扰了大脑的
   A. 血液循环
   B. 电解质平衡
   C. 血氧供给
   D. 水盐代谢
   E. 能量代谢

22. 严重贫血时，患者发生晕厥、神志模糊的病理机制是
   A. 脑血栓形成
   B. 脑出血
   C. 颈椎病
   D. 一过性脑缺血

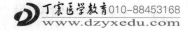
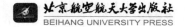

E. 脑缺氧

23. 引起破伤风的病原体属于
    A. 革兰染色阴性厌氧芽胞杆菌
    B. 革兰染色阴性需氧芽胞杆菌
    C. 革兰染色阳性厌氧芽胞杆菌
    D. 革兰染色阳性需氧芽胞杆菌
    E. 革兰染色阴性厌氧杆菌

24. 导致小儿骨髓外造血的原因是
    A. 缺乏红骨髓
    B. 肝、脾、淋巴结发育不全
    C. 骨髓造血器官功能抑制
    D. 缺乏黄骨髓，造血代偿潜力很低
    E. 红骨髓过多，造血代偿潜力过高

25. 患儿，女，9个月。单纯母乳喂养，未添加其他辅食。皮肤、面色苍黄，颜面轻度水肿，化验检查红细胞的胞体变大、骨髓中出现巨幼细胞，血红蛋白＜110g/L，诊断为营养性巨幼红细胞性贫血，主要病因是
    A. 铁和维生素 B_{12} 摄入不足
    B. 铁和锌摄入不足
    C. 维生素 C 和维生素 B_{12} 供给不足
    D. 维生素 B_{12} 及叶酸供给不足
    E. 葡萄糖 -6- 磷酸脱氢酶缺乏

26. 有关孕激素的作用，正确的是
    A. 促进子宫发育
    B. 促使乳腺管增生
    C. 使宫颈黏液变稀薄
    D. 促进阴道上皮增生角化
    E. 使子宫内膜转化为分泌期

27. 破伤风患者在应用镇静药后安置于隔离病室，安静、遮光、防噪音等措施的目的是
    A. 便于患者休息
    B. 进行保护性隔离，防止感染
    C. 减少刺激打扰患者引起的抽搐
    D. 提高医疗与护理效率
    E. 防止疾病传染

28. 妊娠期母体血容量增加达到高峰的孕周是
    A. 20 ～ 24 周
    B. 24 ～ 28 周
    C. 28 ～ 32 周
    D. 32 ～ 34 周
    E. 34 ～ 36 周

29. 坐骨棘间径是指
    A. 入口前后径
    B. 中骨盆横径
    C. 出口横径
    D. 前矢状径
    E. 后矢状径

30. 甲状腺功能亢进的诱因<u>不包括</u>
    A. 感染
    B. 创伤
    C. 精神刺激
    D. 过度劳累
    E. 饮酒过量

31. 患者，男，38岁。近期发现排尿终末有血尿现象，该血液最可能来自
    A. 海绵体
    B. 输尿管
    C. 肾
    D. 膀胱颈部
    E. 睾丸

32. ITP 属于下列何种疾病
    A. 感染性疾病
    B. 结缔组织病
    C. 免疫性疾病
    D. 遗传性疾病
    E. 内分泌性疾病

33. 患者，男，39岁。因有机磷农药中毒住院治愈后，护士对患者进行健康教育，<u>不正确</u>的是
    A. 讲解防护知识
    B. 健全农药保管
    C. 喷洒农药时逆风向操作
    D. 严格执行安全操作规程
    E. 可能出现的后遗症

34. 短暂性脑缺血发作的主要病因是
    A. 动脉硬化
    B. 结节性动脉炎
    C. 先天性血管畸形

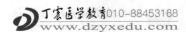
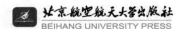

D．风湿性心脏瓣膜病

E．持久发作心房颤动

35．患者，男，54岁。胃溃疡已21年，冬季发作，进食后疼痛。今年入冬以来，腹痛无规律性，不进食也感疼痛。很有可能是发生了

    A．胃食管反流

    B．上消化道出血

    C．胃穿孔

    D．癌变

    E．十二指肠溃疡

36．婴儿上呼吸道感染早期高热最常见的并发症为

    A．抽搐

    B．中耳炎

    C．结膜炎

    D．肺炎

    E．风湿热

37．患者，男，36岁。背部大片烫伤后感染，创面脓液为绿色，特殊的甜腥臭味，感染的细菌是

    A．金黄色葡萄球菌

    B．溶血性链球菌

    C．变形杆菌

    D．铜绿假单胞菌

    E．白色念珠菌

38．骨折患者发生关节僵硬的主要原因是

    A．关节面感染

    B．合并神经损伤

    C．外固定过紧

    D．骨质疏松

    E．缺乏功能锻炼

39．结核性腹膜炎最常见的感染途径是

    A．粟粒性肺结核经血行播散

    B．骨结核经血行播散

    C．关节结核经血行播散

    D．子宫内膜结核经淋巴播散

    E．腹腔内或盆腔器官结核病灶直接蔓延

40．足月顺产男婴，产后3天，皮肤黄染，哺乳后有溢乳现象，最可能的原因是

    A．肝功能不健全

    B．胆道发育不良

    C．凝血因子缺乏

    D．生理性黄疸

    E．病理性黄疸

41．居我国产妇死亡原因首位的是

    A．妊娠合并心脏病

    B．妊娠期高血压疾病

    C．产后出血

    D．产褥感染

    E．羊水栓塞

42．原发性肾病综合征的临床表现<u>不包括</u>

    A．高度水肿

    B．大量蛋白尿

    C．低蛋白血症

    D．高脂血症

    E．高血压

43．某产妇，临产10小时，肛查：宫口已开全，先露为头，棘下4cm。此时产力组成是

    A．子宫收缩力

    B．子宫收缩力＋腹肌收缩力

    C．子宫收缩力＋膈肌收缩力

    D．子宫收缩力＋腹肌收缩力＋膈肌收缩力

    E．子宫收缩力＋腹肌收缩力＋膈肌收缩力＋肛提肌收缩力

44．患者，男，57岁。胃大部切除术后出现头晕、乏力。查血红蛋白80g/L。其贫血的原因是

    A．铁摄入不足

    B．铁损失过多

    C．铁利用障碍

    D．铁吸收不良

    E．铁需要量增加

45．腰麻后去枕平卧的目的是防止

    A．血压波动

    B．休克

    C．呕吐误吸

    D．头痛

    E．脑缺血

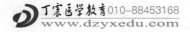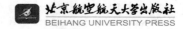

46．病毒性心肌炎最常见的病原体是
  A．艾柯病毒
  B．柯萨奇 A 组病毒
  C．柯萨奇 B 组病毒
  D．腺病毒
  E．冠状病毒

47．形成胆色素结石的主要原因是
  A．代谢异常
  B．反复胆道感染
  C．胆囊功能异常
  D．致石基因
  E．环境因素

48．患者，32 岁。口服避孕药物进行避孕已 2 年，因工作忙当晚漏服，护士告知补服时间为性交后
  A．3 小时内
  B．6 小时内
  C．9 小时内
  D．12 小时内
  E．24 小时内

49．腹外疝的疝内容物最常见的是
  A．大网膜
  B．膀胱
  C．盲肠
  D．结肠
  E．小肠

50．出生时存在，而数月后消失的神经反射是
  A．角膜反应
  B．腹壁反应
  C．握持反射
  D．吞咽反射
  E．膝腱反射

51．二尖瓣狭窄伴心房颤动的患者，其左心房血栓脱落时，最常栓塞的部位是
  A．脑
  B．肾
  C．冠状动脉
  D．脾
  E．肠系膜动脉

52．妇女骨盆倾斜的正常角度为
  A．40°
  B．45°
  C．60°
  D．70°
  E．80°

53．患者，女，26 岁。长期发生口角糜烂，患者有可能缺乏的营养素是
  A．维生素 B_1
  B．维生素 B_2
  C．维生素 B_6
  D．维生素 B_{12}
  E．烟酸

54．呼吸心搏骤停的主要直接原因是
  A．窒息
  B．严重外伤
  C．心肌炎
  D．电解质紊乱
  E．急性失血

55．患者，女，32 岁。甲亢患者。近 2 周来，眼球突出，眼裂增宽，瞬目减少，突眼度 18mm，辐射反射减弱，双眼闭合不良。出现上述表现的原因最可能是
  A．眶内继发肿瘤
  B．球后组织水肿
  C．球后淋巴细胞浸润
  D．上、下睑肌麻痹
  E．眼外肌和上睑肌张力增高

56．急性腹膜炎多指继发性的急性化脓性腹膜炎，最常见的致病菌是
  A．金黄色葡萄球菌
  B．大肠埃希菌
  C．草绿色链球菌
  D．厌氧拟杆菌
  E．棒状杆菌

57．急性阑尾炎的病理类型<u>不包括</u>
  A．急性单纯性阑尾炎
  B．急性化脓性阑尾炎
  C．急性妊娠期阑尾炎
  D．阑尾周围脓肿

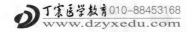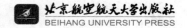

E. 坏疽性及穿孔性阑尾炎

58. 支气管哮喘的发生与气道的变态反应性炎症有关，参与此过程的细胞<u>不包括</u>
- A. 肥大细胞
- B. 嗜酸性粒细胞
- C. 红细胞
- D. 中性粒细胞
- E. 巨噬细胞

59. 流行性脑膜炎皮肤瘀点的病理基础是
- A. 血管通透性增加
- B. 血小板减少，凝血因子消耗
- C. 广泛的血管内凝血
- D. 细菌及内毒素致小血管栓塞性炎症
- E. 血清钙严重降低

60. 以眩晕为主要症状的颈椎病属于
- A. 复合型
- B. 交感神经型
- C. 脊髓型
- D. 神经根型
- E. 椎动脉型

61. 可提高小儿免疫力的母乳成分是
- A. 乳酪蛋白
- B. 不饱和脂肪酸
- C. 甲型乳糖
- D. 氨基酸
- E. 牛磺酸

62. "医乃至精至微之事"所蕴含的医疗卫生职业的内在要求是
- A. 严谨求实，精益求精
- B. 廉洁自律，恪守医德
- C. 爱岗敬业，团结协作
- D. 优质服务，医患和谐
- E. 乐于奉献，热心公益

63. 由脾破裂出血引起的休克属于
- A. 低血容量性休克
- B. 创伤性休克
- C. 感染性休克
- D. 过敏性休克
- E. 心源性休克

64. 患者，女，50岁。体重指数（BMI）为30。自诉经常头晕、头痛、耳鸣、乏力、失眠，查血160/110mmHg，查甘油三酯4.9mmol/L，胆固醇8.12mmol/L，血糖7.0mmol/L。导致患者血压升高最可能的发病机制为
- A. 胰岛素抵抗高血压
- B. 内皮素水平升高
- C. 肾素-血管紧张素-醛固酮系统失调
- D. 细胞膜离子转运异常
- E. 交感神经兴奋，儿茶酚胺水平升高

65. 维生素D缺乏性佝偻病的病因<u>不包括</u>
- A. 日光照射不足
- B. 维生素D摄入不足
- C. 围生期维生素D不足
- D. 肝、肾等疾病
- E. 甲状旁腺反应迟缓

66. 中度脱水时失水占体重的百分比是
- A. ＜5%
- B. 5%～10%
- C. 10%～16%
- D. 15%～21%
- E. 21%～26%

67. 测量骶耻外径时，背部的位置相当于
- A. 菱形窝的中心
- B. 菱形窝的上角
- C. 髂嵴最高点连线中点
- D. 髂棘连线中点
- E. 骶髂关节中点

68. 高渗性脱水的病理特点是
- A. 体液以失钠为主
- B. 体液以失水为主
- C. 体液以失钾为主
- D. 体液以失钙为主
- E. 体液以失氯为主

69. 心脏病患者咨询能否妊娠，其主要的判定依据是
- A. 是否生育
- B. 有无其他慢性疾病
- C. 心脏病的种类

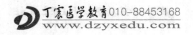 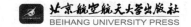

D. 心功能分级
E. 目前恢复情况

70. 继发性闭经指月经初潮后，因病理性原因导致停经在
    A. 6 个月以上
    B. 10 个月以上
    C. 12 个月以上
    D. 100 天以上
    E. 60 天以上

71. 乳房淋巴液输出的最主要途径是
    A. 经肋间淋巴管→胸骨旁淋巴结
    B. 经胸大肌外侧缘淋巴管→腋窝淋巴结
    C. 经胸大、小肌间淋巴结→锁骨下淋巴结
    D. 经皮下交通淋巴管→对侧
    E. 经深部淋巴网→肝脏

72. 弥漫性甲状腺肿的诱发因素<u>不包括</u>
    A. 感染
    B. 创伤
    C. 贫血
    D. 精神刺激
    E. 劳累

73. 支气管扩张最常见的病因是
    A. 婴幼儿期患有支气管肺炎
    B. 肺结核
    C. 阻塞性肺气肿
    D. 肺炎
    E. 气胸

74. 在我国，门静脉高压症的主要原因是
    A. 酒精肝
    B. 布卡综合征
    C. 门静脉海绵窦样变
    D. 胰腺肿瘤压迫
    E. 肝炎后肝硬化

75. 10～12 个月婴儿每分钟呼吸次数为
    A. 16～20 次
    B. 20～24 次
    C. 25～35 次
    D. 30～40 次
    E. 35～45 次

76. 患者，女，54 岁。手术前行腰麻，当麻醉穿刺注药后血压立即下降，主要原因是
    A. 麻药注入过慢
    B. 麻醉平面过低
    C. 交感神经抑制
    D. 缺氧
    E. 穿刺部位出血

77. 体内胰岛素绝对缺乏的糖尿病是
    A. 妊娠期糖尿病
    B. 1 型糖尿病
    C. 2 型糖尿病
    D. 其他特殊类型糖尿病
    E. 营养不良相关糖尿病

78. 与子宫肌瘤发生和生长密切相关的是
    A. 与生活习惯、运动减少有关
    B. 环境污染有关
    C. 体内雄激素水平过低有关
    D. 早婚早育、性生活紊乱
    E. 体内雌激素水平过高

79. 有机磷中毒的发病机制是
    A. 增加胆碱酯酶活力
    B. 抑制胆碱酯酶活力
    C. 促进乙酰胆碱的产生
    D. 减少乙酰胆碱的产生
    E. 促进乙酰胆碱与受体结合

二、以下提供若干个案例，每个案例下设若干个考题。请根据各考题题干所提供的信息，在每题下面的 A、B、C、D、E 五个备选答案中选择一个最佳答案，并在答题卡上将相应字母所属的方框涂黑。

（80－81 题共用题干）

患者，男，67 岁。因劳累心绞痛发作持续 1 小时，含硝酸甘油无效。心电图提示 Ⅱ、Ⅲ、aVF 导联呈弓背抬高，V_1～V_3 导联、ST 段压低，诊断为急性心肌梗死。

80. 问题 1：发生心肌梗死的主要病理基础是
    A. 心肌需血量增加
    B. 冠状动脉供血不足

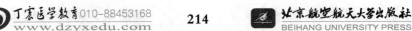

C. 冠状动脉严重狭窄

D. 血氧供给不足

E. 劳累

81. 问题2：该患者需要卧床休息，但患者不予配合，护士应解释卧床休息的目的是

A. 可增加心肌收缩力

B. 可降低心肌耗氧量

C. 可减少进食量

D. 防止意外发生

E. 减少并发症

（82-84题共用题干）

患儿，男，3岁。突然发现眼眶周围及四肢皮肤有密集的针尖大小出血点，束臂试验阳性，诊断为急性特发性血小板减少性紫癜。

82. 问题1：该病一般在1~6个月内痊愈的比例是

A. 85%~90%

B. 80%~85%

C. 75%~80%

D. 60%~75%

E. 50%~60%

83. 问题2：该病多发生在急性病毒感染后

A. 1~3天

B. 4~8天

C. 1~3周

D. 4~6周

E. 1~2个月

84. 问题3：该患儿处理措施<u>不正确</u>的是

A. 预防创伤出血

B. 激素治疗

C. 服用阿司匹林

D. 给予大剂量丙种球蛋白

E. 输注血小板

（85-86题共用题干）

患者，男，32岁。电工，操作时不慎触电，心跳呼吸骤停来院急诊，迅速心肺复苏。

85. 问题1：心脏复苏按压的部位是

A. 胸骨柄

B. 胸骨上段

C. 胸骨中段

D. 胸骨下段

E. 胸骨剑突

86. 问题2：心脏复苏时，使按压部位下陷

A. 1~2cm

B. 3~4cm

C. 5~6cm

D. 7~8cm

E. 9cm

三、以下提供若干组考题，每组考题共同在考题前列出的A、B、C、D、E五个备选答案。请从中选择一个与考题关系最密切的答案，并在答题卡上将相应字母所属的方框涂黑。每个备选答案可能被选择一次，多次或不被选择。

（87-88题共用备选答案）

A. 嗜酸性胃炎

B. 胃溃疡

C. 自身免疫性胃炎

D. 胃大部切除后残胃炎

E. 十二指肠球部溃疡

87. 空腹痛多见于

88. 血清促胃液素增高多见于

（89-90题共用备选答案）

A. 糖尿病

B. 脑先天畸形

C. 高血压

D. 肾衰竭

E. 中暑高热

89. 属于感觉障碍的原因的是

90. 属于瘫痪的原因的是

（91-92题共用备选答案）

A. 肾小球细胞增生

B. 免疫功能发育差

C. T细胞功能紊乱

D. 溶血性链球菌感染

E. 肺炎链球菌感染

91. 与小儿急性肾小球肾炎发病原因有关的是

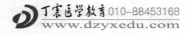
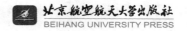

92．原发性肾病综合征单纯性肾病发病有关的因素是

（93－94题共用备选答案）

A．子宫肌瘤

B．子宫颈癌

C．子宫内膜癌

D．卵巢恶性肿瘤

E．子宫内膜异位症

93．可发生于任何年龄，死亡率为妇科恶性肿瘤之首的是

94．年龄分布呈双峰状的肿瘤是

（95－98题共用备选答案）

A．腹部叩诊移动性浊音

B．呕吐咖啡色液

C．脑膜刺激征

D．不能唤醒有浅反射

E．昏迷患者呼吸有烂苹果味

95．患者浅昏迷时的表现是

96．患者上消化道大出血时可见

97．能提示慢性肝炎患者有大量腹水的检查是

98．酮症酸中毒患者特有的表现是

（99－100题共用备选答案）

A．儿童期

B．青春期

C．性成熟期

D．绝经过渡期

E．老年期

99．36岁女性属于

100．50岁女性属于

单科试卷三

一、以下每一道考题下面有 A、B、C、D、E 五个备选答案，请从中选择一个最佳答案。并在答题卡上将相应题号的相应字母所属的方框涂黑。

1. 长期吸烟可损伤呼吸道中
    A. 纤毛
    B. 平滑肌
    C. 毛细血管
    D. 分泌细胞
    E. 巨噬细胞

2. 脂溶性维生素包括维生素
    A. A、D、E、K
    B. A、E、C、D
    C. A、K、D
    D. E、B、K、D
    E. A、B、C、D

3. 结合成碳氧血红蛋白的两种物质是
    A. 一氧化碳与白蛋白
    B. 一氧化碳与球蛋白
    C. 一氧化碳与血红蛋白
    D. 二氧化碳与血红蛋白
    E. 二氧化碳与球蛋白

4. 对正常分娩来说，胎膜破裂的时间常为
    A. 活跃期
    B. 潜伏期
    C. 临产前
    D. 胎儿娩出期
    E. 胎盘娩出期

5. 脑出血最常见的部位是
    A. 脑桥
    B. 脑干
    C. 大脑半球
    D. 内囊
    E. 小脑

6. 患者，女，35 岁。有风湿性心脏病史多年，近日出现胸闷、气促伴下肢水肿，诊断为慢性心力衰竭。引起慢性心力衰竭最常见的诱因是
    A. 严重脱水
    B. 呼吸道感染
    C. 严重心律失常
    D. 输液过多过快
    E. 精神过度紧张

7. 患者，女，28 岁。因血压升高，双下肢水肿 1 周入院，尿检：尿蛋白（+++），诊断为原发性肾病综合征。该患者水肿的主要原因是
    A. 毛细血管流体静压增高
    B. 蛋白质合成功能减低
    C. 蛋白质摄入不足
    D. 低蛋白血症
    E. 微血管壁通透性增高

8. 来源于间叶组织的恶性肿瘤称
    A. 癌
    B. 肉瘤
    C. 白血病
    D. 母细胞瘤
    E. 霍奇金病

9. 关于妊娠期母体子宫的生理变化，描述正确的是
    A. 妊娠晚期子宫多呈不同程度的左旋
    B. 子宫体明显增大变软
    C. 子宫颈腺体分泌减少
    D. 子宫峡部收缩变短变厚
    E. 足月时子宫容积可达 1000ml

10. 引起疱疹性咽峡炎的病原体是
    A. 轮状病毒
    B. 埃可病毒
    C. 柯萨奇病毒 A 组
    D. 腺病毒 3 型、7 型

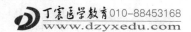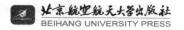

E. 合胞病毒

11. 患者，24 岁。顺产，胎盘娩出后半小时内阴道出血 500ml，色暗红。查看胎盘完整，见有血管中断于胎膜边缘，其出血原因最可能是
A. 胎盘残留
B. 子宫收缩乏力
C. 胎盘剥离不全
D. 凝血功能不全
E. 子宫复旧不良

12. 慢性肺心病肺动脉高压形成的机制是
A. 肺泡毛细血管床减少超过 20% 左右
B. 缺氧，乳酸堆积
C. 体循环淤血
D. 缺氧时迷走神经兴奋性增高
E. 缺氧、高碳酸血症使肺血管收缩、痉挛

13. 血栓闭塞性脉管炎的病变部位
A. 下肢中、小动静脉
B. 上肢中、小动静脉
C. 髂 - 股深静脉
D. 上腔静脉
E. 下腔静脉

14. 符合 1 型糖尿病发病机制有关的叙述是
A. 比 2 型糖尿症有更强的遗传基础
B. 患者不存在抗胰岛素抗体
C. 超体重者占多数
D. 与病毒感染后的自身免疫有关
E. 易发生高渗性非酮症性昏迷

15. 蜘蛛痣形成的原因是
A. 严重感染
B. 血小板减少
C. 过敏性紫癜
D. 出血性疾病
E. 雌激素过多

16. 临床上，冠心病最常见的病因是
A. 主动脉瓣关闭不全
B. 病毒性心肌病
C. 冠状动脉粥样硬化
D. 肥厚型心肌病
E. 冠状动脉痉挛

17. 心肺脑复苏时，应用 20% 甘露醇的主要作用是
A. 防治脑水肿
B. 防治肺水肿
C. 防止失钠
D. 防止心衰
E. 防止肾衰

18. 加强盆底托力的肌肉是
A. 球海绵体肌
B. 会阴浅横肌
C. 会阴深横肌
D. 坐骨海绵体肌
E. 肛提肌

19. 痰呈黄色提示肺部感染的病原菌是
A. 肺炎杆菌
B. 军团菌
C. 铜绿假单胞菌
D. 葡萄球菌
E. 厌氧菌

20. 患者，30 岁。既往月经规律，周期 30 天，经期 5 天。现为月经周期的第 11 天，则其子宫内膜处于
A. 月经前期
B. 增生期
C. 分泌期
D. 分泌晚期
E. 排卵期

21. 临床上最常见的水电解质代谢紊乱是
A. 高渗性脱水
B. 低渗性脱水
C. 等渗性脱水
D. 急性水中毒
E. 慢性水中毒

22. 与风湿性心脏病关系密切的病菌是
A. 科萨奇病毒
B. 葡萄球菌
C. A 组 β 溶血性链球菌
D. 肺炎链球菌
E. 克雷伯杆菌

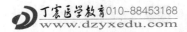 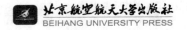

23．关于排卵障碍性异常子宫出血的叙述，<u>不正确</u>的是
　　A．黄体萎缩不全，月经周期缩短
　　B．常见无排卵性异常子宫出血
　　C．妇检生殖器无器质性病变
　　D．黄体功能异常多发生于生育年龄妇女
　　E．神经分泌机制紊乱造成

24．葡萄胎病变局限于
　　A．肺
　　B．宫腔
　　C．盆腔
　　D．腹腔
　　E．子宫肌层

25．结核分枝杆菌<u>不能存活</u>于
　　A．阴暗潮湿处
　　B．烈日曝晒 2 小时
　　C．温水浸泡 10 分钟
　　D．放在通风处 2 小时
　　E．放在阴凉干燥处 2 小时

26．以下对 ICU 护士的要求<u>不正确</u>的是
　　A．熟练进行气管插管
　　B．能正确使用呼吸机和除颤仪
　　C．掌握非语言沟通技巧
　　D．具有独立工作和处理应急问题的能力
　　E．有急诊科室临床工作经验

27．左心功能不全所致呼吸困难是由于
　　A．上腔静脉淤血
　　B．体静脉淤血
　　C．门静脉淤血
　　D．下腔静脉淤血
　　E．肺循环淤血

28．股疝易嵌顿，主要是因为
　　A．患者年龄大
　　B．腹内压过高
　　C．股管解剖特点
　　D．患者多为女性
　　E．骨盆窄小

29．子宫颈癌的癌前病变包括
　　A．宫颈不典型增生和宫颈原位癌

B．宫颈原位癌和宫颈浸润癌
C．宫颈不典型增生和宫颈浸润癌
D．宫颈不典型增生和镜下早期浸润癌
E．宫颈原位癌和镜下早期浸润癌

30．特发性血小板减少性紫癜发病的相关因素<u>不包括</u>
　　A．贫血
　　B．上呼吸道感染
　　C．雌激素作用
　　D．体内产生抗血小板抗体
　　E．肝、脾对血小板的破坏增加

31．抢救咯血窒息患者时应采取的体位是
　　A．患侧卧位
　　B．俯卧位
　　C．端坐位
　　D．平卧位
　　E．头低足高位

32．脑血栓形成的常见病因有
　　A．高血压
　　B．动脉硬化
　　C．脑部血管畸形
　　D．长骨骨折
　　E．风湿性心脏病

33．正常足月新生儿出现生理性黄疸的时间在出生后
　　A．24 小时内
　　B．24～48 小时
　　C．48～72 小时
　　D．4 天以后
　　E．5 天以后

34．慢性肾小球肾炎主要的发病机制是
　　A．病毒直接感染
　　B．肾小球损害
　　C．细菌直接感染
　　D．免疫反应
　　E．肾内动脉硬化

35．恶性程度最高的肺癌是
　　A．鳞癌
　　B．小细胞癌

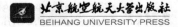

2019丁震护理学（师）单科一次过（第1科）基础知识

C. 大细胞癌

D. 腺癌

E. 周围型癌

36. 患者，女，62岁。十二指肠溃疡，行毕Ⅱ式胃切除术，术后10天进食后出现呕吐，呕吐物含有食物和胆汁，其原因是

A. 胃壁缺血

B. 胃排空障碍

C. 十二指肠切除过多

D. 吻合口梗阻

E. 输出段梗阻

37. 颅脑手术后，患者头部翻转过度可引起

A. 硬膜外血肿

B. 颅内压增高

C. 脑梗死

D. 脑出血

E. 脑疝

38. 患者，27岁。停经38天，阴道出血6天，伴下腹隐痛。检查：子宫体略大，质中，双附件无明显肿块及压痛，尿hCG（＋）。为初步排除宫外孕，人工流产吸出物应见到

A. 蜕膜组织

B. 绒毛

C. 胎儿

D. 增生期子宫内膜

E. 分泌期子宫内膜伴蜕膜反应

39. 与系统性红斑狼疮发病可能有关的是

A. 甲状旁腺素

B. 性激素

C. 生长激素

D. 肾素

E. 肾上腺素

40. 胆囊结石最易嵌顿的部位是

A. 胆囊底

B. 胆囊体

C. 胆囊颈

D. 胆囊管

E. 胆总管

41. 发生窦性心动过缓的疾病不包括

A. 甲状腺功能亢进症者

B. 洋地黄中毒者

C. 甲状腺功能减退

D. 使用β受体拮抗剂

E. 病态窦房结综合征者

42. 类风湿关节炎节的基本病理改变是

A. 滑膜炎症

B. 软骨炎症

C. 骨质疏松

D. 腔隙增大

E. 腔隙变窄

43. 新生女婴阴道少量出血，常见的原因是

A. 外阴损伤

B. 膀胱炎

C. 雌激素撤退

D. 孕激素撤退

E. 血友病

44. 慢性胃炎常见的细菌是

A. 沙门菌

B. 大肠埃希菌

C. 嗜盐杆菌

D. 金黄色葡萄球菌

E. 幽门螺杆菌

45. 患者，女，53岁。休克已10小时，中心静脉压1.57kPa（16.02cmH$_2$O），血压10.6/8.0kPa（80/60mmHg），以此判断发生了

A. 肾功能衰竭

B. 肺功能衰竭

C. 肝功能衰竭

D. 脑功能衰竭

E. 心功能衰竭

46. 患者，女，45岁。进餐后1～3小时或在午夜至凌晨腹部钝痛、灼痛或有饥饿样不适，进食后迅速缓解。此疼痛缓解的机制为

A. 胃酸分泌减少

B. 胃蛋白酶分泌减少

C. 胃酸被中和

D. 迷走神经张力增加

E. 交感神经兴奋

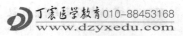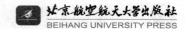220

47. 细胞外主要的阳离子是
    A. Na^+
    B. K^+
    C. Ca^{2+}
    D. Mg^{2+}
    E. NH_4^+

48. 慢性肾衰竭患者贫血的最主要原因是
    A. 铁缺乏
    B. 促红细胞生成素缺乏
    C. 叶酸缺乏
    D. 营养不良
    E. 消化道出血

49. 护理人员能够在医疗机构执业的基本条件是
    A. 持有护理院校毕业证书
    B. 通过护士执业资格考试
    C. 经过卫生行政部门注册
    D. 通过医疗机构考核面试
    E. 经过医疗机构系统培训

50. 闭合性损伤造成腹腔内出血的常见原因是
    A. 肠管破裂
    B. 肠系膜损伤
    C. 腹膜后血肿
    D. 实质脏器破裂
    E. 膀胱破裂

51. 血尿指 1L 尿液红细胞计数超过
    A. 5 万
    B. 10 万
    C. 15 万
    D. 20 万
    E. 25 万

52. 妊娠期高血压疾病最基本的病理变化是
    A. 胎盘绒毛退行性变化
    B. 水钠潴留
    C. 全身小动脉痉挛
    D. 弥漫性血管内凝血
    E. 肾小管重吸收功能降低

53. 6 岁以下儿童每天正常尿量是
    A. 800 ～ 1000ml
    B. 600 ～ 800ml

C. 400 ～ 600ml
D. < 400ml
E. < 300ml

54. 早产儿是指
    A. 胎龄满 37 周不满 42 周，体重 > 2500g 的新生儿
    B. 胎龄 > 37 周而体重 < 2500g 的新生儿
    C. 胎龄 > 37 周而体重 > 2500g 的新生儿
    D. 胎龄不足 37 周的新生儿
    E. 胎龄为 37 周的新生儿

55. 患者，男，30 岁。自诉近期头晕，乏力，注意力不集中。实验室检查：小细胞低色素贫血，其原因可能是
    A. 缺维生素 K
    B. 缺维生素 B_5
    C. 缺叶酸
    D. 缺钙
    E. 缺铁

56. 能使阴道酸度增高的激素是
    A. 雌激素
    B. 孕激素
    C. 雄激素
    D. 前列腺素
    E. 甲状腺素

57. 护士协助医生进行局部麻醉时，通常在 100ml 的局部麻醉药中加入 0.1% 肾上腺素的量为
    A. 0.2ml
    B. 0.3ml
    C. 0.6ml
    D. 0.7ml
    E. 1ml

58. 子宫颈癌的好发部位是
    A. 子宫峡部
    B. 宫颈鳞 - 柱状上皮交界处
    C. 子宫颈管内
    D. 宫颈阴道部
    E. 子宫颈内口

59. 流行性腮腺炎的传播途径是

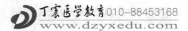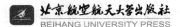

A. 呼吸道传播

B. 粪 - 口传播

C. 血液传播

D. 直接接触传播

E. 虫媒传播

60. 小儿年龄阶段的划分中，婴儿期是指

　　A. 出生～ 28 天

　　B. 出生～ 1 岁

　　C. 2 ～ 3 岁

　　D. 4 ～ 5 岁

　　E. 6 ～ 7 岁

61. 肠梗阻类型中最常见的是

　　A. 蛔虫性肠梗阻

　　B. 粘连性肠梗阻

　　C. 痉挛性肠梗阻

　　D. 动力性肠梗阻

　　E. 血运性肠梗阻

62. 法洛四联症的四个畸形组成<u>不包括</u>

　　A. 室间隔缺损

　　B. 肺动脉狭窄

　　C. 主动脉骑跨

　　D. 右心室肥厚

　　E. 房间隔缺损

63. 患者，女，40 岁。近月来发现有少量鲜血从乳头溢出，但乳房内未触及明显肿块，亦无头痛，考虑诊断为

　　A. 乳腺纤维腺瘤

　　B. 乳腺囊性增生病

　　C. 乳腺炎症

　　D. 乳管内乳头状瘤

　　E. 乳腺癌

64. 休克时反映器官血流灌注最重要的指标是

　　A. 神志

　　B. 血压

　　C. 脉率

　　D. 尿量

　　E. 肢体温度

65. 红细胞进入血液循环后的寿命约为

　　A. 100 天

B. 110 天

C. 120 天

D. 130 天

E. 140 天

66. 发生急性心肌梗死的病理基础是

　　A. 粥样斑块破裂

　　B. 动脉粥样硬化致管腔严重狭窄和心肌供血不足

　　C. 出血

　　D. 血栓形成

　　E. 冠状动脉痉挛

67. 胆色素结石的特点<u>不包括</u>

　　A. 多位于胆管内

　　B. 结石外观可呈棕黑色

　　C. 均为硬质结石

　　D. 占结石总数的 37%

　　E. X 线检查常不显影

68. 小儿前囟闭合的时间最迟为

　　A. 3 ～ 4 个月

　　B. 5 ～ 6 个月

　　C. 12 个月

　　D. 18 个月

　　E. 24 个月

69. 冠状动脉粥样硬化性心脏病发生心绞痛的原因是

　　A. 坏死心肌刺激

　　B. 酶的活性增高

　　C. 心肌缺氧

　　D. 低血压

　　E. 神经功能失调

70. 人体对水和电解质的调节机制中，最重要的是

　　A. 肺调节

　　B. 肾素 - 血管紧张素 - 醛固酮系统

　　C. 中央化学感受器

　　D. 肾调节

　　E. 体液的缓冲系统

71. 患者，男，35 岁。溃疡。经常胃出血，经医院检验血红蛋白 90g/L，红细胞 3.8×10^{12}/L，

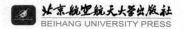

确诊为缺铁性贫血，此病的原因是

    A．慢性失血

    B．蛋白丢失

    C．缺维生素 B_{12}

    D．缺胃蛋白酶

    E．缺叶酸

72．患者，女，37 岁。甲亢行甲状腺大部切除术，术后 3 小时突然窒息，面部青紫，颈部切口下肿胀。其可能的原因不包括

    A．出血

    B．喉头水肿

    C．分泌物堵塞气管

    D．气管塌陷

    E．喉返神经损伤

73．甲状腺素的作用不包括

    A．增加全身组织的耗氧量

    B．促进生长发育

    C．抑制组织分化

    D．促进蛋白质、脂肪、糖类的分解

    E．影响体内水的代谢

74．原发性肝癌的常见并发症不包括

    A．肝性脑病

    B．癌旁综合征

    C．消化道出血

    D．脾大、脾功能亢进

    E．感染

75．患儿，女，10 个月。面色苍黄，不喜动 2 个月。查体：神情呆滞，面色苍黄、头发稀疏黄软，心尖可闻及Ⅰ级收缩期杂音，肝肋下 0.5cm，脾未触及。实验室检查：红细胞 2.8×10^{12}/L，血红蛋白 80g/L，MCV95fl，MCH35pg，MCHC0.35，网织红细胞 0.015。首先应给予的治疗是

    A．铁剂

    B．叶酸和（或）维生素 B_{12}

    C．合理喂养，纠正偏食

    D．输血

    E．维生素 C

76．中枢性呼吸衰竭导致低氧血症最主要的机制是

    A．通气不足

    B．氧耗量增加

    C．肺动 - 静脉分流

    D．肺弥散功能障碍

    E．通气与换气功能障碍

77．患者，男，57 岁。急性肾功能衰竭少尿期，出现呼吸困难、头痛、软瘫、腹胀，心电图示 T 波高尖、QRS 间期延长。应考虑

    A．低钾血症

    B．高钾血症

    C．水中毒

    D．尿毒症

    E．酸中毒

78．新生儿的呼吸类型是

    A．腹式呼吸

    B．胸腹式呼吸

    C．胸式呼吸

    D．抽泣样呼吸

    E．点头样呼吸

79．婴儿易发生溢乳的最主要原因是

    A．胃较垂直

    B．胃容量小

    C．胃排空时间长

    D．常发生胃肠逆蠕动

    E．贲门肌发育差而幽门括约肌发育良好

80．新鲜骨折是指伤后

    A．2 天内

    B．4 天内

    C．6 天内

    D．2 周内

    E．4 周内

二、以下提供若干个案例，每个案例下设若干个考题。请根据各考题题干所提供的信息，在每题下面的 A、B、C、D、E 五个备选答案中选择一个最佳答案，并在答题卡上将相应字母所属的方框涂黑。

（81 – 83 题共用题干）

    患者，男，36 岁。站立或咳嗽时右侧腹股

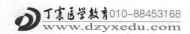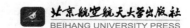

沟区出现肿块2年，可进入阴囊，平卧或用手推送，肿块可部分回纳腹腔而缩小，诊断为腹股沟斜疝。

81. 问题1：此时疝的临床类型属于
    A. 易复性疝
    B. 难复性疝
    C. 滑动性疝
    D. 嵌顿性疝
    E. 绞窄性疝

82. 问题2：患者用力排便时，疝块突然增大不能回纳，伴有局部疼痛和压痛，此时疝的临床类型属于
    A. 易复性疝
    B. 难复性疝
    C. 滑动性疝
    D. 嵌顿性疝
    E. 绞窄性疝

83. 问题3：回纳疝块时，可闻及肠鸣音，疝内容物最可能的是
    A. 阑尾
    B. 小肠
    C. 大网膜
    D. 盲肠
    E. 乙状结肠

（84 - 86 题共用题干）

　　患者，男，38岁。晨起及半夜有上腹痛，进食后缓解已经2个月。既往2年每到秋冬季均有发作，经胃镜检查确诊为十二指肠溃疡。

84. 问题1：本病的重要致病菌是
    A. 溶血链球菌
    B. 葡萄球菌
    C. 幽门螺杆菌
    D. 铜绿假单胞菌
    E. 厌氧菌

85. 问题2：本病的主要因素是
    A. 促胃液素
    B. 胃酸
    C. 胃蛋白酶

D. 胆汁反流
E. 精神紧张

86. 问题3：治疗本病采用三（四）联疗法，主要目的是
    A. 减少胃痉挛
    B. 保护溃疡面
    C. 减少胃酸分泌
    D. 杀灭幽门螺杆菌
    E. 促进胃蠕动

三、以下提供若干组考题，每组考题共同在考题前列出的 A、B、C、D、E 五个备选答案。请从中选择一个与考题关系最密切的答案，并在答题卡上将相应字母所属的方框涂黑。每个备选答案可能被选择一次，多次或不被选择。

（87 - 89 题共用备选答案）
    A. 耻骨联合前面隆起的脂肪垫
    B. 外伤时易形成血肿
    C. 位于大阴唇后部，阴道口两侧
    D. 富含神经末梢，极为敏感
    E. 两侧小阴唇之间的区域

87. 大阴唇
88. 阴道前庭
89. 阴蒂

（90 - 92 题共用备选答案）
    A. 先天性铁储存不足
    B. 神经兴奋性增高
    C. 铁丢失过多
    D. 智力发育迟缓
    E. 青春期缺铁性贫血

90. 妊娠晚期孕妇缺铁性贫血可致婴儿
91. 生长发育过快易导致
92. 婴儿长期服用未经加热的鲜牛奶可致

（93 - 95 题共用备选答案）
    A. 心率 30 ～ 40 次 / 分，常有昏厥
    B. 心率 50 ～ 60 次 / 分，自觉无不适
    C. 心率 120 ～ 150 次 / 分，律齐
    D. 心率 160 ～ 220 次 / 分，律齐，突发突止

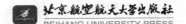

　　E．心律不齐，有心音脱漏现象

93．窦性心动过缓

94．三度房室传导阻滞

95．阵发性室上性心动过速

（96－97题共用备选答案）

　　A．IgA

　　B．IgB

　　C．IgD

　　D．IgE

　　E．IgM

96．与类风湿关节炎的发生关系密切的抗体是

97．与支气管哮喘发生关系密切的抗体是

（98－100题共用备选答案）

　　A．伤侧胸部叩诊呈鼓音

　　B．皮下气肿

　　C．伤侧肺部叩诊呈过清音

　　D．呼吸时可闻及吸吮样音

　　E．气管向患侧偏移

98．高压性气胸患者独有的体征是

99．开放性气胸患者特有的体征是

100．损伤性气胸患者共同的体征是

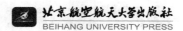

单科试卷四

一、以下每一道考题下面有 A、B、C、D、E 五个备选答案，请从中选择一个最佳答案。并在答题卡上将相应题号的相应字母所属的方框涂黑。

1. 急性尿潴留的原因除外
   A. 尿道狭窄
   B. 膀胱颈部肿瘤
   C. 输尿管结石
   D. 会阴手术后疼痛
   E. 膀胱颈挛缩

2. 患儿，男，8岁。诊断为原发型肺结核。经治疗后其病理转归最可能是
   A. 吸收好转
   B. 产生空洞
   C. 血行播散
   D. 淋巴播散
   E. 病灶蔓延扩大

3. 早产儿颅内出血常见的类型是
   A. 脑室管膜下及脑室内出血
   B. 蛛网膜下腔出血
   C. 硬脑膜下出血
   D. 脑实质出血
   E. 小脑出血

4. 年长儿链球菌感染引起的上感可诱发
   A. 中耳炎
   B. 鼻窦炎
   C. 咽后壁脓肿
   D. 急性肾小球肾炎
   E. 泌尿系感染

5. 患者，男，41岁。十二指肠溃疡史，除有空腹痛进食后缓解外，突然发生呕吐，所吐物为昨天吃的食物。引发原因是
   A. 食管炎
   B. 急性胃炎
   C. 胆石症
   D. 幽门梗阻
   E. 急性胰腺炎

6. 母乳喂养的优点不包括
   A. 能增强婴儿自身抵抗力
   B. 能促使母婴情感交流，有安全感
   C. 促进母亲子宫复原
   D. 喂哺过程易引起婴儿不适和感染
   E. 母乳营养素比例合适，减少发生营养不良的可能

7. 卵子正常的受精部位在
   A. 输卵管峡部
   B. 输卵管壶腹部
   C. 输卵管伞部
   D. 输卵管末端
   E. 子宫底部

8. 慢性风湿性心脏病患者易发生晕厥或猝死的病变基础是
   A. 主动脉瓣关闭不全
   B. 肺动脉瓣关闭不全
   C. 主动脉瓣狭窄
   D. 三尖瓣关闭不全
   E. 肺动脉瓣狭窄

9. 流产最主要的原因是
   A. 染色体异常
   B. 内分泌失调
   C. 生殖器异常
   D. 外界不良因素
   E. 免疫因素

10. 肉芽水肿创面换药时宜用
    A. 生理盐水纱布湿敷
    B. 油纱布覆盖
    C. 双氧水纱布湿敷

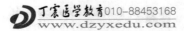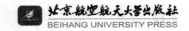

D. 3% ～ 5% 高渗盐水纱布湿敷

E. 乙醇纱布湿敷

11. 肛裂的好发部位是

　　A. 前正中线

　　B. 后正中线

　　C. 左侧

　　D. 右侧

　　E. 任何部位

12. 病毒性脑膜炎、脑炎的发病机制是

　　A. 血管周围有中性粒细胞浸润

　　B. 脑膜无明显充血

　　C. 血管内皮细胞完好

　　D. 神经髓鞘变性

　　E. 神经元无明显破坏

13. 婴儿运动功能发育中，开始抬头的月龄是

　　A. 2 个月

　　B. 4 个月

　　C. 5 个月

　　D. 6 个月

　　E. 7 个月

14. 婴儿生理性流涎常发生在生后

　　A. 1 ～ 2 个月

　　B. 3 ～ 4 个月

　　C. 5 ～ 6 个月

　　D. 7 ～ 8 个月

　　E. 9 ～ 10 个月

15. 将 B 型血误输入 A 型血患者体内，会产生黄疸和血红蛋白尿，其机制是

　　A. 凝集的红细胞发生溶解，血红蛋白释放入血浆

　　B. 肝细胞功能损坏，不能结合溶解的血红蛋白

　　C. 肾发生梗死，梗死区域进一步溶血产生血红蛋白尿

　　D. 肾小管内皮缺血，致血红蛋白不能回收

　　E. 红细胞凝集成团，阻塞部分小血管

16. 对原发性肝癌早期最具诊断价值的检查是

　　A. ALP

　　B. ALT

C. AFP

D. AKP

E. AST

17. 已证明与白血病发病有密切关系的病毒是

　　A. DNA 病毒

　　B. 柯萨奇病毒

　　C. 流感病毒

　　D. 埃可病毒

　　E. C 型逆转录病毒

18. 口服铁剂治疗缺铁性贫血早期观察疗效的指标是

　　A. 红细胞数量增多

　　B. 血红蛋白量增多

　　C. 网织红细胞计数升高

　　D. 红细胞比积恢复

　　E. 红细胞大小不等现象消失

19. 患者，男，52 岁。从事搬运工作 28 年，双下肢内侧出现隆起、纡曲、扩张的静脉，部分呈团块状，足靴区出现淤滞性皮炎，诊断为原发性静脉曲张。原发性静脉曲张的发病原因不包括

　　A. 先天性的静脉壁薄弱

　　B. 在湿冷的环境下工作

　　C. 下肢静脉压力增高

　　D. 静脉瓣膜发育不良

　　E. 从事负重工作使腹压增高

20. 正常 2 岁小儿平均体重约为出生体重的

　　A. 1 倍

　　B. 2 倍

　　C. 3 倍

　　D. 4 倍

　　E. 5 倍

21. 意识全部丧失，所有反射均消失的状态称为

　　A. 嗜睡

　　B. 昏睡

　　C. 意识模糊

　　D. 浅昏迷

　　E. 深昏迷

22. 人体胃肠道中最主要的消化液是

　　A. 胃液

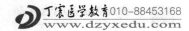 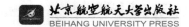

B. 胰液

C. 胆汁

D. 胰岛素

E. 十二指肠液

23. 导致女性不孕的原因中最常见的是

A. 输卵管因素

B. 子宫因素

C. 免疫因素

D. 外阴阴道因素

E. 卵巢因素

24. 肾结核的原发病灶多见于

A. 肝

B. 肠道

C. 肺

D. 输尿管

E. 尿道

25. 小儿，3个月。母乳喂养。护士告知家属其正常粪便应为

A. 粪便黏稠、深绿色、无臭

B. 粪便稀糊状、淡黄色

C. 粪便干结、淡黄色、有臭味

D. 粪便较稀、黄绿色、每天4～5次

E. 粪便均匀糊状、金黄色、无明显臭味

26. 应注意与健康儿隔离的口腔炎为

A. 鹅口疮

B. 口角炎

C. 疱疹性口腔炎

D. 单纯性口腔炎

E. 溃疡性口腔炎

27. 初产妇，28岁。顺产产后3天，母乳喂养，现乳头红、皲裂、哺乳时疼痛，其最可能的原因是

A. 新生儿含接姿势不正确

B. 喂养次数过多

C. 新生儿吸吮用力过大

D. 使用肥皂清洗乳房

E. 乳汁过少

28. 影响中心静脉压最小的因素是

A. 血容量

B. 肺动脉楔压

C. 静脉血管张力

D. 静脉回心血量

E. 右心室排血能力

29. 在我国，围生期的时间应为

A. 孕满28周至出生后7天

B. 孕满28周至出生后28天

C. 孕满32周至出生后7天

D. 孕满32周至出生后28天

E. 孕满40周至出生后7天

30. 引起佝偻病的主要原因是

A. 缺乏维生素A

B. 缺乏维生素D

C. 食物中缺钙

D. 缺乏生长激素

E. 缺乏甲状腺素

31. 小儿头围与胸围测量相等的年龄为

A. 3个月

B. 6个月

C. 9个月

D. 1岁

E. 1岁半

32. 胃癌肝转移最大可能的转移途径是

A. 淋巴

B. 血运

C. 直接蔓延

D. 脱落细胞种植

E. 多途径转移

33. 门-腔静脉之间交通支<u>不包括</u>

A. 食管胃底静脉丛

B. 脾肾静脉交通支

C. 脐旁静脉丛

D. 肛管直肠静脉丛

E. 腹膜后静脉

34. 原尿与血浆的成分<u>不同</u>的是

A. K^+ 的含量

B. Na^+ 的含量

C. 葡萄糖的含量

D. 蛋白质的含量

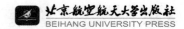

E．尿素的含量

35．可通过肾小球滤过膜的物质**不包括**
    A．肌酐
    B．蛋白质
    C．尿素氮
    D．钙离子
    E．氯离子

36．BLS 的含义是
    A．加强生命支持
    B．基本生命支持
    C．进一步生命支持
    D．基本生命延续
    E．加强生命监测

37．甲状腺功能亢进的主要原因是
    A．精神刺激
    B．细菌感染
    C．过度劳累
    D．自身免疫
    E．外部创伤

38．患儿，男，8 岁。每次和宠物犬一起玩耍后即出现咳嗽伴喘息发作，诊断为过敏性哮喘。引起该患儿哮喘发作最可能的过敏原是
    A．毛屑
    B．真菌
    C．鱼虾
    D．柳絮
    E．粉尘

39．子宫肌瘤发生的相关因素是
    A．早婚早育、性生活紊乱
    B．高血压、糖尿病、肥胖
    C．体内雌激素水平过高
    D．饮食因素
    E．环境因素

40．血钾的正常值是
    A．0.5～1.0mmol/L
    B．1.5～2.0mmol/L
    C．2.5～3.0mmol/L
    D．3.5～5.5mmol/L
    E．6.0～7.0mmol/L

41．小儿初次感染结核菌，结核菌素试验呈阴性反应的时间是
    A．1～2 个月
    B．3～4 个月
    C．5～6 个月
    D．7～8 个月
    E．9～10 个月

42．妊娠可使原有糖尿病患者的病情加重，使隐性糖尿病显性化，使既往无糖尿病的孕妇发生糖尿病。下列关于糖尿病对孕妇的影响，**不正确**的是
    A．妊娠期高血压疾病发生率相对高
    B．容易出现胎膜早破或早产
    C．受孕率相对高
    D．白细胞功能缺陷易合并感染
    E．羊水过多发生率高

43．初乳中含量较多的成分是
    A．糖类
    B．脂肪
    C．蛋白质
    D．酶
    E．矿物质

44．关于胃十二指肠溃疡并发瘢痕性幽门梗阻的临床表现，叙述错误的是
    A．进食后上腹饱胀
    B．呕吐物为宿食
    C．可见胃型，胃蠕动波
    D．易发生低钾低氯性碱中毒
    E．一般非手术疗法可愈

45．脑出血最常见的病因是
    A．肺心病
    B．高血压
    C．心肌炎
    D．风心病
    E．冠心病

46．对于支原体肺炎首选的抗生素为
    A．头孢菌素类
    B．青霉素类
    C．大环内酯类

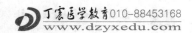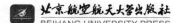

D．氨基糖苷类

E．喹诺酮类

47．肺癌多发生于

　　A．40 岁以上的男性

　　B．40 岁以上的女性

　　C．40 岁以下的男性

　　D．40 岁以下的女性

　　E．青年男女

48．骨关节结核最常发生的部位是

　　A．脊柱

　　B．肩关节

　　C．肘关节

　　D．髋关节

　　E．膝关节

49．胸廓呼吸运动减弱见于

　　A．肺气肿

　　B．肺不张

　　C．肺炎

　　D．胸膜粘连

　　E．气胸

50．患者，女，56 岁。因脾破裂出血，输入大量库存血，出现心率缓慢、手足抽搐，血压下降、伤口渗血，其原因是

　　A．血钾升高

　　B．血钾降低

　　C．血磷升高

　　D．血钙降低

　　E．血钠降低

51．诱发肝性脑病的主要物质是

　　A．尿素氮

　　B．谷氨酰胺

　　C．肌酐

　　D．NH_3

　　E．NH_4^+

52．患者，男，56 岁。腹外疝，拟行疝修补术。昨晚患者心脏病发作，出现心力衰竭，入 ICU 监测。护士观察病情，其内容<u>不必要</u>的是

　　A．24 小时出入量

　　B．血氧饱和度监测

C．肺毛细血管楔压监测

D．心电监护

E．肢体活动功能监测

53．临床上急性心肌梗死患者会发生左心衰竭，其主要原因是

　　A．肺部感染

　　B．心脏前负荷加重

　　C．房室传导阻滞

　　D．不良因素刺激

　　E．心肌收缩力减弱和不协调

54．上消化道大量出血最常见的原因是

　　A．慢性胃炎

　　B．食管－胃底静脉破裂

　　C．胃癌

　　D．消化性溃疡

　　E．贲门黏膜撕裂症

55．引起肾盂肾炎最常见的致病菌是

　　A．大肠埃希菌

　　B．变形杆菌

　　C．葡萄球菌

　　D．铜绿假单胞菌

　　E．厌氧菌

56．急性肾功能衰竭少尿期最危险的并发症是

　　A．出血倾向

　　B．高钾血症

　　C．代谢性酸中毒

　　D．水中毒

　　E．尿毒症

57．对卵巢黄素化囊肿<u>错误</u>的描述是

　　A．多为双侧

　　B．多房性

　　C．可自行消退

　　D．囊肿壁厚

　　E．一般临床无症状

58．可引起原发性腹膜炎的是

　　A．胃穿孔

　　B．肠穿孔

　　C．阑尾炎穿孔

　　D．胆囊炎穿孔

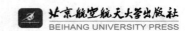

E. 女性生殖器感染

59. 心源性呼吸困难最先出现的是
    A. 急性肺水肿
    B. 阵发性夜间呼吸困难
    C. 劳力性呼吸困难
    D. 心源性哮喘
    E. 端坐呼吸

60. 腌制食物与肝癌发病有一定的关系，是因为腌制食物中含有
    A. 亚硝酸盐
    B. 黄曲霉素
    C. 偶氮苯类物质
    D. 较高的铁
    E. 较高的苯

61. 类风湿关节炎发生自身免疫反应产生的抗体是
    A. 自身抗体 IgA
    B. 自身抗体 IgD
    C. 自身抗体 IgG
    D. 自身抗体 IgE
    E. 自身抗体 IgM

62. 患者，26 岁。产后 4 周，母乳喂养。1 天前出现右乳胀痛，伴畏寒、发热。白细胞计数为 13×10^9/L，其感染的致病菌最可能是
    A. 金黄色葡萄球菌
    B. 溶血性链球菌
    C. 大肠埃希菌
    D. 无芽胞厌氧菌
    E. 白色念珠菌

63. 破伤风患者在应用镇静药后集中采取护理措施的目的是
    A. 提高工作效率
    B. 增强治疗护理效果
    C. 减少播散机会
    D. 减少刺激引起的抽搐
    E. 防止交叉感染

64. 不稳定性骨折包括
    A. 青枝骨折
    B. 螺旋骨折
    C. 横形骨折
    D. 嵌插骨折
    E. 裂缝骨折

65. 可导致肾病综合征的疾病不包括
    A. 急性肾盂肾炎
    B. 糖尿病肾病
    C. 系统性红斑狼疮性肾炎
    D. 肾淀粉样变性
    E. 过敏性紫癜

66. 骨盆外测量中最重要的径线是
    A. 骶耻外径
    B. 髂嵴间径
    C. 出口横径
    D. 髂棘间径
    E. 耻骨弓角度

67. 中厚皮片包括
    A. 表皮
    B. 表皮及极少量真皮
    C. 表皮及部分真皮
    D. 表皮及全部真皮
    E. 表皮、真皮及少量皮下组织

68. 患者，女，51 岁。尿频 2 个月余，近日出现尿频加重，伴尿急、尿痛，有米汤样尿液和血尿史。曾应用抗生素治疗无好转。尿检查：尿呈酸性，伴有脓细胞，连查 3 次晨尿结核菌均为阳性，X 线示左肾钙化，逆行肾盂造影示左肾肾盏、肾盂不规则扩大、变形，有空洞形成。右肾肾脏无异常。口服抗结核药物 3 周后，现行左肾切除术。术后护理错误的是
    A. 继续口服抗结核药物 1 个月
    B. 及早下床活动
    C. 准确记录 24 小时尿量
    D. 观察第一次排尿的时间、尿量及颜色
    E. 保持引流通畅，观察引流液的性质及量

69. 癫痫持续状态是指
    A. 局部抽搐持续数小时或数日
    B. 大发作持续 24 小时以上
    C. 大发作连续发生，间歇期仍有意识障碍
    D. 短期内小发作接连发生

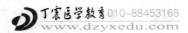 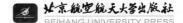

E. 癫痫大发作药物控制不良者

70. 对热衰竭发生机制描述正确的是
A. 体温调节中枢受损
B. 大量出汗致血容量不足
C. 散热不足
D. 脑组织充血水肿
E. 电解质紊乱

71. 羊水栓塞是指羊水进入
A. 胎儿体循环
B. 胎儿肺循环
C. 母体血液循环
D. 母体和胎儿血液循环
E. 胎盘血液循环

72. 关于小儿生理性贫血，正确的描述是
A. 出生后5个月发生
B. 与红细胞生成素不足有关
C. 营养不良是主要原因
D. 为大细胞性贫血
E. 与维生素K储存不足有关

73. 患者，男，28岁。上腹痛，发热，恶心4小时后出现右下腹痛，查体：右下腹固定性压痛，无腹肌紧张及反跳痛。应考虑的阑尾炎病理类型是
A. 单纯性
B. 化脓性
C. 坏疽性
D. 阑尾穿孔
E. 阑尾周围脓肿

74. 肾衰伴发心力衰竭的原因一般不包括
A. 水钠潴留
B. 高血压
C. 严重贫血
D. 消化道出血
E. 尿毒症性心肌病变

75. 患者，男，60岁。阵发性腹痛，腹胀，恶心呕吐，肛门排气、排便停止3天。诊断机械性肠梗阻，其可能的病因是
A. 肠系膜血栓形成
B. 肠道功能紊乱

C. 肠腔堵塞
D. 腹腔内感染
E. 慢性铅中毒

76. 开放性气胸时，胸膜腔的压力变化是
A. 呼气时伤侧负压增高
B. 伤侧胸膜腔负压变化不大
C. 伤侧胸膜腔负压消失
D. 健侧胸膜腔进行性压力增高
E. 呼气时健侧胸膜腔负压增高

77. 一母亲向护士咨询新生儿呼吸次数，护士正确答案是
A. 10～20次/分
B. 15～25次/分
C. 25～35次/分
D. 35～45次/分
E. 40～44次/分

78. 胆汁的主要成分不包括
A. 消化酶
B. 胆固醇
C. 胆盐
D. 磷脂酰胆碱
E. 胆色素

79. 烧伤患者皮片移植属于
A. 游离移植
B. 带蒂移植
C. 吻合移植
D. 输注移植
E. 器官移植

80. 肋骨骨折好发生于
A. 1～3肋
B. 4～7肋
C. 8～9肋
D. 10～12肋
E. 位置不固定

81. 某女，34岁。子宫内膜检查所见：腺体缩小，内膜水肿消失，螺旋小动脉痉挛性收缩，有坏死、内膜下血肿。护士根据检查结果判断该内膜为月经的
A. 月经期

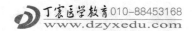 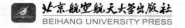

B. 增殖期

C. 分泌早期

D. 分泌期晚期

E. 月经前期

二、以下提供若干个案例，每个案例下设若干个考题。请根据各考题题干所提供的信息，在每题下面的 A、B、C、D、E 五个备选答案中选择一个最佳答案，并在答题卡上将相应字母所属的方框涂黑。

（82 - 83 题共用题干）

患者，男，42 岁。酒宴后上腹部疼痛伴恶心呕吐，病后 6 小时来诊。查体：全腹肌紧张，压痛及反跳痛。血压 75/50mmHg（10/6.8kPa），腹腔穿刺抽出淡粉色液体，白细胞 $18.4×10^9$/L（18 400/mm^3），血清淀粉酶 256U（温氏）。

82. 问题 1：患者的发病因素是

A. 暴饮暴食

B. 胆道梗阻

C. 精神因素

D. 胆汁逆流

E. 甲状旁腺功能亢进

83. 问题 2：其发病的解剖基础是

A. 两个器官的血液供应相互有关

B. 两个器官同属迷走神经支配

C. 副胰管存在

D. 胰管与胆总管共同通道及开口

E. Oddi 括约肌存在

（84 - 86 题共用题干）

患儿，男，2 岁。近日腹泻，2 小时前突然剧烈腹痛，哭闹，呕吐，腹胀，半小时前有少量果酱样粪便，右侧腹可触及香肠样肿物，长约 5cm。

84. 问题 1：初步诊断为

A. 胆道蛔虫病

B. 蛔虫性肠梗阻

C. 肠套叠

D. 肠扭转

E. 小儿阑尾炎

85. 问题 2：为明确诊断，最有意义的检查是

A. 空气灌肠造影

B. 口服钡剂造影

C. 腹部平片

D. 腹腔镜

E. 肛门指诊

86. 问题 3：现患儿仍为患病早期，首选的治疗是

A. 腹部按摩，手法复位

B. 剖腹手术

C. 应用泻药

D. 空气灌肠

E. 止泻

三、以下提供若干组考题，每组考题共同在考题前列出的 A、B、C、D、E 五个备选答案。请从中选择一个与考题关系最密切的答案，并在答题卡上将相应字母所属的方框涂黑。每个备选答案可能被选择一次，多次或不被选择。

（87 - 88 题共用备选答案）

A. 急性胰腺炎

B. 乳腺癌

C. 胆囊炎

D. 原发性肝癌

E. 下肢静脉曲张

87. 暴饮暴食可导致

88. 慢性肝炎可导致

（89 - 90 题共用备选答案）

A. 平卧位

B. 坐位

C. 左侧卧位

D. 半卧位

E. 直立位

89. 哺乳后婴儿的最佳体位是

90. 母亲哺乳时的最佳体位是

（91 - 93 题共用备选答案）

A. 格列美脲

B. 二甲双胍

C. 阿卡波糖

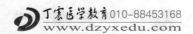
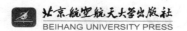

D. 瑞格列奈

E. 罗格列酮

91. 属于非磺脲类胰岛素促分泌剂的是

92. 属于葡萄糖苷酶抑制剂的是

93. 属于胰岛素增敏剂的是

（94－96题共用备选答案）

A. 急性刺激性干咳

B. 长期晨间咳嗽

C. 带喉音的咳嗽

D. 带金属音的咳嗽

E. 变换体位时咳嗽

94. 上呼吸道炎症常出现

95. 支气管肺癌引起支气管狭窄时可出现

96. 支气管扩张患者常出现

（97－98题共用备选答案）

A. 以革兰阴性杆菌为主

B. 以葡萄球菌为主

C. 以表皮葡萄球菌为主

D. 以病毒为主

E. 以混合菌为主

97. 宫内导致的新生儿感染性肺炎的病原菌

98. 新生儿败血症的病原菌是

（99－100题共用备选答案）

A. 氮芥

B. 甲氨蝶呤

C. 阿霉素

D. 长春新碱

E. 甲状腺素

99. 属于抗代谢类抗癌药的是

100. 属于烷化剂类抗癌药的是

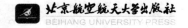

单科试卷一答案与解析

1．B。结核菌素试验常用于结核感染的流行病学指标，也是卡介苗接种后效果的验证指标。常用 PPD，在前臂掌侧中、下 1/3 交界处皮内注射 0.1ml（5U）的结核菌素。

2．B。氨可阻碍脑细胞的三羧酸循环，使大脑细胞能量供应不足，同时还可增加脑对中性氨基酸的摄取，抑制脑功能，从而增加谷氨酰胺的合成，导致脑细胞肿胀，直接干扰神经的电活动。

3．E。新生儿肺透明膜病又称新生儿呼吸窘迫综合征，多见于早产儿，由于缺乏肺表面活性物质所致。

4．B。新生儿心率快，心率波动较大，平均为 120～140 次／分。1 岁内为 110～130 次／分。2～3 岁为 100～120 次／分。4～7 岁为 80～100 次／分。8～14 岁为 70～90 次／分。

5．C。急性胰腺炎是由多种病因导致胰酶在胰腺内被激活，引起胰腺及其周围组织水肿、出血甚至坏死等炎性损伤。在我国，胆道疾病是最常见的病因，胆道疾病包括胆石症、胆道感染或胆道蛔虫，其中以胆石症最多见。急性胰腺炎在西方国家多由大量饮酒导致，大量饮酒和暴饮暴食均引起胰液分泌增加，并刺激 Oddi 括约肌痉挛，造成胰管内压增高，损伤腺泡细胞，也是导致其反复发作的主要原因。

6．D。佝偻病主要因儿童体内维生素 D 不足导致钙、磷代谢紊乱，产生的一种以骨骼病变为特征的疾病。母乳中矿物质易被婴儿吸收，钙、磷比例适当（2:1），含乳糖多，钙吸收好，母乳喂养儿患佝偻病少。

7．A。ICU 主要收治经过严密监测、积极治疗和加强护理后有可能恢复的各类重危患者，不包括精神病患者。ICU 的收治对象包括：严重创伤、大手术及器官移植术后需要监测器官功能者；各种原因引起的循环功能失代偿，需要以药物或特殊设备支持者；有可能发生呼吸衰竭，需要严密监测呼吸功能，或需用呼吸机治疗者；严重水、电解质紊乱及酸碱平衡失调者；麻醉意外、心脏停搏复苏后需要继续治疗和护理的患者等。

8．B。要素饮食适用于胃肠功能紊乱者，是一种化学精制食物，含有全部人体所需要的易于吸收的营养成分，无需经过消化过程，可直接被肠道吸收，是营养全面的无渣饮食。该患者消化功能丧失，应采用要素饮食。深浅静脉营养疗法适用于没有吸收能力的患者。流食所含热量及营养素不足，不适用于该患者。

9．A。当胸腔内迅速集聚大量血液，超过肺、心包和膈肌运动所起的去纤维蛋白作用时，胸腔内积血发生凝固，形成凝固性血胸。血液凝固是最终使纤维蛋白原变为纤维蛋白的过程。心肺膈肌活动力所起的去纤维蛋白作用通过激活血液中纤溶酶原变为纤溶酶，溶解凝固的纤维蛋白和血浆蛋白，使血液不再凝固。

10．C。肠瘘形成后的病理生理改变与瘘管的部位、大小、数目等相关。一般而言，高位肠瘘以水、电解质紊乱及营养丢失较为严重；而低位肠瘘则以继发性感染更为明显。

11．D。器官移植要求移植有活力的器官，在常温下器官耐受缺氧时间很短，超过 30 分钟（肾超过 60～90 分钟）器官即可发生不可逆损害，失去活力，因此要延长移植器官活力必须迅速改变热缺血（在常温下无血液供应）为冷缺血（在低温下无血液供应）。完全离断的肢体，原则上不做任何无菌处理，禁忌用任何液体冲洗、浸泡或涂药，在保存上视运送距离而定。运送距离近的，可将离断的肢体用无菌敷料或清洁布类包好，与患者一起送往医院。运送距离远的，对断肢进行干燥冷藏法保存。断肢患者到达医院后，立即

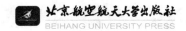

检查断肢，刷洗消毒后用 4℃ 左右的肝素盐水从动脉端灌注冲洗，再用无菌敷料包好，放在无菌盘内，置入 4℃ 冰箱冷藏，切忌放入冷冻室，否则会造成肢体冻伤，影响再植。

12．C。人体在正常生理条件下，皮肤和呼吸蒸发的水分每天约 850ml，因为是不显的，又称为不显性失水。

13．E。晚婚是按法定年龄推迟 3 年以上结婚。晚育是按法定年龄推迟 3 年以上生育。

14．B。相邻多根、多处肋骨骨折使局部胸壁失去完整肋骨的支撑而软化，可导致连枷胸，患者常发生吸气时软化区胸壁内陷，呼气时外突，即反常呼吸运动。

15．B。肝的显微结构为肝小叶，是肝结构和功能的基本单位。中央静脉位于肝小叶中间，肝细胞围绕中央静脉放射状排列成单层细胞索，即肝细胞索。肝细胞索之间为肝窦。

16．D。我国慢性肺心病中继发于慢性阻塞性肺疾病患者约占 80%～90%，是最常见的病因。

17．D。子宫肌瘤是女性生殖器最常见的良性肿瘤，按肌瘤与子宫肌壁的关系分为肌壁间肌瘤、浆膜下肌瘤和黏膜下肌瘤。肌壁间肌瘤是子宫肌瘤最常见的类型，约占总数的 60%～70%。肌瘤位于子宫肌层内，周围被肌层包绕。浆膜下肌瘤约占 20%。肌瘤向子宫浆膜面生长，突出于子宫表面。

18．C。软产道是由子宫下段、子宫颈、阴道及骨盆底软组织组成的弯曲通道。子宫下段形成生理性缩复环，自腹部不易见到。宫颈管消失，宫口扩张。阴道外口开向前上方，腔道加宽，肛提肌变薄，分娩时如会阴保护不当，容易造成裂伤。

19．D。该患者诊断为急性白血病，白血病细胞增殖浸润可表现淋巴结和肝脾肿大。浸润皮肤时，可见呈蓝灰色斑丘疹或皮肤粒细胞肉瘤。贫血为骨髓造血功能抑制的表现。

20．B。胃癌有直接浸润、淋巴转移、血行转移和腹腔种植 4 种途径。淋巴转移是主要的转移途径，终末期胃癌可经胸导管向左锁骨上淋巴结转移。

21．A。肝硬化患者脾脏因长期淤血而肿大，脾功能亢进，表现为白细胞、红细胞、血小板等全血细胞减少，易并发感染及出血。

22．C。地方性甲状腺肿最常见的原因是碘缺乏，多见于山区和远离海洋的地区。

23．D。病毒性脑膜炎、脑炎是由多种病毒引起的颅内急性炎症，以发热、头痛、呕吐、精神异常及意识障碍为主要临床特征，多为自限性。大多数病毒性脑膜炎由肠道病毒引起，常见柯萨奇病毒、埃可病毒等。

24．B。大叶性（肺泡性）肺炎常见病原体为肺炎链球菌，主要表现为肺实质炎症。

25．D。根据该患者的临床表现可考虑为肺气肿。吸烟是最重要的环境发病因素。肺气肿患者随疾病进展出现桶状胸，呼吸变浅、频率增快，严重者可有缩唇呼吸。

26．C。当骨折患者有危及生命的并发症时应先抢救生命，对休克患者先抗休克治疗，然后处理骨折。该患者骨折合并腹腔内脏损伤，导致失血性休克，应迅速建立 2 条以上静脉通路，补充血容量，纠正组织低灌注和缺氧。

27．A。上消化道大出血是指屈氏韧带以上的消化道，包括食管、胃、十二指肠、胰腺、胆道及胃空肠吻合术后的空肠病变引起的出血。消化性溃疡最常见的并发症是上消化道出血，消化性溃疡也是上消化道出血最常见的病因。其出血量的多少与被溃疡侵蚀的血管大小有关。

28．C。幽门螺杆菌感染是消化性溃疡的主要原因。幽门螺杆菌一方面损害黏膜防御修复，破坏胃、十二指肠的黏膜屏障；另一方面增强侵袭因素，引起高胃泌素血症，使胃酸和胃蛋白酶分泌增加，促使胃、十二指肠黏膜损害，形成溃疡。

29．C。输卵管妊娠入院就诊最可能的主诉应为腹痛。当发生输卵管妊娠流产或破裂时，突感一侧下腹部撕裂样疼痛，常伴有恶心、呕吐。若血

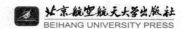

液局限于病变区，主要表现为下腹部疼痛。

30．A。下丘脑是人体最重要的神经内分泌器官，是神经系统与内分泌系统联系的枢纽。下丘脑为神经内分泌中心，通过下丘脑与垂体之间的联系，将神经调节与体液调节融为一体。垂体可分为腺垂体和神经垂体两部分，腺垂体能分泌生长激素、催乳激素、促甲状腺激素、促肾上腺皮质激素和促性腺激素等。后3种激素分别促进甲状腺、肾上腺皮质和性腺的分泌活动。胰岛分泌的激素有胰岛素和胰高血糖素，主要调节血糖浓度。

31．A。吸气性呼吸困难主要是上呼吸道部分梗阻所致，气流进入肺内不畅，吸气时肺内负压增高，吸气时间延长。

32．E。新生儿胃略呈水平位，平滑肌发育尚未完善，在充满液体食物后易扩张。由于贲门和胃底部肌张力低，幽门括约肌发育较好，易发生溢乳。

33．D。甲状腺借外层被膜固定于气管和环状软骨，还借左、右叶上极内侧的悬韧带悬吊于环状软骨上，做吞咽动作时，甲状腺随之上下移动。

34．A。酸性尿中易形成尿酸和胱氨酸结晶。碱性尿中易形成磷酸钙及磷酸镁铵沉淀。

35．B。吸烟是原发性支气管肺癌最重要的危险因素。烟草中含有苯并芘、尼古丁和亚硝胺等致癌物质，开始吸烟年龄越早，吸烟时间越长，吸烟量越大，肺癌的发病率越高。原发性支气管肺癌发病的诱因还包括遗传因素、病毒感染、真菌感染、某些慢性肺部疾病等。

36．B。慢性肾衰竭患者发生贫血的主要原因是肾脏促红细胞生成素减少，致红细胞生成减少和破坏增加。

37．C。妊娠期血容量于6～8周开始增加，至妊娠32～34周达高峰，增加30%～45%，约1500ml。产后2～3周血容量恢复至未孕状态。

38．E。胃窦部腺体的G细胞，分泌促胃液素。胰腺的外分泌结构主要由腺泡和导管系统组成。胰腺的分泌物为胰液，主要成分为碳酸氢钠和消化酶。胰液中的消化酶主要包括胰淀粉酶、胰脂肪酶和胰蛋白酶，还包括糜蛋白酶、弹力蛋白酶、羧基肽酶、胰磷脂酶、胰麦芽糖酶、核糖核酸酶和去氧核糖核酸酶等。

39．E。腌制食品中含有的亚硝胺类化合物和高蛋白食物油炸后产生的杂环胺均有明显的致癌、致突变作用，与大肠癌有关。炎症性肠病的病因和发病机制尚未明确，已知肠道黏膜免疫系统异常反应所导致的炎症过程在炎症性肠病发病中起重要作用，由多因素相互作用所致，主要包括环境、遗传、感染与肠道菌群和免疫等因素。

40．D。尿潴留的原因很多，可分为机械性和动力性两类。其中以机械性梗阻最常见，如前列腺增生、尿道损伤等。动力性梗阻可有中枢或周围神经系统病变。老年男性泌尿梗阻的原因以前列腺增生多见。

41．A。脊髓震荡与脑震荡相似，是最轻微的脊髓损伤，组织形态学上无任何病理变化，只是暂时性的功能抑制，在数分钟或数小时内即可完全恢复。

42．C。交界性肿瘤形态上属良性，但常浸润性生长，切除后易复发，甚至可出现转移。在生物学行为上介于良性与恶性之间，故称交界性或临界性肿瘤。

43．E。绝经过渡期是卵巢功能开始衰退至最后一次月经的时期，可始于40岁，历时短至1～2年，长至10余年，由于卵巢功能逐渐衰退，卵泡不能发育成熟及排卵，失去周期性排卵能力，月经开始不规则。儿童期为从出生4周到12岁左右，儿童早期（8岁之前）下丘脑—垂体—卵巢轴功能处于抑制状态，此期生殖器为幼稚型，卵泡虽能大量自主生长，但仅发育到窦前期即萎缩、退化；儿童后期（约8岁起）下丘脑促性腺激素释放激素抑制状态解除，卵巢内卵泡受促性腺激素的影响有一定发育并分泌性激素，但仍达不到成熟阶段，不可排卵。青春期是内分泌、生殖、体格、心理等逐渐发育成熟的过程，月经初潮为青春期的重要标志，此时期生殖器官未成熟；青春期后进入性成熟期，生殖器官及乳房在卵巢分泌的性激素作用下发生周期性变化，此阶段生殖器官发育已成熟，是妇女生育功能最旺盛的时期，亦称生育期。

44．C。冠状动脉粥样硬化性心脏病的主要危险因素包括年龄（>40岁）、血脂异常（血清总胆固醇过高、低密度脂蛋白胆固醇增高、甘油三酯增高、高密度脂蛋白胆固醇降低）、高血压、吸烟、糖尿病或糖耐量异常、肥胖、家族遗传。其他危险因素还包括A型性格、口服避孕药、性别、缺少体力活动（久坐不动）、饮食不当等。其中最危险的因素应该是血清总胆固醇增高，可决定其硬化程度。

45．C。婴儿出生时前囟约为1.5~2.0cm，1~1.5岁时应闭合。前囟迟闭、过大见于佝偻病、先天性甲状腺功能减低症等。前囟过小或早闭见于小头畸形。

46．A。系统性红斑狼疮是一种慢性自身免疫性结缔组织疾病，女性患者比例明显高于男性，推测是由于女性体内雌激素与淋巴细胞受体结合，增进淋巴细胞的活化及生存，因此延长了免疫反应的持续时间。

47．B。颅内压增高时，脑灌注压下降，机体通过脑血管扩张来降低脑血管阻力，维持脑血流量稳定。为保持必需的脑血流量，机体通过自主神经系统的反射作用，使全身周围血管收缩、血压升高、心率减慢、心搏出量增加，以提高脑灌注压，同时呼吸减慢加深，以提高血氧饱和度。

48．E。甲状腺功能减退症常见于窦性心动过缓。成人窦性心率>100次/分，称窦性心动过速，频率大多在100~150次/分，偶可高达200次/分。可见于健康人吸烟、饮酒、饮用含咖啡因的饮料或茶、剧烈运动、情绪激动等。某些病理状态如发热、贫血、甲状腺功能亢进等，应用某些药物如阿托品、肾上腺素也可引起。

49．C。原发性肾病综合征是指原发于肾脏本身的肾小球疾病，其发病机制为免疫介导性炎症所致的肾损害。

50．A。胎儿期处于相对缺氧状态，红细胞数和

血红蛋白量较高。至2~3个月时，红细胞数和血红蛋白量下降，出现轻度贫血，称为"生理性贫血"。3个月以后，红细胞数和血红蛋白量逐渐升高，12岁达成年人水平。

51．D。该产妇破膜后出现呼吸困难、休克症状，考虑发生了羊水栓塞。羊水栓塞典型症状为烦躁不安、恶心、呕吐、气急等先兆症状，随之出现呛咳、呼吸困难、发绀，迅速出现休克或昏迷，严重者可在数分钟内迅速死亡。子宫破裂表现为产妇突感腹部撕裂样剧烈疼痛。胎盘早剥表现为突发性持续性腹部疼痛，伴或不伴阴道出血。子痫表现为血压≥160和（或）110mmHg，出现抽搐。胎儿窘迫表现为胎心音改变、胎动异常及羊水胎粪污染或羊水过少。

52．A。行直腿抬高试验时，嘱患者平卧，患侧下肢伸直，被动抬高至60°以内即出现放射痛，为直腿抬高试验阳性，是由于神经根受压或粘连使移动范围减小或消失，坐骨神经受牵拉所致。

53．E。肺动脉高压形成是慢性肺心病发病的关键环节。缺氧是肺动脉高压形成的最主要因素。缺氧可直接使肺血管平滑肌细胞膜对Ca^{2+}的通透性增高，使Ca^{2+}内流增加，肌肉兴奋-收缩耦联效应增强，引起肺血管收缩。

54．D。一般情况下产前检查从确诊早孕开始，妊娠28周前每4周查1次，妊娠28周后每2周查1次，妊娠36周后每1周查1次，直至分娩。

55．C。体重为各器官、组织和体液的总重量，在体格生长指标中最易波动，是最易获得的反映儿童生长和营养状况的重要指标。身长指头部、脊柱与下肢长度的总和，是反映骨骼发育的重要指标。头围是反映颅骨与脑的发育程度。胸围是反映胸廓和肺的发育程度。

56．C。原发性癫痫原因不明，可能与遗传因素有关，多数患者在儿童或青年期首次发病。

57．D。肝的血液供应25%~30%来自肝动脉，70%~75%来自门静脉。肝动脉血含氧量高，但由于血流量少，只能供给肝所需氧量的50%；而门静脉血含氧虽低些，但由于血流量多，也能

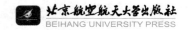

提供肝需氧量的 50% 左右。且门静脉可收集肠道血液，供给肝营养。

58．D。精子和次级卵母细胞结合形成受精卵的过程称为受精，多在排卵 12 小时内发生于输卵管壶腹部。

59．C。正常成年人每天需要钾为 2 ～ 3g。钾能维持细胞膜的应激性，维持细胞的正常代谢，维持细胞内体液容量，维持心肌的正常功能。钾来源于食物，主要由肾脏排泄。补充钾盐以口服为安全，静脉补钾时尿量要在 40ml/h 以上。高钾血症可抑制心脏传导系统，抑制心肌收缩，心动过缓，房室传导阻滞，重者心脏停搏。

60．D。肠道感染者不宜行肠内营养，以免加重感染。肠内营养主要适用于不能经口进食或拒绝进食的患者。例如昏迷、口腔疾患、某些手术后、肿瘤、张口困难、病情危重者等。

61．C。缺铁性贫血是体内储存铁缺乏，导致血红蛋白合成减少而引起的一种小细胞低色素性贫血，是最常见的贫血类型。

62．A。阑尾管腔阻塞是急性阑尾炎最常见的病因，引起阻塞的主要原因是淋巴滤泡增生，其次是粪石，异物、炎性狭窄、蛔虫、食物残渣等原因较少见。

63．D。腹膜血运丰富，有很多皱壁，其面积几乎与全身的皮肤面积相等，约 1.7 ～ 2m²。腹膜是双向的半透性膜，在急性炎症时，可分泌出大量渗出液，以稀释毒素和减少刺激。腹膜腔分为大、小腹腔两部分，与其吸收能力无关。

64．E。阿托品属于抗胆碱药，不可预防局麻药中毒，能预防局麻药中毒的是镇静催眠药。麻醉前用阿托品可抑制呼吸道腺体和唾液腺分泌，以保持呼吸道通畅。成人肌内注射剂量为 0.5mg，麻醉前半小时肌注。阿托品可使心率加快，所以心动过速者不宜应用。

65．A。乳房肿块为乳腺癌最常见的症状，以乳房外上象限最常见。

66．C。乳牙的计算公式：月龄－ 4（或 6），该小儿 1 岁 6 个月，乳牙共 12 ～ 14 个。

67．A。小儿呼吸道的非特异性与特异性免疫功能均较差。咳嗽反射及纤毛运动功能差，难以有效清除吸入的尘埃和异物颗粒。由于婴幼儿分泌型 IgA、IgG 含量较低，肺泡巨噬细胞功能不足，易患呼吸道感染。

68．A。小儿惊厥最常见的原因是高热。体温在 38.5℃ 以上时出现惊厥，高热惊厥多由上呼吸道感染引起。典型表现为突然发生意识丧失，头向后仰，双眼凝视、眼球上翻，局部或全身肌群出现强直性或阵挛性抽搐，严重者出现颈项强直，呼吸节律紊乱，发绀，大小便失禁等。持续数秒至数分钟，发作后因疲劳入睡。

69．A。植皮手术时供皮区用 70% 乙醇消毒，不可用碘酊，否则皮片不易存活。

70．B。该患者骑跨伤，外阴血肿，最可能损伤大阴唇，因为大阴唇含有丰富的毛细血管，易发生血肿。

71．B。体外受精与胚胎移植技术妊娠成功诞生的婴儿俗称试管婴儿。

72．A。胎儿时期神经系统发育最早，尤其是脑的发育最为迅速。

73．B。病毒性心肌炎为自限性疾病，尚无特殊治疗手段，主要是减轻心脏负担，改善心肌代谢，促进心肌修复。治疗的重点是充分休息，应卧床休息至体温稳定后 3 ～ 4 周，保证充分睡眠，待症状消失，实验室指标都正常后，方可逐渐增加活动。

74．C。排卵多发生在下次月经来潮前 14 天左右。卵子排出到腹腔后，经输卵管伞部拾获输卵管，一般两侧卵巢轮流排卵，也可一侧卵巢连续排卵。

75．C。随着子宫体肌纤维的不断缩复，子宫体积逐渐缩小，产后 10 天子宫降至骨盆腔内，此时腹部检查测不到宫底。

76．A。直肠上下静脉丛无静脉瓣，管壁薄、位置浅，末端直肠黏膜下组织松弛，易导致血液淤积和静脉曲张。直肠上静脉丛位于齿状线上方的黏膜下层，汇集成数支小静脉，穿过直肠肌层汇成直肠上静脉（痔上静脉），经肠系膜下静脉

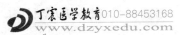 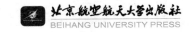

回流入门静脉。内痔位于齿状线以上，因此扩大曲张的血管是直肠上静脉丛。直肠下静脉丛位于齿状线下方，在直肠、肛管的外侧汇集成直肠下静脉和肛管静脉，分别通过髂内静脉和阴部内静脉回流到下腔静脉。

77．E。患儿有中指外伤史，今见右中指红肿明显，原刺伤部位中间发白，手指无法弯曲，符合脓性指头炎的表现。脓性指头炎早期表现为指头发红、轻度肿胀、针刺样疼痛，继而肿胀加重、疼痛剧烈；感染进一步加重时，局部组织缺血坏死，神经末梢因受压和营养障碍而麻痹，指头疼痛反而减轻，皮色由红转白。

78．B。麻醉前给予镇痛药具有镇静及镇痛作用，与全身麻醉药有协同作用，可以减少麻醉药用量。可抑制呼吸中枢，引起支气管痉挛；对心肌无明显抑制作用。常用药物有吗啡，成人肌内注射剂量为10mg；偶尔用一次不产生依赖作用。

79．E。妊娠不足28周，胎儿体重不足1000g而终止妊娠者，称为流产。发生在妊娠12周内的流产者为早期流产。

80．C。在我国，心脏瓣膜病以风湿性心脏病最为常见，与A组β（A族乙型）溶血性链球菌反复感染有关。其中，二尖瓣最常受累，其次为主动脉瓣。

81．E。护士单独值班，突然三间病房的床铃同时响起，该护士应首先去最可能有紧急医疗需要的患者，若病情处理不及时，有可能会危及生命。

82．E。人体发热时，基础代谢率将升高。一般来说，体温每升高1℃，基础代谢率可升高13%，若小儿体温较平时升高2℃，则基础代谢率可增高26%。

83．A。小儿对能量的需要包括5个方面：基础代谢、食物的热力作用、活动消耗、生长所需和排泄消耗。

84．C。发热患儿应给予营养丰富、易消化的半流质饮食，如粥、蒸鸡蛋、豆腐等。

85．B。该患者双手掌指关节肿胀，双手掌指关节及近端指关节呈对称性、持续性疼痛，时轻时重，伴压痛，检查类风湿因子（+），C反应蛋白增高。考虑患者发生了类风湿关节炎。其基本病理改变是滑膜炎和血管炎，滑膜炎是关节表现的基础，血管炎是关节外表现的基础。

86．A。类风湿关节炎患者关节肿胀是由关节腔内积液、关节周围软组织炎症或滑膜肥厚引起，与关节痛部位相同，常呈对称性，与本病的活动性无关。晨僵、类风湿结节、血沉增快、C反应蛋白增高、类风湿因子（+）均可提示本病处于活动期。

87．E。糖皮质激素具有强大的抗炎作用，适用于活动期关节外症状或关节炎明显而非甾体抗炎药无效者，应用小剂量、短疗程治疗。活动期发热或关节疼痛明显时应卧床休息，限制受累关节活动，保持正确的体位，但不宜绝对卧床。病变发展至关节强直时，应保持关节功能位，以保持肢体生理功能。病情缓解后，鼓励患者及早进行功能锻炼，运动量要适当，循序渐进，由被动运动过渡到主动运动，防止关节僵硬和肌肉萎缩。病变发展至关节强直时，应保持关节功能位，以保持肢体生理功能。可使用矫形支架和夹板，双侧腕、指关节肿胀畸形应保持腕关节背伸20°～30°，指关节掌屈，半握拳；膝关节维持伸直位，足底置护足板以防下垂。

88．A。吸入麻醉在临床麻醉中应用最广泛。吸入麻醉是将挥发性麻醉剂或气体麻醉剂经呼吸道吸入肺内，经肺泡毛细血管吸收进入血液循环，到达中枢神经系统，产生麻醉效应的一种方法。

89．E。神经及神经丛阻滞是指将局麻药注入神经干、丛、节的周围，阻滞相应区域的神经冲动传导而产生麻醉作用，称神经阻滞或神经丛阻滞。临床常用臂丛神经阻滞、颈丛神经阻滞、肋间神经阻滞和指（趾）神经阻滞等。

90．D。椎管内麻醉包括蛛网膜下腔阻滞及硬膜外阻滞，适用于下腹部、盆腔及下肢的手术。

91．D。临床上通过测量上部量和下部量，以判断头、脊柱、下肢所占身高的比例。出生时上部量＞下部量，中点在脐部，随着下肢长骨增长，中点下移。12岁时上部量与下部量相等，中点

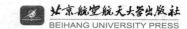

在耻骨联合上缘。

92．B。小儿6岁视深度已充分发育，视力达1.0。

93．C。孕28周末，以耻骨联合上缘为起点，用软尺测量宫底高度大约为26（22.4～29.0）cm。手测子宫底高度为脐上3横指。

94．D。孕36周末，以耻骨联合上缘为起点，用软尺测量宫底高度大约为32（29.8～34.5）cm。手测子宫底高度为剑突下2横指。

95．E。孕40周末，以耻骨联合上缘为起点，用软尺测量宫底高度大约为33（30.0～35.3）cm。手测子宫底高度在脐与剑突之间或略高。

96．A。肠梗阻按基本病因可分为机械性肠梗阻、动力性肠梗阻、血运性肠梗阻。机械性肠梗阻是由于机械性因素导致肠腔狭小，肠内容物不能通过所致。动力性肠梗阻是由于神经抑制或毒素刺激引起肠壁肌运动紊乱所致。血运性肠梗阻是由于肠系膜血管栓塞或血栓形成，肠管血供障碍所致。按肠壁血供有无障碍分类可分为单纯性和绞

窄性两类，单纯性肠管无血供障碍，而绞窄性伴有血供障碍。肠扭转是一段肠管甚至全部小肠及其系膜沿系膜轴扭转360°～720°，因此，既有肠管的梗阻，更有肠系膜血液循环中断，属于机械性绞窄性肠梗阻。

97．C。麻痹性肠梗阻多见于腹部手术、创伤或弥漫性腹膜炎后，常与低钾血症有关。

98．D。痉挛性肠梗阻少见，可发生于急性肠炎、肠道功能紊乱或慢性铅中毒患者。

99．B。肝硬化患者由于门静脉高压，可导致食管-胃底静脉曲张破裂，引起上消化道大量出血。表现为突发大量呕血或柏油样便，易导致出血性休克或肝性脑病。

100．D。消化性溃疡最常见的并发症是上消化道出血，消化性溃疡也是上消化道出血最常见的病因。其出血量的多少与被溃疡侵蚀的血管大小有关。侵蚀稍大动脉时，出血急而量多，而溃疡基底肉芽组织的渗血或溃疡周围黏膜糜烂出血的量一般不大。

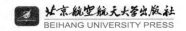

单科试卷二答案与解析

1．D。十二指肠及空肠上段是铁的主要吸收部位。因此铁丧失过多可见于十二指肠溃疡。

2．E。水痘患儿是唯一的传染源，主要通过空气飞沫、直接接触传播，自出疹前 1～2 天至疱疹全部结痂均有传染性。

3．B。前置胎盘的病因包括多次流产刮宫、高龄孕产、子宫内膜病变或损伤、胎盘面积过大或形状异常、受精卵滋养层发育迟缓、宫腔形态异常。与脐带过短无关。

4．D。慢性肺源性心脏病是由肺组织、肺血管或胸廓的慢性病变引起肺组织结构和（或）功能异常，造成肺血管阻力增加，肺动脉压力增高，继而右心室结构和（或）功能改变的疾病。肺动脉高压形成是慢性肺心病发病的关键环节。

5．C。人体在正常生理条件下，皮肤和呼吸蒸发的水分每天约 850ml，因为是不显的，又称为不显性失水。

6．A。高血压脑病指血压极度升高突破了脑血流自动调节范围，导致脑血管痉挛或脑血管充血扩张而致脑水肿，出现以脑病的症状与体征为特点的临床表现。脑血栓形成、脑血管破裂、短暂性脑缺血发作、腔隙性脑梗死等属于高血压脑血管的常见疾病。

7．A。新生儿上腭中线和牙龈切缘上常有黄白色、米粒大小的斑点，是上皮细胞堆积或黏液腺分泌物积留所致，称为"马牙"，为新生儿特殊的生理状态，生后数周自行消退，不必处理。

8．B。细菌、真菌、衣原体、支原体、病毒和寄生虫均可引起社区获得性肺炎，其中以细菌最为常见，肺炎链球菌居首位。

9．A。宫颈糜烂曾被认为是慢性子宫颈炎最常见的病理改变。但目前已明确子宫颈糜烂样改变只是一个临床征象，可为生理性改变，也可为病理性改变。

10．B。小儿生长发育一般遵循由上到下，由近到远，由粗到细，由简单到复杂，由低级到高级的顺序或规律。

11．D。胃癌好发部位以胃窦部为主，其次为贲门部。

12．B。股疝易嵌顿，主要是因为股管解剖特点。股疝是由于股环较窄小而周围组织坚韧，且疝块沿股管垂直而下，至卵圆窝处向前转折成锐角。

13．A。急性脓胸多为继发性感染，最主要的原发病灶是肺部。少数是胸内和纵隔内其他脏器或身体其他部位感染病灶。

14．D。该患者产后 3 天出现寒战、高热体温 39℃、尿急、尿频，且肋脊角压痛，肾区叩痛明显，尿中出现白细胞管型，考虑为急性肾盂肾炎。上行感染是成人尿路感染最常见的途径，致病菌经尿道进入膀胱，甚至沿输尿管播散至肾脏，致病菌多为大肠埃希菌。

15．B。中厚皮片又称断层皮片，含表皮及部分真皮层，用途最广，存活率高，愈合后功能好。全厚皮片包括全层皮肤，但不可含有皮下组织，需在新鲜创面上移植，愈合后功能好，取皮面积有限，应受到限制。点状植皮是用针挑起皮肤后削取，故皮片边缘薄而中央厚（含真皮），皮片面积小，很易存活，用于肉芽创面移植容易成功。

16．A。颈椎病是指因颈椎间盘退变及其继发性改变，刺激或压迫相邻脊髓、神经、血管和食管等组织，并引起相应的症状和体征。颈椎间盘退行性变是其最基本的病因。

17．C。原发性高血压晚期死亡的原因中，最常见的是脑血管意外。脑动脉硬化，可发生脑动脉

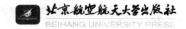

血栓形成和微小动脉瘤，如果动脉瘤破裂则引起脑出血。其次为心力衰竭和肾衰竭。

18．E。肿瘤的分期，目前常用的为国际抗癌联盟提出的 TNM 分期法：T 指原发肿瘤，N 指区域淋巴结，M 指远处转移。

19．E。新生儿肺透明膜病又称新生儿呼吸窘迫综合征，多见于早产儿，由于缺乏肺表面活性物质所致。

20．C。正常足月儿生后 2～3 天出现黄疸，4～5 天达高峰，5～7 天消退，最迟不超过 2 周，称生理性黄疸。

21．E。氨可阻碍脑细胞的三羧酸循环，使大脑细胞能量供应不足，同时还可增加脑对中性氨基酸的摄取，抑制脑功能，从而增加谷氨酰胺的合成，导致脑细胞肿胀，直接干扰神经的电活动。

22．E。贫血时由于血液携氧能力减低，可造成全身组织缺氧。脑组织对缺氧最敏感，严重贫血早期烦躁、易激惹、视物模糊，继之出现神经抑制症状，如神志淡漠、嗜睡、意识模糊等，严重者可有颅内压增高及脑疝的表现。

23．C。破伤风是由破伤风梭菌经皮肤或黏膜伤口侵入人体，在缺氧环境中生长繁殖所导致的特异性感染。破伤风梭菌为专性厌氧菌，革兰染色阳性。

24．D。小儿生后造血主要是骨髓造血。婴幼儿因缺乏黄骨髓，造血潜力较差，容易出现骨髓外造血。

25．D。维生素 B_{12} 或（和）叶酸缺乏是营养性巨幼红细胞性贫血的主要病因。

26．E。孕激素通常是在雌激素作用的基础上发挥效应的，可使增生期子宫内膜转化为分泌期内膜，为受精卵着床做好准备。雌激素可促进子宫肌细胞增生和肥大，使肌层增厚，增进血运，促使和维持子宫发育，增加子宫平滑肌对缩宫素的敏感性；促使乳腺管增生，乳头、乳晕着色，促进其他第二性征的发育；使宫颈口松弛、扩张，宫颈黏液分泌增加，性状变稀薄，富有弹性，易拉成丝状；使阴道上皮细胞增生和角化，黏膜变厚，并增加细胞内糖原含量，使阴道维持酸性环境。

27．C。轻微的刺激（声、光、疼痛、接触、饮水等）均可诱发破伤风患者强烈的阵发性痉挛。

28．D。妊娠期血容量于 6～8 周开始增加，至妊娠 32～34 周达高峰，增加 30%～45%，约 1500ml。血沉增快，血浆增加多于红细胞增加，血液相对稀释，出现生理性贫血。在妊娠 32～34 周、分娩期及产褥期最初 3 天，因心脏负荷较重，易发生心力衰竭。

29．B。中骨盆横径又称坐骨棘间径，指两坐骨棘间的距离，正常值平均 10cm。

30．E。细菌感染、性激素、应激、创伤、劳累、精神刺激和锂剂等环境因素对甲状腺功能亢进症有促发作用。饮酒过量不是甲状腺功能亢进的诱因。

31．D。该患者为终末血尿，该血液最可能来自膀胱颈部。终末血尿提示病变在膀胱颈部、三角区或后尿道。初始血尿提示病变在尿道。全程血尿提示病变部位在膀胱或其以上部位。

32．C。特发性血小板减少性紫癜（ITP）是一种由免疫介导的血小板过度破坏所致的出血性疾病。临床上以自发性皮肤、黏膜及内脏出血为主要表现。

33．C。生产和加工农药过程中，应严格执行安全操作规程。喷洒农药时应该顺风操作，减少农药扩散。加强防毒宣传，结合实际情况向群众介绍有关中毒的预防和急救措施。加强毒物的管理，严格遵守有关毒物的防护和管理制度。

34．A。短暂性脑缺血发作（TIA）是由颅内动脉病变致脑动脉一过性供血不足引起的短暂性、局灶性脑或视网膜功能障碍。主要病因是动脉粥样硬化。

35．D。消化性溃疡发生癌变时，疼痛节律可变为无规律性。该患者有胃溃疡病史 21 年，今年上腹痛失去规律性，考虑发生了胃癌。胃食管反流表现为反酸、胃灼痛等。呕血与黑便是上消化道出血的特征性表现。消化性溃疡典型表现为骤

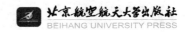

发刀割样剧烈腹痛。十二指肠溃疡有"进餐一餐后缓解—空腹疼痛"的疼痛节律。

36．A。婴幼儿患急性上呼吸道感染时，起病急，多有高热，体温可高达 39～40℃，常持续 2～3 天至 1 周左右，常伴有呕吐、腹泻、烦躁不安，甚至高热惊厥。

37．D。创面出现黄绿色分泌物伴有恶臭味或紫黑色出血性坏死斑，脓液为绿色，甜腥臭味，提示铜绿假单胞菌感染。葡萄球菌感染的脓液特点是脓液稠厚、黄色、不臭。链球菌感染时脓液比较稀薄，淡红色，量较多。变形杆菌感染时脓液有特殊恶臭。

38．E。骨折患者发生关节僵硬的主要原因是患肢长期固定，缺乏功能锻炼，关节周围组织浆液纤维性渗出和纤维蛋白沉积，发生纤维性粘连，及关节囊和周围肌肉挛缩所致。

39．E。结核性腹膜炎由结核分枝杆菌感染腹膜引起，多继发于肺结核或体内其他部位结核。结核分枝杆菌感染腹膜的途径以腹腔内结核病灶直接蔓延为主，肠系膜淋巴结结核、输卵管结核、肠结核等为常见的原发病灶。

40．D。足月儿在生后 2～3 天出现黄疸，4～5 天最重，10～14 天消退，最迟不超过 2 周（持续 1 周左右）称为生理性黄疸。该男婴足月顺产，生后 3 天皮肤黄染，考虑为生理性黄疸。小儿消化系统食管下段贲门括约肌发育不成熟，常发生胃 - 食管反流，吸奶时吞咽过多空气易发生溢乳，不属于病理现象。

41．C。产后出血指阴道分娩胎儿娩出后 24 小时内失血量超过 500ml 时，剖宫产时超过 1000ml，是分娩期严重并发症，居我国产妇死亡原因首位。

42．E。肾病综合征的临床表现为大量蛋白尿、低白蛋白血症、水肿（最常见和最突出的体征）、高脂血症。大量蛋白尿是肾病综合征的起病根源，是最根本和最重要的病理生理改变，也是导致其他三大临床表现的基本原因，对机体的影响最大。白蛋白血症是由于大量蛋白从尿中丢失所致。低白蛋白血症导致血浆胶体渗透压下降是水肿的主

要原因。高脂血症的发生与低白蛋白血症刺激肝合成脂蛋白增加和脂蛋白分解减少有关。

43．E。该产妇宫口开全，已进入第二产程，此时的产力主要包括子宫收缩力、腹肌和膈肌收缩力以及肛提肌收缩力。子宫收缩力贯穿于分娩的全程，是临产后的主要产力。腹肌和膈肌收缩力（简称腹压）是第二产程娩出胎儿时的重要辅助力量。肛提肌收缩力协助胎先露在骨盆腔内完成内旋转及仰伸，有利于胎儿娩出。

44．D。该患者胃大部切除术后，出现头晕、乏力是由于胃酸缺乏、肠道功能紊乱、小肠黏膜病变导致的铁吸收不良。

45．D。由于腰椎穿刺时刺破硬脊膜和蛛网膜，致使脑脊液流失，颅内压下降，颅内血管扩张刺激会出现疼痛。典型的头痛可发生在穿刺后 6～12 小时，疼痛常位于枕部、顶部或颞部，抬头或坐起时加重。手术后应让患者去枕平卧，减少起动并对症处理。

46．C。各种病毒都可以引起心肌炎，临床上绝大多数病毒性心肌炎由柯萨奇病毒 A、B，ECHO 病毒，脊髓灰质炎病毒，流感病毒和 HIV 病毒等引起。尤其是柯萨奇病毒感染占多数。

47．B。胆结石按成分可分为胆固醇结石、胆色素结石和混合性结石 3 种。胆色素结石是胆管结石常见的类型，胆道感染和胆汁淤滞是胆色素结石形成的主要因素。

48．D。短效口服避孕药从月经第 5 天开始每晚服 1 片，连服 22 天，不能中断。如果漏服，应于次晨（性交后 12 小时内）补服。

49．E。疝内容物是进入疝囊的腹内脏器或组织，以小肠最多见，其次是大网膜。

50．C。出生时存在，2～7 个月消失的反射有觅食反射，吸吮反射，拥抱反射，握持反射。出生时存在，终身不消失的反射有角膜反射，瞳孔反射，结膜反射，吞咽反射。出生时不存在，出现后永不消失的反射有腹壁反射，提睾反射及各种腱反射。

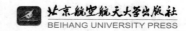

51．A。二尖瓣狭窄患者易出现心房颤动，导致栓子形成，可引起血栓栓塞，其中以脑栓塞最多见。三尖瓣赘生物脱落可导致肺栓塞。

52．C。骨盆倾斜度指妇女站立时骨盆入口平面与地平面形成的角度，一般为60°。骨盆倾斜度过大，常影响胎头衔接和娩出。

53．B。维生素 B_2 缺乏主要表现为口角炎、口唇炎、舌炎、阴囊炎、眼部的睑缘炎等。

54．A。小儿呼吸心搏骤停的主要原因是窒息。成人呼吸心搏骤停的主要原因是冠心病。

55．E。单纯性突眼与甲状腺毒症所致的交感神经兴奋性增高有关，致眼外肌和上睑肌张力增高。表现为眼球轻度突出，眼裂增宽，瞬目减少。

56．B。引起继发性腹膜炎的细菌主要是胃肠道内的常驻菌群，其中以大肠埃希菌最为多见。其次为厌氧拟杆菌、链球菌、变形杆菌等。一般都是混合性感染，因此毒血症状严重。

57．C。急性阑尾炎的病理类型包括急性单纯性阑尾炎、急性化脓性阑尾炎、坏疽性及穿孔性阑尾炎、阑尾周围脓肿。不包括急性妊娠期阑尾炎。

58．C。参与支气管哮喘过程的细胞不包括红细胞。支气管哮喘简称哮喘，是由多种细胞（如嗜酸性粒细胞、肥大细胞、T淋巴细胞、中性粒细胞、气道上皮细胞等）和细胞组分参与的气道慢性炎症性疾病。巨噬细胞和T淋巴细胞属于免疫细胞。

59．D。化脓性脑膜炎患者在细菌毒素和炎症相关因子作用下使小血管栓塞，导致皮肤迅速出现出血点或瘀斑。

60．E。由于椎动脉供血不足而眩晕，是椎动脉型颈椎病最常见的症状。交感神经型颈椎病表现为偏头痛、多汗、视物模糊、眼球胀痛、耳鸣等交感神经兴奋症状。脊髓型颈椎病早期表现为四肢麻木无力，步态不稳，足尖拖地，踩棉花感。神经根型颈椎病典型表现为颈肩痛，短期内加重。

61．E。初乳量少，内含脂肪较少而以免疫球蛋白为主的蛋白质多，维生素、牛磺酸和矿物质含量较丰富，有利于新生婴儿的生长及抗感染。

62．A。"医乃至精至微之事"所蕴含的医疗卫生职业的内在要求是严谨求实，精益求精。南丁格尔指出"护理是一项最精细的艺术，使千差万别的患者都能达到治疗和康复需要的最佳身心状态"。

63．A。低血容量性休克包括失血性休克和创伤性休克。失血性休克多见于大血管破裂、腹部损伤引起的肝、脾破裂等。创伤性休克见于严重的外伤，如大血管破裂，挤压或大手术等，引起血液或血浆丧失，损伤处炎性肿胀和体液渗出，可导致低血容量。

64．A。该患者空腹血糖 7.0mmol/L，属于糖尿病，空腹血糖高，出现胰岛素抵抗，继发性高胰岛素可使交感神经系统活动亢进，动脉弹性减退，使血压升高。内皮素水平升高、肾素 - 血管紧张素 - 醛固酮系统失调、细胞膜离子转运、交感神经兴奋，儿茶酚胺水平升高等也是使总外周阻力增高，心脏后负荷加重，从而使血压升高的机制。

65．E。维生素 D 缺乏性佝偻病是维生素 D 不足引起钙、磷代谢失常，产生的一种以骨骼病变为特征的全身慢性营养性疾病，日照不足是主要的致病因素。还包括围生期维生素 D 不足，维生素 D 摄入不足，疾病及药物影响，甲状旁腺反应迟缓不是维生素 D 缺乏性佝偻病的病因。甲状旁腺反应迟缓不属于维生素 D 缺乏性佝偻病的病因。

66．B。小儿脱水分轻、中、重 3 度。中度脱水的失水百分比为体重的 5% ～ 10%；轻度脱水的失水百分比＜体重的 5%；重度脱水的失水百分比为＞体重的 10%。

67．B。测量骶耻外径时，孕妇取左侧卧位，左腿屈曲，右腿伸直，测量第五腰椎棘突下至耻骨联合上缘中点的距离，正常值 18 ～ 20cm。第五腰椎棘突下相当于米氏菱形窝的上角，或相当于两髂嵴后连线中点下约 1 ～ 1.5cm 处。测量此径线可间接推测骨盆入口前后径长短，是骨盆外测量中最重要的径线。

68．B。高渗性缺水又称原发性缺水，水和钠同

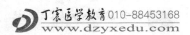
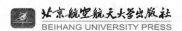

时缺失，但缺水多于缺钠。

69．D。妊娠合并心脏病的患者能否继续怀孕主要根据心功能分级、心脏病种类、病变程度等决定能否妊娠，其中最主要的决定因素为心功能分级。心功能Ⅰ～Ⅱ级、既往无心力衰竭史者可以妊娠。心功能Ⅲ～Ⅳ级、既往有心衰史、肺动脉高压、先心病、严重心律失常、年龄35岁以上等，妊娠期极易发生心力衰竭，不宜妊娠。

70．A。以往曾建立正常月经，但以后因某种病理性原因而月经停止3个周期或6个月以上者，或按自身原来月经周期计算停经3个周期以上者称为继发性闭经。

71．B。乳房的淋巴液输出有四个途径：乳房大部分淋巴液经胸大肌外侧缘淋巴管回流至腋窝淋巴结，再流向锁骨下淋巴结。部分乳房上部淋巴液可经胸大、小肌间淋巴结，直接到达锁骨下淋巴结，通过锁骨下淋巴结后，淋巴液继续流向锁骨上淋巴结，此为乳房最主要的输出途径。部分乳房内侧的淋巴液通过肋间淋巴管流向胸骨旁淋巴结，两侧乳房间皮下有交通淋巴管，一侧乳房的淋巴液可流向另一侧，乳房深部淋巴网可沿腹直肌鞘和肝镰状韧带通向肝。

72．C。细菌感染、性激素、应激、创伤、劳累、精神刺激和锂剂等环境因素对甲状腺功能亢进症有促发作用。贫血除外。

73．A。支气管扩张症是继发于急、慢性呼吸道感染和支气管阻塞后，由于反复发作支气管炎症，致使支气管壁结构破坏，引起支气管异常和持久性扩张。常见的病因有细菌、真菌、分枝杆菌和病毒，如儿童期的麻疹和百日咳感染。

74．E。在我国，以肝炎后肝硬化导致的肝内型门静脉高压症最常见。肝外门静脉血栓形成、门静脉先天性畸形、上腹部肿瘤压迫、缩窄性心包炎及严重右心衰竭等也可引起门静脉高压症。

75．D。10～12个月婴儿每分钟呼吸次数为30～40次，年龄越小，呼吸频率越快。新生儿平均呼吸40～44次/分。1个月～1岁小儿平均呼吸30次/分。1～3岁小儿平均呼吸24次/分。

4～7岁小儿平均呼吸22次/分。

76．C。该患者麻醉穿刺注药后出现血压下降主要的原因是交感神经被阻滞，使阻力血管和容量血管扩张所致。胸段交感神经阻滞的范围较广，可阻滞心交感神经引起心动过缓，更易发生低血压。

77．B。1型糖尿病多于儿童或青少年起病，胰岛B细胞被破坏而导致胰岛素绝对缺乏，具有酮症倾向，需胰岛素终身治疗。

78．E。子宫肌瘤是女性生殖器最常见的良性肿瘤，30～50岁女性高发，绝经后肌瘤萎缩或消失，发病可能与雌、孕激素水平过高或长期刺激有关。

79．B。有机磷农药能与体内胆碱酯酶迅速结合成稳定的磷酰化胆碱酯酶，使胆碱酯酶丧失分解能力，导致大量乙酰胆碱蓄积，引起毒蕈碱样、烟碱样和中枢神经系统症状和体征，严重者可因呼吸衰竭而死亡。

80．C。心肌梗死的基本病因是冠状动脉在粥样斑块的基础上形成血栓，出现固定狭窄或部分闭塞。极少数情况下虽无严重粥样硬化，但痉挛也可使管腔闭塞。

81．B。急性心梗患者发病12小时内绝对卧床休息，因休息可降低心肌耗氧量和交感神经兴奋性。对疑有心肌梗死的入院患者，应尽可能减少相关性不大的辅助检查（如X线检查），以免加重患者心脏负担。

82．A。急性特发性血小板减少性紫癜多为自限性疾病，85%～90%患儿在1～6个月内痊愈，约10%转变为慢性型。

83．C。特发性血小板减少性紫癜又称自身免疫性血小板减少性紫癜，是小儿最常见的出血性疾病。急性病例通常在发病前1～3周有呼吸道病毒感染史。

84．C。急性特发性血小板减少性紫癜患儿应避免使用阿司匹林等损伤血小板的药物。可以用糖皮质激素治疗或静脉输注丙种球蛋白、输血和输血小板。增加卧床休息时间，预防创伤出血。

85．D。心脏复苏的按压部位是胸骨下段，即胸

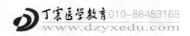 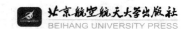

骨下 1/3 处，乳头连线与胸骨交界处。

86．C。心肺复苏时，使胸骨下陷 5 ～ 6cm。

87．E。十二指肠溃疡的腹痛节律特点为"疼痛—进餐—缓解"。疼痛在餐后 3 ～ 4 小时出现，若不服药或进餐则持续至下次进餐后才缓解。

88．C。自身免疫性胃炎患者血清促胃液素水平常明显升高，可有抗壁细胞抗体和抗内因子抗体，胃液分析检查可显示胃酸缺乏。慢性胃炎患者血清学检查显示血清促胃液素水平降低或正常，可存在抗壁细胞抗体，但滴度低。

89．A。糖尿病以周围神经病变最为常见，呈对称性，下肢较上肢严重，表现为四肢麻木、刺痛感、蚁走感、袜套样感，感觉过敏或消失。

90．B。脑先天畸形可使运动神经元损害，导致肌力下降或丧失而产生瘫痪。

91．D。急性肾小球肾炎简称急性肾炎，是以急性肾炎综合征为主要临床表现的一组疾病。其特点为急性起病，多有前驱感染，出现血尿、蛋白尿、水肿和高血压，并可伴有一过性肾功能不全。多见于溶血性链球菌感染后，是小儿泌尿系统最常见的疾病。

92．C。原发性肾病病因不明，按其临床表现又分为单纯性肾病和肾炎性肾病 2 型，其中以单纯性肾病多见。单纯型肾病的发病可能与 T 细胞免疫功能紊乱有关。

93．D。恶性卵巢肿瘤是女性生殖器三大恶性肿瘤之一，可发生于任何年龄，病死率居妇科恶性肿瘤之首。

94．B。子宫颈癌患病年龄分布呈双峰状。原位癌以 30 ～ 35 岁高发，浸润癌以 50 ～ 55 岁高发。早期多为接触性出血，发生在性生活后或妇科检查后，后期则为不规则阴道流血。老年患者常主诉绝经后阴道不规则出血。

95．D。浅昏迷的患者意识大部分丧失，无自主运动，对声、光刺激无反应，对压迫眶上缘等疼痛刺激可有痛苦表情及躲避反应，瞳孔对光反射、角膜反射、眼球运动、吞咽反射、咳嗽反射等可存在。

96．B。呕血与黑便是上消化道出血的特征性表现，其中呕血多为棕褐色，呈咖啡渣样。黑便常呈柏油样，黏稠而发亮，由血红蛋白中的铁与肠内硫化物作用形成黑色的硫化铁所致。

97．A。腹水是肝硬化失代偿期最突出的临床表现，形成机制主要为门静脉压力增高（为决定性因素）、有效循环血容量不足、低蛋白血症、肝脏对醛固酮和抗利尿激素灭活作用减弱、肝淋巴液生成过多导致。大量腹水时，腹部膨隆，呈蛙状腹，腹壁紧张发亮，叩诊有移动性浊音。

98．E。糖尿病酮症酸中毒（DKA）为最常见的糖尿病急症，糖尿病代谢紊乱加重时，脂肪动员和分解加速，大量脂肪酸在肝脏经 β 氧化产生大量乙酰乙酸、β-羟丁酸和丙酮（三者统称为酮体）。乙酰乙酸和 β-羟丁酸均为较强的有机酸，在体内蓄积过多，可发生代谢性酸中毒。可出现疲乏、恶心、呕吐、头痛、嗜睡、呼吸深大（库斯莫呼吸），呼气中有烂苹果味（丙酮味）等症状。

99．C。36 岁女性属于性成熟期。卵巢功能成熟并有周期性性激素分泌及排卵的时期称为性成熟期，一般自 18 岁左右开始，历时约 30 年。在性成熟期，生殖器官及乳房在卵巢分泌的性激素作用下发生周期性变化，此阶段是妇女生育功能最旺盛的时期，故亦称生育期。

100．D。50 岁女性属于绝经过渡期。绝经过渡期从 40 岁开始，历时 10 年左右。此期卵巢功能逐渐减退，失去周期性排卵能力，月经开始不规则，直至绝经，生殖器官开始萎缩。

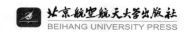

单科试卷三答案与解析

1．A。吸烟可损伤呼吸道中的纤毛，能使支气管上皮纤毛变短、不规则，使纤毛运动受抑制。

2．A。维生素是人体正常生理活动所必需的一类有机物质，可分为脂溶性与水溶性两大类。脂溶性维生素包括维生素 A、维生素 D、维生素 E、维生素 K。

3．C。一氧化碳（CO）可与血红蛋白（Hb）结合，形成稳定的碳氧血红蛋白（COHb），CO 与 Hb 的亲和力比氧与 Hb 亲和力大 240 倍，COHb 不能携氧且不易解离，发生组织和细胞缺氧。

4．A。胎膜破裂是指胎头衔接后将羊水阻断为前、后两部分，前羊水约 100ml，当羊膜腔内压力增加到一定程度时胎膜自然破裂。正常破膜多发生在宫口近开全时，即第一产程的活跃期。宫口开全后，若仍未破膜，常影响胎头下降，应立即人工破膜。

5．D。脑出血为脑实质内出血，可发生于大脑半球、脑干、小脑中，以内囊处出血最常见。

6．B。导致心力衰竭最常见、最重要的诱因是呼吸道感染，其次为感染性心内膜炎。饱餐、输液过快、过多、药物治疗不当、过度劳累等均可导致心力衰竭加重。

7．D。原发性肾病综合征是由各种肾疾病所致的，以大量蛋白尿（尿蛋白＞ 3.5g/d）、低白蛋白血症（血浆白蛋白＜ 30g/L）、水肿、高脂血症为临床表现的一组综合征。低白蛋白血症导致血浆胶体渗透压下降是水肿的主要原因。

8．B。肿瘤可分为良性肿瘤和恶性肿瘤两大类。良性肿瘤一般称为"瘤"，恶性肿瘤来自上皮组织称为"癌"，来自间叶组织称为"肉瘤"。

9．B。妊娠后生殖系统发生变化包括子宫、输卵管、卵巢、阴道及外阴变化，其中子宫是妊娠期变化最大的器官。妊娠后，子宫体增大变软，妊娠 12 周超出盆腔，在耻骨联合上方可触及宫底。因乙状结肠和直肠固定在盆腔左后方，妊娠晚期的子宫呈不同程度右旋。子宫颈在早期充血、水肿、变软，宫颈黏液分泌增多，形成黏液栓，保护宫腔免受外来致病菌侵袭。妊娠 10 周时子宫峡部明显变软，妊娠 12 周以后，子宫峡部逐渐伸展变薄使宫腔扩展。妊娠足月时，宫腔容积由非妊娠时 5ml 增大至约 5000ml。

10．C。急性疱疹性咽峡炎多由柯萨奇病毒 A 引起。好发于夏、秋季，儿童多见。疱疹性口腔炎的病原体为单纯疱疹病毒。急性咽 - 结合膜热病原体主要为腺病毒。急性病毒性咽炎和喉炎多由鼻病毒、腺病毒、流感病毒等引起。

11．C。该患者胎盘娩出后半小时内阴道出血 500ml，色暗红，查看胎盘完整，见有血管中断于胎膜边缘，考虑发生了胎盘剥离不全。子宫收缩乏力引起的产后出血表现为子宫质软，轮廓不清。凝血功能障碍引起的产后出血表现为无血凝块。

12．E。肺动脉高压形成是慢性肺心病发病的关键环节。呼吸性酸中毒、高碳酸血症、肺气肿、慢性缺氧与肺动脉高压形成有关。其中，缺氧是肺动脉高压形成的最主要因素。缺氧可直接使肺血管平滑肌细胞膜对 Ca^{2+} 的通透性增高，使 Ca^{2+} 内流增加，肌肉兴奋 - 收缩耦联效应增强，引起肺血管收缩。

13．A。血栓闭塞性脉管炎发生和发展的重要因素是主动或被动吸烟，病变呈节段性分布，主要侵及四肢中、小动静脉，尤其是下肢的小动脉。

14．D。1 型糖尿病多于儿童或青少年起病，胰岛 B 细胞被破坏而导致胰岛素绝对缺乏，具有酮症倾向，需胰岛素终身治疗。1 型糖尿病病因

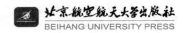

和发病机制尚未完全阐明，目前认为与遗传因素、环境因素及自身免疫因素均有关。

15．E。蜘蛛痣是肝硬化患者常见的临床表现。由于肝对雌激素的灭活功能减退，肝硬化患者雌激素增多，突出体征有蜘蛛痣和肝掌。蜘蛛痣主要分布在面颈部、上胸、肩背和上肢等上腔静脉引流区域。肝掌表现为手掌大小鱼际和指端腹侧部位皮肤发红。肾上腺皮质激素减少，常表现为面部和其他暴露部位皮肤色素沉着。醛固酮和抗利尿激素增多，导致腹水形成。

16．C。冠心病指冠状动脉粥样硬化，血管管腔狭窄、阻塞和（或）因冠状动脉痉挛导致心肌缺血、缺氧，甚至坏死而引起的心脏病。其他主要危险因素包括年龄（＞40岁）、血脂异常（总胆固醇过高、低密度脂蛋白胆固醇增高、甘油三酯增高、高密度脂蛋白胆固醇降低）、高血压、吸烟、糖尿病或糖耐量异常、肥胖、家族遗传。其他危险因素还包括A型性格、口服避孕药、性别、缺少体力活动（久坐不动）、饮食不当等。

17．A。20%甘露醇具有降低颅内压，防止脑水肿的作用。心肺复苏后，应用20%甘露醇可防治脑水肿。

18．E。盆膈又称盆底，由肛提肌、尾骨肌及覆盖于两肌上、下面的盆膈上筋膜和盆膈下筋膜共同组成。盆底具有承托盆腔脏器、协助排便、分娩等功能，其中，肛提肌具有加强盆底托力的作用。会阴浅横肌为一狭窄小肌，起自坐骨结节，止于会阴中心腱，有固定会阴中心腱的作用。会阴深横肌位于尿生殖膈上、下筋膜之间，有固定会阴中心腱的作用。球海绵体肌起自会阴中心腱和正中缝，覆盖在前庭球表面，称阴道括约肌，可缩小阴道口。坐骨海绵体肌较薄弱，覆盖于阴蒂脚的表面，收缩时使阴蒂勃起，又称阴蒂勃起肌。

19．D。痰呈黄色提示肺部感染的病原菌是葡萄球菌。恶臭痰提示厌氧菌感染。绿色痰提示铜绿假单胞菌感染。

20．B。正常排卵多发生在下次月经来潮前14天左右，该女士周期30天，经期5天，可推算

排卵发生在月经期第16天，月经周期的第11天子宫内膜处于增殖期（增生期）。子宫内膜周期性变化可分为3期，即增殖期（增生期）、分泌期和月经期。增殖期为子宫内膜的增生与修复时期。分泌期发生于排卵后，与卵巢周期中的黄体期对应。月经期是雌激素、孕激素撤退的最后结果。

21．C。临床上最常见的水电解质代谢紊乱是等渗性缺水。等渗性缺水是指水和钠成比例丧失，血清钠和细胞外液渗透压维持在正常范围，因可造成细胞外液量（包括循环血量）迅速减少，又称急性缺水或混合性缺水，此种缺水外科患者最易发生。

22．C。在我国，心脏瓣膜病以风湿性心脏病最为常见，与A组β（A族乙型）溶血性链球菌反复感染有关。其中，二尖瓣最常受累，其次为主动脉瓣。

23．A。排卵障碍性异常子宫出血是由于生殖内分泌轴功能紊乱引起的异常子宫出血，但全身及内外生殖器官无明显器质性病变，可发生在月经初潮至绝经的任何年龄，分为无排卵性异常子宫出血、黄体功能不足和子宫内膜不规则脱落。无排卵性异常子宫出血最常见，表现为月经周期紊乱、经期长短不一。黄体功能不足一般表现为月经周期缩短，因此月经频发，易并发不孕或妊娠早期流产史。子宫内膜不规则脱落（下丘脑-垂体-卵巢轴调节功能紊乱或溶黄体机制异常引起黄体萎缩不全而导致）表现为月经周期正常，经期延长，经量增多，好发于产后或流产后。

24．B。葡萄胎病变局限于宫腔内，不侵袭肌层，无远处转移。侵蚀性葡萄胎可见子宫肌壁内有大小不等、深浅不一的水泡状组织，宫腔内可有原发病灶，也可以没有原发病灶。当侵蚀病灶接近子宫浆膜层时，子宫表面可见紫蓝色结节。侵蚀可穿透子宫浆膜层或侵入阔韧带内。

25．B。结核分歧杆菌主要为人型结核分枝杆菌，对干燥、冷、酸、碱等抵抗力强，但对热、紫外线和乙醇等较敏感，75%乙醇2分钟、烈日曝晒2小时或煮沸1分钟可使其灭活。

26．E。在 ICU 工作的护士不需要有在有急诊科室临床工作经验。ICU 护士应具备以下条件：从事临床护理工作 2 年以上或经过 ICU 培训的执业护士；具有独立工作和处理应急问题的能力；掌握非语言沟通的技巧，对失去语言能力的患者除能通过望、触、听、嗅觉直接观察病情外，还能从患者的手势、表情、体态、眼神中会意患者的需求；熟练掌握各种仪器的使用方法，故障排除及保管方法，掌握心肺脑复苏及监测技术，并能识别正常和常见的异常心电图，诊断及处理一般心律失常等。

27．E。左心衰竭主要表现为肺循环淤血和心排血量降低。不同程度的呼吸困难是左心衰竭最主要的症状。

28．C。股疝易嵌顿，主要是因为股管解剖特点。股疝是由于股环较窄小而周围组织坚韧，且疝块沿股管垂直而下，至卵圆窝处向前转折成锐角。

29．A。子宫颈癌发展程度经历不典型增生→原位癌→浸润癌 3 个阶段，不典型增生和原位癌是子宫颈癌的癌前病变。

30．A。特发性血小板减少性紫癜（ITP）的病因有：免疫因素（与血小板自身抗体形成有关）；肝、脾与骨髓因素（以脾为主）；发病前 2 周上呼吸道感染史；雌激素水平较高。

31．E。大咯血者绝对卧床，避免搬动。取患侧卧位，出血部位不明者取仰卧位，头偏向一侧。大咯血者窒息时，首要的护理措施是维持呼吸道通畅。一旦发现窒息征象，立即取头低足高45°俯卧位，面向一侧，轻拍背部排出血块，或刺激咽部以咳出血块，或用吸痰管进行负压吸引，必要时在气管插管或气管镜下吸取血块。

32．B。脑血栓形成是脑梗死最常见的类型，是因脑动脉粥样硬化等血管病变，脑动脉主干或分支管腔狭窄、闭塞或形成血栓，造成该动脉供血区血流中断而发生脑组织缺血、缺氧性坏死，引起相应的神经症状和体征。脑动脉粥样硬化是最常见和基本的病因，常伴有高血压。高血糖、高血脂、肥胖可加速脑动脉硬化的进程。

33．C。足月儿生后 2～3 天出现生理性黄疸（早产儿 3～5 天），4～5 天达到高峰，2 周内自然消退（早产儿 3～4 周）。

34．D。慢性肾小球肾炎多数起病即为慢性，少数由急性肾小球肾炎发展所致，发病的起始因素主要是免疫介导的炎症。非免疫性因素也可导致病程慢性化，如应用肾毒性药物、高血压、高蛋白或高脂饮食等。

35．B。小细胞癌多见于 40 岁左右吸烟男性，恶性程度最高。鳞癌最常见，以中央型肺癌为主，多见于老年男性，与吸烟关系最密切。大细胞癌恶性程度较高。腺癌女性多见，以周围型肺癌为主，对化疗、放疗敏感性较差。

36．E。该患者毕Ⅱ式胃切除术后 10 天，进食后出现呕吐，呕吐物含有食物和胆汁，考虑可能为术后输出段梗阻。输出段梗阻是毕Ⅱ式胃大部切除术后常见并发症，多因粘连、大网膜水肿或炎性肿块压迫等所致，表现为上腹饱胀，呕吐物含食物和胆汁。胃排空障碍表现为持续性饱胀、钝痛、呕吐含有胆汁的胃内容物。吻合口梗阻表现为进食后上腹饱胀，溢出性呕吐，呕吐物为食物，含或不含胆汁。

37．E。颅脑手术后，颅内各部位压力不均，剧烈改变体位可造成脑疝。

38．B。人工流产时，将吸出的内容物送病理检查见到绒毛，可诊断为宫内妊娠。仅见蜕膜未见绒毛，则有助于诊断异位妊娠。

39．B。系统性红斑狼疮是一种慢性自身免疫性结缔组织疾病，女性患者比例明显高于男性，推测是由于女性体内雌激素与淋巴细胞受体结合，增进淋巴细胞的活化及生存，因此延长了免疫反应的持续时间。

40．C。胆囊颈是位于胆囊体与胆囊管之间的狭窄部分，最易发生嵌顿。胆囊颈呈漏斗状，其起始部膨大，又称 Hartmann 囊，进食油腻食物后胆囊收缩，或睡眠时体位改变致结石移位并嵌顿于胆囊颈部，出现胆绞痛。

41．A。甲状腺功能亢进症常见于窦性心动过速。

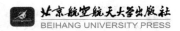

窦性心动过缓指窦性心律的频率慢于 60 次 / 分，生理性因素是引起窦性心动过缓的常见原因，见于健康的青年人、运动员、睡眠状态。还可见于某些病理状态如颅内压增高、严重缺氧、高钾血症、窦房结病变、急性下壁心肌梗死、甲状腺功能减退、阻塞性黄疸等。应用某些药物如 β 受体阻滞剂、非二氢吡啶类钙通道阻滞剂、胺碘酮、拟胆碱药及洋地黄中毒等也可引起。

42．A。类风湿关节炎是以慢性侵蚀性、对称性多关节炎为主要表现的异质性、全身性自身免疫性疾病。其基本病理改变是滑膜炎和血管炎，滑膜炎是关节表现的基础，血管炎是关节外表现的基础，炎症破坏软骨和骨质，最终可致关节畸形和功能丧失。

43．C。少数女婴生后 5～7 天有少量阴道血性分泌物，称为假月经，可持续 1 周，因出生后母体雌激素突然中断引起，一般无需处理。

44．E。幽门螺杆菌感染是慢性胃炎最主要的病因，其引起慢性胃炎的主要机制是产生的毒素直接损伤胃黏膜上皮细胞、诱发炎症反应及免疫反应。

45．E。中心静脉压代表右心房或胸段腔静脉内压力，其变化可反映血容量和右心功能。正常值为 5～12cmH_2O；中心静脉压低，提示血容量不足；中心静脉压高，提示心功能不全。该患者血压降低，中心静脉压升高，提示心功能不全或血容量相对过多。

46．C。该患者进餐后 1～3 小时或在午夜至凌晨腹部钝痛、灼痛或有饥饿样不适感，进食后迅速缓解，符合十二指肠溃疡的疼痛规律。十二指肠溃疡的腹痛节律特点为"疼痛—进餐—缓解"，疼痛在餐后 3～4 小时出现，若不服药或进餐则持续至下次进餐后才缓解，原因为胃内食物排空、胃酸对溃疡面的刺激所致，午夜痛、空腹痛的发生机制也是由于食物排空、胃酸刺激所导致，饭后由于胃酸被中和，疼痛随即缓解。

47．A。细胞外液的主要阳离子是 Na^+，钠是决定细胞外液渗透压的主要成分。细胞内液以 K^+、Ca^{2+}、Mg^{2+}、HPO_4^{2-} 和蛋白质为主。

48．B。慢性肾衰竭患者发生贫血的主要原因是肾脏促红细胞生成素减少，致红细胞生成减少和破坏增加。

49．C。护理人员能够在医疗机构执业的基本条件是必须由具有护士资格的人员来承担，实行护士执业资格统一管理，护士执业考试合格即获得护士执业的基本资格，须再经由卫生行政机关进行护士执业注册后，才能成为具有法律意义上的护士，履行护士的义务，具有护士的权利。

50．D。实质脏器损伤主要表现为腹腔内（或腹膜后）出血。肠管破裂可出现腹膜炎。肠系膜损伤可影响肠壁血液循环。腹膜后血肿因出血程度与范围各异，临床表现并不恒定，常因有合并损伤而被掩盖，突出的表现是内出血征象、腰背痛和肠麻痹，伴尿路损伤者常有血尿，血肿进入盆腔者可有里急后重感。膀胱破裂时，若腹膜完整，尿液可外渗至膀胱周围间隙；若腹膜破裂，尿液流入腹腔，引起腹膜炎。

51．B。新鲜尿沉渣每高倍视野红细胞＞3 个或 1 小时尿红细胞计数＞10 万个，称镜下血尿。尿液外观为洗肉水样或血样即为肉眼血尿，提示 1L 尿液中含有 1ml 以上血液。

52．C。妊娠期高血压的基本病变为全身小动脉痉挛。由于小动脉痉挛，造成管腔狭窄，周围阻力增大，内皮细胞损伤，通透性增加，体液和蛋白质渗漏，全身各器官组织因缺血和缺氧而受到损害。

53．B。学龄前期指 3 周岁后到入小学前（6～7 岁）为学龄前期。学龄前小儿尿量为 600～800ml。

54．D。早产指妊娠满 28 周至不足 37 周之间分娩者或新生儿出生体重 1000～2499g。

55．E。营养性缺铁性贫血是体内贮存铁缺乏，导致血红蛋白合成减少而引起的一种小细胞低色素性贫血，是最常见的贫血。该患者头晕、乏力，实验室检查为小细胞低色素贫血，考虑为缺铁性贫血，与贮存铁缺乏有关。

56．A。雌激素可使阴道上皮细胞增生和角化，黏膜变厚，并增加细胞内糖原含量，使阴道酸度

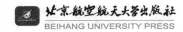

增高，阴道维持酸性环境。

57．B。在局麻药中加入适量的肾上腺素，通常每 100ml 局麻药中加入 0.1% 肾上腺素 0.3ml。可使局部血管收缩，延长局麻药吸收，减少局麻药用量。但高血压、心脏病、甲状腺功能亢进、老年患者及指（趾）端手术患者忌加肾上腺素。

58．B。子宫颈癌组织学类型以鳞癌为主，其次为腺癌。大体分型以外生型最常见，好发于鳞 - 柱状上皮交界处。

59．A。流行性腮腺炎是由腮腺炎病毒引起的急性呼吸道传染病，以呼吸道飞沫传播为主。

60．B。小儿年龄时期可分为 7 个时期。婴儿期是指自出生到 1 周岁之前。胎儿期是指从受精卵形成至小儿出生为止，共 40 周。新生儿期是指从出生脐带结扎到生后满 28 天。幼儿期是指自 1 岁至满 3 周岁之前。学龄前期是指从 3 周岁到 6 ～ 7 岁的小儿。学龄期是指从入小学开始（6 ～ 7 岁）到青春期前。青春期是指从第二性征出现到生殖功能基本发育成熟、身高停止增长的时期。

61．B。肠梗阻按基本病因可分为机械性肠梗阻、动力性肠梗阻、血运性肠梗阻。蛔虫性肠梗阻与粘连性肠梗阻属于机械性肠梗阻，其中粘连性肠梗阻是肠梗阻最常见的一种类型，发生率约占肠梗阻的 40% ～ 60%。痉挛性肠梗阻属于动力性肠梗阻，较少见，可发生于急性肠炎、肠道功能紊乱或慢性铅中毒患者。

62．E。法洛四联症是最常见的青紫型先心病。包括肺动脉狭窄、室间隔缺损、主动脉骑跨、右心室肥厚四种畸形。

63．D。乳管内乳头状瘤表现为瘤体很小，常不可触及，带蒂，有绒毛，血管壁薄，易出血，乳头溢液为血性、暗棕色或黄色液体。根据该患者表现，可考虑诊断为乳管内乳头状瘤。乳腺纤维腺瘤多见于青年女性，呈无痛肿块，圆形或扁圆形，质坚韧，表面光滑或结节状，分界清楚，活动度大。乳腺囊性增生病有周期性乳房胀痛，月经前疼痛加重，月经来潮后减轻或消失。乳腺炎症患者患侧乳房局部变硬、红肿、发热，有压痛

及搏动性疼痛。乳腺癌患者可出现"酒窝征"及"橘皮样"改变。

64．D。尿量可反映肾灌流情况，也是反映组织灌流情况最佳的定量指标。尿少通常是休克早期的表现；若患者尿量＜ 25ml/h、尿比重增加，提示肾血管收缩或血容量不足。每小时 30ml 以上，提示休克已经纠正。

65．C。血液由血细胞和血浆组成，血细胞包括红细胞、白细胞及血小板。红细胞进入血液循环后的平均寿命约 120 天，中性粒细胞平均寿命 2 ～ 3 天，嗜酸性粒细胞 8 ～ 12 天，嗜碱性粒细胞 12 ～ 15 天，血小板 7 ～ 14 天。

66．B。急性心肌梗死是冠状动脉在粥样斑块的基础上形成血栓，出现固定狭窄或部分闭塞。极少数情况下虽无严重粥样硬化，因痉挛也可使管腔闭塞使血供急剧减少或中断，心肌严重而持久地发生急性缺血。

67．C。胆色素结石占结石总数的 37%，其中 75% 发生于胆管。可分为黑色胆色素结石与胆色素钙结石，前者无胆汁酸、无细菌、质硬，几乎均发生在胆囊内；胆色素钙结石有胆汁酸、有细菌、质软易碎，主要发生在肝内、外胆管内。X 线检查常不显影。

68．D。可根据头围大小，骨缝及前、后囟闭合时间来评价颅骨的发育。婴儿出生时前囟为 1.5 ～ 2cm，1 ～ 1.5 岁时应闭合。后囟出生时很小或闭合，最迟生后 6 ～ 8 周闭合。骨缝 3 ～ 4 个月闭合。

69．C。心绞痛的病因是冠状动脉发生粥样硬化、痉挛或小动脉病变，使冠状动脉出现固定狭窄或部分闭塞。心脏对机械性刺激并不敏感，但心肌缺血缺氧则引起疼痛。在体力劳动、情绪激动、饱餐、寒冷、吸烟等因素诱发下，心脏负荷突然增加，心肌耗氧量增加，而冠状动脉的供血却不能相应增加，以满足心肌对血液的需求时，即可引起心绞痛。

70．D。人体对水和电解质的调节机制中，最重要的是肾调节。肾调节酸碱平衡的机制：通过

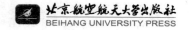

护理学（师）基础知识单科试卷

Na⁺-H⁺交换而排 H⁺；通过 HCO₃⁻重吸收而增加
碱储备；通过产生 NH₃ 并与 H⁺结合成 NH₄⁺后
排出而排 H⁺；通过尿的酸化过程而排 H⁺。

71．A。慢性失血是成年人缺铁性贫血最常见和
最重要的病因，如消化性溃疡出血、痔出血、月
经过多、钩虫病等。

72．C。呼吸困难和窒息是甲亢术后最危急的并
发症，多发生于术后 48 小时内，常见原因有切
口内出血，喉头水肿，气管塌陷，双侧喉返神经
损伤等。

73．C。甲状腺素能促进机体的新陈代谢、生长
发育，特别对脑和骨骼的正常发育和功能有重要
的作用，不能抑制组织分化。甲状腺素分泌不足，
在幼年可形成呆小症，在成人可出现黏液性水肿；
甲状腺素分泌过多，致甲状腺功能亢进，可形成
突眼性甲状腺肿。

74．D。原发性肝癌的并发症包括肝性脑病、上
消化道出血、肝癌结节破裂出血、继发感染等。
可出现低血糖、红细胞增多症、高胆固醇血症及
高钙血症等癌旁综合征的表现。门静脉高压症、
肝硬化等疾病可出现脾大、脾功能亢进的表现。

75．B。营养性巨幼细胞贫血是由于缺乏维生素
B₁₂ 和（或）叶酸所引起的一种大细胞性贫血。
表现为皮肤、面色苍黄，虚胖，头发稀疏、细黄，
头昏、心悸。精神症状是本病的特有表现，表现
为烦躁不安、易怒，对称性远端肢体麻木、深感
觉障碍，肌张力增加，腱反射亢进，重者出现震颤，
甚至抽搐、共济失调等。典型血象呈大细胞性贫
血，血红细胞数下降较血红蛋白量更明显。血小
板一般减低。该患儿面色苍黄、头发稀疏黄，红
细胞 2.8×10¹²/L，血红蛋白 80g/L，可诊断为营
养性巨幼细胞贫血。首先应给予的治疗是叶酸和
（或）维生素 B₁₂。

76．A。中枢性呼吸衰竭患者损伤神经 - 肌肉传导
系统，引起肺通气不足，均可导致急性呼吸衰竭。

77．B。心电图示 T 波高尖、QRS 间期延长正是
高钾血症的典型表现，应考虑为高钾血症。急性
肾功能衰竭引起水、电解质和酸碱平衡失调，可

表现为代谢性酸中毒、高钾血症、低钠血症、水
过多等，以代谢性酸中毒和高钾血症最常见。

78．A。新生儿呼吸中枢调节功能不健全，节律
不规则，较表浅，主要依靠膈肌运动，以腹式呼
吸为主。

79．E。新生儿胃略呈水平位，平滑肌发育尚未
完善，在充满液体食物后易扩张。由于贲门和胃
底部肌张力低，幽门括约肌发育较好，易发生
溢乳。

80．D。按骨折后时间长短分为新鲜骨折与陈旧
骨折。新鲜骨折指 2 周之内的骨折。陈旧骨折指
发生在 2 周之前的骨折，复位及愈合都不如新鲜
骨折。

81．B。难复性疝是指疝内容物不能或不能完全
回纳腹腔内，但不引起严重症状的疝。多因疝内
容物反复突出致损伤粘连、疝内容物多和滑动性
疝引起。患者出现该症状已有 2 年，且没有其他
严重的临床表现，可诊断为难复性疝。

82．D。嵌顿性疝疝环较小，而腹内压突然增高时，
疝内容物强行扩张囊颈而进入疝囊，因疝囊颈的
弹性收缩，将内容物卡住，使其不能回纳。可有
某些临床症状，如腹痛和消化道梗阻等表现，但
尚未发生血运障碍。若不能及时解除嵌顿，终将
发展成为绞窄性疝。易复性疝是指疝内容物可以
完全回纳腹腔内的疝。难复性疝是指疝内容物不
能或不能完全回纳腹腔内，但不引起严重症状的
疝。多因疝内容物反复突出致损伤粘连、疝内容
物多和滑动性疝引起。

83．B。疝内容物是进入疝囊的腹内脏器或组织，
以小肠最多见，其次是大网膜。回纳疝块时，可
闻及肠鸣音，疝内容物最可能是小肠。

84．C。幽门螺杆菌感染是消化性溃疡的主要原
因。幽门螺杆菌一方面损害黏膜防御修复，破坏
胃、十二指肠的黏膜屏障；另一方面增强侵袭因
素，引起高胃泌素血症，使胃酸和胃蛋白酶分泌
增加，促使胃、十二指肠黏膜损害，形成溃疡。

85．B。高浓度胃酸和能水解蛋白质的胃蛋白酶
是主要的侵袭因素，在消化性溃疡尤其是十二指

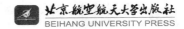

北京航空航天大学出版社　BEIHANG UNIVERSITY PRESS

肠溃疡的发病机制中起主导作用，而胃蛋白酶的活性又受胃酸制约，故胃酸是消化性溃疡发生的决定性因素。

86．D。联合应用多种药物治疗，可有效根治幽门螺杆菌。标准三联疗法为质子泵抑制剂＋克拉霉素＋阿莫西林或甲硝唑（二选一）。经典四联疗法为质子泵抑制剂＋铋剂＋四环素＋甲硝唑。四联疗法中的两种抗生素还可以选择阿莫西林、克拉霉素、呋喃唑酮、左氧氟沙星等药物。

87．B。女性外生殖器由阴阜、大阴唇、小阴唇、阴蒂、阴道前庭组成。大阴唇为自阴阜向下、向后止于会阴的一对隆起的皮肤皱襞。大阴唇皮下组织松弛，脂肪中有丰富的静脉、神经及淋巴管，若受外伤，容易形成血肿，疼痛较甚。其外侧面为皮肤，皮层内有皮脂腺和汗腺，多数妇女的大阴唇皮肤有色素沉着，内侧面湿润似黏膜。

88．E。阴道前庭为两侧小阴唇之间的菱形区域，前为阴蒂，后方以阴唇系带为界。前庭区域内有尿道口、阴道口。阴道口与阴唇系带之间一浅窝称舟状窝（又称阴道前庭窝），经产妇受分娩影响，此窝消失。

89．D。阴蒂位于两侧小阴唇顶端下，为与男性阴茎相似的海绵样组织，具有勃起性。分阴蒂头、阴蒂体及两个阴蒂脚三部分。阴蒂头显露于外阴，直径 6 ～ 8mm，神经末梢丰富，极敏感。

90．A。胎儿储存铁主要在胎儿期最后 3 个月从母体获得。当孕母患缺铁性贫血时，可使胎儿先天铁储存不足而致病。

91．E。青春期的儿童生长发育快，对铁的需要量相对增多，更容易发生缺铁。

92．C。长期服用未经加热的鲜牛乳的婴儿，可因蛋白过敏而发生少量肠出血或患有肠息肉、膈疝、钩虫病等均可引起小量肠出血导致铁丢失。

93．B。成人窦性心率＜ 60 次 / 分，称窦性心动过缓。心率为 50 ～ 60 次 / 分时多无不适感，一般无需治疗。若心率过慢，出现心排出量不足，可出现胸闷、头晕、甚至晕厥等，可使用阿托品等药物治疗。

94．A。三度房室传导阻滞又称为完全性房室传导阻滞。其症状的严重程度取决于心室率的快慢，常见的症状有疲倦、乏力、头晕、晕厥、心绞痛、心衰等。若心室起搏点位于室内传导系统的远端，心室率多低于 40 次 / 分，节律常不稳定。

95．D。阵发性室上性心动过速最常见的是房室结折返性心动过速。临床表现为突发突止，持续时间长短不等。心率 150 ～ 250 次 / 分，听诊第一心音强度恒定，心律绝对规则。通常由一个房性期前收缩触发。

96．E。类风湿关节炎是以慢性侵蚀性、对称性多关节炎为主要表现的异质性、全身性自身免疫性疾病，是导致成年人丧失劳动力及致残的主要病因之一。类风湿因子的滴度与本病活动性和严重性成正比，临床主要检测的类风湿因子的抗体类型为 IgM。

97．D。IgE 黏附在皮肤、声带、支气管黏膜等组织的肥大细胞和嗜酸粒细胞表面，使机体处于致敏状态。当机体再次接触该抗原时，抗原与 IgE 结合，致细胞破裂，释放出组胺等多种血管活性物质，引起平滑肌痉挛、毛细血管扩张及通透性增加、腺体分泌增多等变态反应，导致荨麻疹、哮喘、喉头水肿及休克等表现。

98．B。高压性气胸又称张力性气胸，是可迅速致死的危急重症。气管明显移向健侧，颈静脉怒张，皮下气肿明显，患侧胸部饱满，叩诊呈高度鼓音，听诊呼吸音消失。

99．D。发生开放性气胸时，外界空气自由进出胸膜腔，呼吸时可闻及吸吮样的声音，称为胸部吸吮伤口。气管、心脏向健侧移位，患侧胸壁叩诊呈鼓音，听诊呼吸音减弱或消失。

100．A。损伤性气胸包括闭合性气胸、开放性气胸、张力性气胸，其共同的体征是伤侧胸部叩诊呈鼓音。闭合性气胸表现为患侧胸廓饱满，气管向健侧移位，语颤减弱，叩诊呈鼓音，听诊呼吸音减弱或消失。开放性气胸表现为气管、心脏向健侧移位，患侧胸壁叩诊呈鼓音，听诊呼吸音减弱或消失。张力性气胸表现为患侧胸部饱满，叩诊呈高度鼓音，听诊呼吸音消失。

单科试卷四答案与解析

1．C。尿潴留指尿液大量存留在膀胱内而不能自主排出。其原因包括机械性梗阻（膀胱颈部或尿道有梗阻性病变，如前列腺肥大或肿瘤压迫尿道，造成排尿受阻）；动力性梗阻（由排尿功能障碍引起，而膀胱、尿道并无器质性梗阻病变，如外伤、疾病或使用麻醉剂所致脊髓初级排尿中枢活动障碍或抑制，不能形成排尿反射）；其他各种原因引起的不能用力排尿或不习惯卧床排尿，包括某些心理因素，如焦虑、窘迫等使得排尿不能及时进行。上尿路结石一般不会引起尿潴留。

2．A。原发型肺结核的病理转归可为吸收好转（钙化或硬结）、进展或恶化，其中以吸收好转最常见。

3．A。早产儿颅内出血常见的类型是脑室管膜下及脑室内出血。早产儿多见，72小时内发病，最常见的症状为拥抱反射消失，肌张力低下，淡漠及呼吸暂停。

4．D。急性肾小球肾炎简称急性肾炎，是以急性肾炎综合征为主要临床表现的一组疾病。最常见的病因是A组β溶血性链球菌引起的急性上呼吸道感染或皮肤感染后的一种免疫复合物性肾小球肾炎。

5．D。该患者有十二指肠溃疡病史，出现呕吐隔夜宿食，考虑为溃疡并发幽门梗阻。溃疡引起幽门梗阻的原因为痉挛、水肿和瘢痕，十二指肠球后溃疡更易引起梗阻。呕吐是最为突出的症状，呕吐物为发酵隔夜食物，且量很大，有大量黏液，不含胆汁，有腐败酸臭味。

6．D。母乳喂养简单方便，不易污染，母乳中所含的各种营养物质最有利于婴儿的消化吸收，而且随着婴儿生长发育的需要，母乳的质和量发生相应的改变。母乳中含有多种免疫活性细胞和丰富的免疫球蛋白，可以增强婴儿免疫力。母乳喂养还增加了婴儿与母亲皮肤接触的机会，有助于母婴间的情感联系，对婴儿建立健康的心理具有更重要的作用。吸吮刺激可促使催乳素产生，同时促进缩宫素分泌，后者使子宫收缩，减少产后出血。

7．B。精子和次级卵母细胞结合形成受精卵的过程称为受精，多在排卵12小时内发生于输卵管壶腹部。

8．C。慢性风湿性心脏病患者易发生晕厥或猝死的病变基础是主动脉瓣狭窄。主动脉瓣狭窄致左心室肥厚、心内膜下心肌缺血或冠状动脉栓塞致心律失常可致猝死。主动脉瓣钙化侵及传导系统致房室传导阻滞可致晕厥。

9．A。妊娠不足28周、胎儿体重不足1000g而终止者称为流产，胚胎染色体异常是流产的主要原因。全身性疾病、黄体功能不足、免疫功能异常、畸形子宫、子宫创伤、吸烟、酗酒、吗啡、海洛因等毒品均可导致流产。

10．D。肉芽水肿表现为创面淡红、表面光滑，质地松软，触之不易出血，宜用3%～5%高渗氯化钠溶液湿敷，并注意患者全身营养状况。

11．B。肛管与直肠成角相延续，排便时，肛管后壁承受压力最大，因此后正中线处易受损伤。

12．D。导致病毒性脑膜炎、脑炎的发病主要是免疫反应导致神经髓鞘变性、断烈。

13．A。小儿运动功能发育遵循一定的规律，发育过程可归纳为"二抬四翻六会坐，七滚八爬周会走"（数字代表月龄）。

14．B。婴儿3～4个月涎液分泌开始增多，口底浅，不能吞咽所分泌的全部唾液，常发生生理性流涎。

15．A。输入异型血易引起血管内溶血，于中间

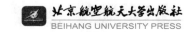丁震医学教育 010-88453168 www.dzyxedu.com　　北京航空航天大学出版社 BEIHANG UNIVERSITY PRESS

阶段出现黄疸和血红蛋白尿，其产生的机制为凝结的红细胞发生溶解，大量血红蛋白释放进入血浆而形成。溶血反应是指输入的红细胞或受血者的红细胞发生异常破坏或溶解，而引起的一系列临床症状，是最严重的输血反应。

16．C。甲胎蛋白（AFP）是诊断肝癌的特异性指标，是肝癌的定性检查，有助于诊断早期肝癌，广泛用于普查、诊断、判断治疗效果及预测复发。血清 AFP > 400μg/L，并能排除妊娠、活动性肝病、生殖腺胚胎瘤等，即可考虑肝癌的诊断。

17．E。人类 T 淋巴细胞病毒 I 型是第一个被发现与成人 T 细胞白血病有关的 C 型逆转录病毒。可以由母亲向胎儿垂直传播，或通过性接触、血制品输注而横向传播。

18．C。一般补充铁剂 12～24 小时后患者自觉症状好转，精神症状减轻，食欲增加。网织红细胞能最早反映其治疗效果，用药 48～72 小时开始上升，5～7 天达到高峰。

19．B。寒冷潮湿为血栓闭塞性脉管炎的发病因素，与原发性静脉曲张无关。原发性下肢静脉曲张又称为单纯性下肢浅静脉曲张，先天性浅静脉壁薄弱和静脉瓣膜结构不良是发病的主要原因，与遗传因素有关以及长时间站立、重体力劳动、妊娠、慢性咳嗽、习惯性便秘等后天性因素，能使腹腔内压力增高，导致瓣膜关闭不全，产生反流。由于浅静脉管壁肌层薄且周围缺少结缔组织，血液反流使静脉血量超负荷（下肢浅静脉压力升高），可引起静脉增长、增粗，出现静脉曲张。

20．D。出生时体重 3kg，生后 3 个月体重为出生时的 2 倍，1 岁时体重为出生时的 3 倍，2 岁时体重为出生时的 4 倍。

21．E。深昏迷患者对各种刺激均无反应。全身肌肉松弛，肢体呈弛缓状态，各种反射均消失，眼球固定，瞳孔散大，仅能维持循环与呼吸的最基本功能，呼吸不规则，血压下降，大小便失禁。嗜睡是最轻的意识障碍，患者处于病理性的睡眠状态，可被唤醒，醒后能保持短时间的醒觉状态，但反应较迟钝，一旦刺激去除，则又迅速入睡。昏睡患者处于熟睡状态，不易唤醒，虽在强烈刺激下（如压迫眶上神经）可被勉强唤醒，但很快再入睡，醒时答话含糊或答非所问。意识模糊患者的意识障碍程度比嗜睡较深，患者有定向障碍、思维和语言不连贯，对周围环境的理解和判断失常，可有错觉、幻觉、躁动、精神错乱等，常见于急性重症感染的高热期。浅昏迷患者意识大部分丧失，无自主运动，对声、光等刺激无反应，对强烈的疼痛刺激可出现痛苦表情或肢体回缩等防御性的反应，瞳孔对光反应、角膜反射、吞咽、咳嗽及各种防御反射仍存在。

22．B。胰液由腺泡细胞和小的导管管壁细胞分泌，呈碱性，可中和进入十二指肠的胃酸，使肠黏膜免受胃酸的侵蚀。胰液中的消化酶主要有胰淀粉酶、胰脂肪酶、胰蛋白酶和糜蛋白酶，分别水解淀粉、脂肪和蛋白质，是人体胃肠道中最主要的消化液。

23．A。输卵管因素和排卵障碍是导致女性不孕的主要原因，输卵管因素是不孕症最常见的因素。其他因素包括子宫因素、宫颈因素、免疫因素等。

24．C。肾结核是结核杆菌由原发病灶（大多在肺，其次是骨关节及肠道）经过血行进入肾小球血管丛，在双侧肾皮质形成多发性微结核病灶。若患者免疫状况良好，可全部愈合。若患者免疫力较低，肾皮质结核病灶不愈合，则发展为肾髓质结核，多数为单侧病变。

25．E。母乳喂养儿粪便呈金黄色、均匀糊状，偶有细小乳凝块，较稀薄，不臭，有酸味，每天 2～4 次。牛乳、羊乳喂养儿粪便呈淡黄色或灰黄色，较稠，多成形，含乳凝块较多，较臭，每天 1～2 次，易发生便秘。混合喂养儿粪便与喂牛乳者相似，但质地较软、颜色较黄。

26．C。疱疹性口腔炎是由单纯疱疹病毒感染引起的，病毒传染性强，可在托幼机构小流行，因此疱疹性口腔炎患儿应与健康儿隔离。鹅口疮、口角炎、单纯性口腔炎、溃疡性口腔炎不具有传染性，不用隔离。

27．A。乳头疼痛、皲裂多由哺乳姿势不当、婴儿含接姿势不正确造成。为预防乳头皲裂，应当保持正确的哺乳姿势。若出现乳头皲裂，轻者可

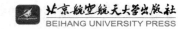

继续哺乳，嘱产妇取舒适体位，哺乳前湿热敷乳房3到5分钟，挤出少许乳汁使乳晕变软，让乳头和大部分乳晕含吮在婴儿口中。

28．B。中心静脉压（CVP）是测定上、下腔静脉或右心房内的压力，评估血容量、右心前负荷及右心功能的重要指标。肺动脉楔压能比较准确地反映整个循环情况，有助于判定左心室功能，反映血容量是否充足，对中心静脉压影响最小。

29．A。从出生脐带结扎到出生后满28天称为新生儿期。胎龄满28周（体重＞1000g）至出生后7足天，称围生期。此期在生长发育和疾病方面具有非常明显的特殊性，发病率高，死亡率高，特别是新生儿早期（出生后1周内）。

30．B。维生素D缺乏性佝偻病是维生素D不足引起钙、磷代谢失常，产生的一种以骨骼病变为特征的全身慢性营养性疾病。

31．D。小儿在1岁时头围与胸围几乎相等，约为46cm。

32．B。胃癌有直接浸润、淋巴转移、血行转移和腹腔种植4种途径。血行转移多发生在晚期，以肝转移最常见。

33．B。门静脉系与腔静脉系之间有4个主要交通支，即胃底-食管下段交通支、直肠下端-肛管交通支、前腹壁交通支、腹膜后交通支。不包括脾肾静脉交通支。

34．D。血液流经肾小球时，血浆中的水和小分子物质通过滤过膜进入肾小囊形成原尿，正常成人除血细胞和大分子蛋白质外，几乎所有血浆成分均可通过肾小球滤过膜进入肾小囊，因此原尿与血浆的成分不同的是蛋白质含量。

35．B。血液流经肾小球时，血浆中的水和小分子物质通过滤过膜进入肾小囊形成原尿，正常成人除血细胞和大分子蛋白质外，几乎所有血浆成分均可通过肾小球滤过膜进入肾小囊。

36．B。BLS即basic life support，基本生命支持。

37．D。甲状腺功能亢进症以Graves病最为常见，属自身免疫性甲状腺疾病，有遗传倾向。此外，

细菌感染、性激素、应激、精神刺激和锂剂等环境因素对本病有促发作用。

38．A。该患儿主要是接触宠物的毛屑，吸入过敏原引发的哮喘。支气管哮喘是气道的一种慢性变态反应性炎症性疾病。变应原性因素包括室内变应原如尘螨、家养宠物的毛、蟑螂，室外变应原如花粉等。

39．C。子宫肌瘤是女性生殖器最常见的良性肿瘤，30～50岁女性高发，绝经后肌瘤萎缩或消失，发病可能与雌、孕激素水平过高或长期刺激有关。

40．D。K^+是细胞内液主要的阳离子。血钾正常值为3.5～5.5mmol/L。

41．A。小儿初次感染结核菌，在1～2个月内结核菌素试验呈阴性反应，硬结直径＜5mm。

42．C。妊娠合并糖尿病对母体易引起自然流产、早产、妊娠期高血压疾病、感染、羊水过多、子宫收缩乏力、产程延长及产后出血，不会使受孕率增高。

43．C。母乳是婴儿最理想的天然食品。初乳为产后4～5天内的乳汁，量少，脂肪含量少而蛋白质较多（主要为免疫球蛋白）。

44．E。瘢痕性幽门梗阻以手术治疗为主，最常用的术式是胃大部切除术。幽门梗阻主要表现为餐后上腹部饱胀，呕吐是最为突出的症状，呕吐物为发酵隔夜食物，且量很大，有大量黏液，不含胆汁，有腐败酸臭味，呕吐后自觉腹胀明显缓解。典型体征为上腹可见胃型及自左肋下向右腹的蠕动波、晃动上腹部时可闻及振水声。患者常有低氯、低钾性碱中毒，严重时还可出现低镁血症、酮症、脱水及营养不良。

45．B。高血压并发细小动脉硬化为脑出血最常见的病因。高血压脑出血好发部位为基底节区，此处豆纹动脉从大脑中动脉近端呈直角发出，受高压血流冲击最大，最易破裂出血。

46．C。支原体肺炎好发于婴幼儿及年长儿，首选的抗生素为大环内酯类抗菌药。

47．A。肺癌发病年龄多在40岁以上，60～79

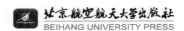

岁为发病高峰，男性多见。吸烟是肺癌发生最重要的危险因素。小细胞癌见于 40 岁左右吸烟男性，恶性程度最高。老年男性以鳞癌最常见，以中央型肺癌为主。

48．A。脊柱结核的发病率居全身骨与关节结核的首位，约占 50%，其次为膝关节结核与髋关节结核。

49．A。慢性阻塞性肺疾病（COPD）是在慢性支气管炎和肺气肿的病理基础上的疾病。随 COPD 病情发展，可出现桶状胸，呼吸变浅、频率增快，严重者可有缩唇呼吸。双侧语颤减弱。叩诊呈过清音，心浊音界缩小，肺下界和肝浊音界下降。听诊两肺呼吸音减弱，呼气延长，部分患者可闻及湿啰音和（或）干啰音，心音遥远。气胸仅表现为呼吸音减弱或消失。

50．D。患者在输入大量库存血后出现心率缓慢、手足抽搐、血压下降、伤口渗血，考虑发生了血钙降低。枸橼酸钠常用作抗凝剂，大量输血后，如患者肝功能不全，枸橼酸钠尚未氧化即与血中游离钙结合，使血钙下降。

51．D。氨中毒是肝性脑病的重要发病机制，游离的 NH_3 有毒性，且能透过血 - 脑屏障，导致大脑的能量代谢干扰，阻碍脑细胞的三羧酸循环，使大脑细胞能量供应不足，近而诱发肝性脑病。

52．E。该患者心脏病发作，入院住 ICU 病房，肢体活动功能监测不是 ICU 护士重点监测的项目。血氧饱和度监测、肺毛细血管楔压监测是血流动力学的监测内容；心电监护可反映心脏功能；24 小时出入量是基础的监测内容。

53．E。急性心肌梗死患者发生左心衰竭，为梗死后心脏舒缩力显著减弱或不协调所致，出现呼吸困难、咳嗽、发绀、烦躁等症状，严重者可发生肺水肿，随后可发生颈静脉怒张、肝大、水肿等右心衰表现。

54．D。上消化道大出血是指屈氏韧带以上的消化道，包括食管、胃、十二指肠、胰腺、胆道及胃空肠吻合术后的空肠病变引起的出血。消化性溃疡最常见的并发症是上消化道出血，也是上消

化道出血最常见的病因，其出血量的多少与被溃疡侵蚀的血管大小有关。

55．A。急性肾盂肾炎的病原体以革兰阴性杆菌为主，最常见的致病菌为大肠埃希菌。其次为副大肠埃希菌、变形杆菌、葡萄球菌、铜绿假单胞菌、粪链球菌等，偶见厌氧菌、真菌、原虫及病毒等。

56．B。急性肾衰竭少尿期最危险的并发症是高钾血症。急性肾衰竭的水、电解质和酸碱平衡失调可表现为代谢性酸中毒、高钾血症、低钠血症、水过多等，以代谢性酸中毒和高钾血症最常见。高钾血症可致各种心律失常，严重者发生心室颤动或心脏骤停，是最主要的电解质紊乱和最危险的并发症，是少尿期的首位死因。

57．D。卵巢黄素化囊肿多见于葡萄胎或绒毛膜癌，由于大量绒毛膜促性腺激素（hCG）刺激卵巢颗粒细胞及卵泡膜细胞而引起。囊壁光滑、壁薄，多房性，而且多是双侧卵巢都有。偶可发生急性扭转，黄素化囊肿在葡萄胎清除后，随着 hCG 水平下降，于 2～4 个月内自然消失。

58．E。原发性腹膜炎又称自发性腹膜炎，腹腔内无原发性病灶。儿童、女性发病相对多见。原发性腹膜炎多为单一细菌感染，致病菌多为溶血性链球菌、肺炎链球菌或大肠埃希菌。上行性感染是细菌进入腹腔的途径之一，来自女性生殖道的细菌可通过输卵管直接向上扩散至腹腔，从而导致原发性腹膜炎的发生。

59．C。最严重的心源性呼吸困难是急性肺水肿，是左心衰竭呼吸困难最严重的情况。劳力性呼吸困难是左心衰竭最早出现的症状。夜间阵发性呼吸困难是心源性呼吸困难最典型的表现，端坐呼吸是肺淤血达到一定程度，患者不能平卧，因平卧位会使回心血量增多，肺静脉压力增高，加重肺水肿，也可使膈肌抬高，而引起呼吸困难。

60．A。亚硝胺是一类强烈的化学致癌物质，在腌制食物中亚硝胺类化合物含量较高，与肝癌发病有关。

61．E。类风湿关节炎是以慢性侵蚀性、对称性多关节炎为主要表现的异质性、全身性自身免疫

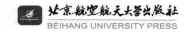

性疾病，是导致成年人丧失劳动力及致残的主要病因之一。类风湿因子的滴度与本病活动性和严重性成正比，临床主要检测的类风湿因子的抗体类型为 IgM。

62．A。该患者产后 4 周，母乳喂养，出现右乳胀痛，伴畏寒、发热，白细胞计数偏高，可诊断为急性乳腺炎。急性乳腺炎主要致病菌为金黄色葡萄球菌，常见于产后哺乳期妇女，以初产妇居多，临床表现为患侧乳房局部变硬、红肿、发热，有压痛及搏动性疼痛，常伴患侧腋窝淋巴结肿大、压痛，可有寒战、高热、脉搏加快等。

63．D。破伤风患者的治疗、护理等各项操作尽量集中，可在使用镇静剂 30 分钟内进行，以免刺激打扰患者引起抽搐。

64．B。根据骨折端的稳定程度分类可分为不稳定性骨折与稳定性骨折。不稳定性骨折指在生理外力作用下骨折端易移位的骨折，如斜形骨折、螺旋形骨折、粉碎性骨折等。稳定性骨折指在生理外力作用下骨折端不易移位的骨折，如不完全性骨折及横形骨折、压缩性骨折、嵌插骨折等。裂缝骨折和青枝骨折属于不完全骨折。裂缝骨折骨质出现裂隙，无移位，多见于颅骨、肩胛骨等；青枝骨折多见于儿童，主要表现为骨皮质和骨膜部分断裂，可有成角畸形，外力作用下骨折端也无移位。

65．A。原发性肾病综合征是指原发于肾脏本身的肾小球疾病，其发病机制为免疫介导性炎症所致的肾损害。继发性肾病综合征是指继发于全身或其他系统疾病的肾损害，如糖尿病肾病、狼疮性肾炎、肾淀粉样变性病、过敏性紫癜等。

66．A。骶耻外径可间接推测骨盆入口前后径长短，是骨盆外测量中最重要的径线，为第 5 腰椎棘突下至耻骨联合上缘中点的距离，正常值 18 ～ 20cm。

67．C。中厚皮片含表皮及部分真皮层，用途最广，存活率高，愈合后功能好，不易收缩，色素变化不大。

68．A。该患者有米汤样尿液和血尿史，尿呈酸性，

伴有脓细胞，连查 3 次晨尿结核菌均为阳性，X 线示左肾钙化，逆行肾盂造影示左肾肾盏、肾盂不规则扩大、变形，有空洞形成，考虑发生了肾结核。目前多采用抗结核化疗药 6 个月短程治疗。行肾全切除者建议早期下床活动，行肾部分切除者常需卧床 3 ～ 7 天，以避免继发性出血或肾下垂。术后准确记录 24 小时尿量，若手术后 6 小时仍无尿或 24 小时尿量较少，可能发生肾衰竭，应及时报告医师并协助处理。保持引流管通畅，密切观察并记录引流液的颜色、性状和量。

69．C。癫痫持续状态是指一次全面强直 - 阵挛发作持续 5 分钟以上。旧定义是指若发作间歇期仍有意识障碍，或癫痫发作持续 30 分钟以上，或在短时间内频繁发作。

70．B。热衰竭发病机制为体液和钠盐丢失过多，外周血管扩张，血容量不足。

71．C。羊水栓塞指在分娩过程中羊水突然进入母体血液循环引起急性肺栓塞、过敏性休克、DIC、肾衰竭等一系列病理改变的严重分娩并发症。

72．B。胎儿期处于相对缺氧状态，红细胞数和血红蛋白量较高，至 2 ～ 3 个月时，红细胞数和血红蛋白量下降至 3×10^{12}/L，血红蛋白量降至 100g/L，出现轻度贫血，称为"生理性贫血"。小儿生理性贫血与红细胞生成素不足有关。

73．A。急性单纯性阑尾炎病变只局限于黏膜和黏膜下层，阑尾外观轻度肿胀，表面有少量纤维蛋白性渗出物，临床症状和体征较轻。该患者有右下腹固定性压痛，无腹肌紧张及反跳痛，应考虑为单纯性阑尾炎。化脓性阑尾炎临床症状和体征较重。坏疽性及穿孔性阑尾炎穿孔如未被包裹，可引起急性弥漫性腹膜炎，是急性阑尾炎最严重的类型。阑尾周围脓肿多发生于急性阑尾炎穿孔进程较慢时。

74．D。慢性肾衰患者并发心衰的原因包括循环负荷过重、严重高血压、贫血、尿毒症性心脏病变、动脉粥样硬化等，不包括消化道出血。

75．C。机械性肠梗阻是最常见的肠梗阻，是由

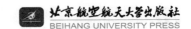

于机械性因素导致肠腔狭小，肠内容物不能通过所致。常见原因有：肠外有粘连、肿瘤压迫等；肠壁有肠套叠、肠扭转等；肠腔内有蛔虫、异物、粪石堵塞等。

76．C。开放性气胸胸膜腔内压几乎等于大气压。胸壁存在开放性伤口，患侧胸膜腔与大气直接相通，空气自由进入胸膜腔，胸膜腔内负压消失，肺组织萎陷。

77．E。婴幼儿呼吸次数的正常范围是 40～44 次/分，年龄越小，呼吸频率越快。

78．A。胆汁是一种复合溶液，97% 是水，主要成分有胆汁酸盐、胆固醇、胆色素、卵磷脂、脂肪酸和无机盐等。不包括消化酶。

79．A。小面积深度烧伤者，可采用自体游离皮片移植、皮瓣移植等方法，以修复皮肤与组织的严重缺损，减轻功能障碍。

80．B。因第 4～7 肋骨长而薄，最易折断，故第 4～7 肋骨骨折最多见。

81．A。子宫内膜周期性变化可分为 3 期，即增殖期、分泌期和月经期。增殖期为子宫内膜的增生与修复时期。分泌期于排卵后出现，与卵巢周期中的黄体期对应。月经来潮前期即分泌晚期，子宫内膜水肿呈海绵状。在月经期，经前 24 小时内膜螺旋动脉节律性收缩及舒张，继而出现逐渐加强的血管痉挛性收缩，导致远端血管壁及组织缺血坏死和剥脱，脱落的内膜碎片及血液一起从阴道流出，即月经来潮，是雌激素、孕激素撤退的最后结果。该患者检查可见腺体缩小，内膜水肿消失、螺旋小动脉痉挛性收缩，有坏死、内膜下血肿，可判断为月经期。

82．A。该患者酒后上腹部疼痛，伴恶心呕吐，查体全腹肌紧张，压痛及反跳痛，考虑发生了急性胰腺炎。大量饮酒和暴饮暴食均引起胰液分泌增加，并刺激 Oddi 括约肌痉挛，造成胰管内压增高，损伤腺泡细胞，是急性胰腺炎的第二位病因和重要诱因，也是导致其反复发作的主要原因。

83．D。胆总管在十二指肠降部中段的十二指肠后内侧壁与胰管汇合成膨大的共同管道，称

Vater 壶腹或肝胰壶腹，开口于十二指肠乳头。在肝胰壶腹周围有 Oddi 括约肌包绕，Oddi 括约肌具有调节胆囊充盈，控制胆汁、胰液流入十二指肠、阻止十二指肠液反流的功能，是胰腺和胆道疾病相互关联的解剖学基础。

84．C。腹痛、果酱样血便、腊肠形光滑有压痛的腹部肿块是肠套叠三大典型症状。该患儿剧烈腹痛、有少量果酱样粪便，右侧腹可触及香肠样肿物，考虑为肠套叠。胆道蛔虫病表现为突发上腹剑突下钻顶样绞痛，阵发性加剧。肠扭转表现为突然发作的持续性剧烈腹部绞痛，呕吐频繁，腹胀不对称，可触及扩张的肠襻，休克出现早。蛔虫性肠梗阻表现为脐周阵发性疼痛，伴呕吐，腹部柔软，可扪及条索状包块。

85．A。肠套叠是唯一可早期灌肠的外科急症。一旦发生尽早复位，早期主要采用空气灌肠或钡灌肠，效果好。

86．D。肠套叠是唯一可早期灌肠的外科急症。一旦发生尽早复位，早期主要采用空气灌肠或钡灌肠，效果好。

87．A。大量饮酒和暴饮暴食均引起胰液分泌增加，并刺激 Oddi 括约肌痉挛，造成胰管内压增高，损伤腺泡细胞，是急性胰腺炎的第二位病因和重要诱因，也是导致其反复发作的主要原因。

88．D。在我国，肝癌最常见的病因是乙型肝炎及其导致的肝硬化。肝癌患者常有乙型肝炎病毒感染→慢性肝炎→肝硬化→肝癌的病史。

89．E。哺乳后应将婴儿直立抱起，头部靠在母亲肩上，轻拍背部 1～2 分钟，使空气排出，以防吐奶。

90．B。喂哺时母亲及婴儿均取一个舒适的姿势，最好采取坐位，坐在直背椅子上，斜抱婴儿，使其头、肩部枕于母亲哺乳侧肘弯部。婴儿口含住乳头及大部分乳晕，母亲另一手呈"C"型将整个乳房托起，一般两侧乳房交替进行哺乳。

91．D。瑞格列奈的药理作用为刺激胰岛素的早时相分泌而降低餐后血糖。适用于控制餐后高血糖。

 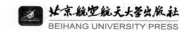

92. C。阿卡波糖属于葡萄糖苷酶抑制剂，可抑制小肠 α - 葡萄糖苷酶而延缓糖类的吸收，降低餐后高血糖。

93. E。罗格列酮的药理作用为增强靶组织对胰岛素的敏感性，改善胰岛素抵抗，而降低血糖。适用于肥胖、胰岛素抵抗明显者。

94. A。急性刺激性干咳常见的疾病有上呼吸道炎症、气管异物、胸膜炎等。长期晨间咳嗽主要见于支气管扩张、肺脓肿等疾病。哮喘患者常表现出哮鸣音。金属音咳嗽常见于纵隔肿瘤、主动脉瘤或支气管肺癌压迫气管等疾病。心包疾病患者常因变换体位而加重咳嗽，引起心前区疼痛。

95. D。癌肿引起支气管狭窄时，咳嗽加重，为持续性高调金属音或刺激性呛咳，常表现为痰中带血或间断血痰。肺癌患者咳嗽是其出现最早的症状，多为刺激性干咳或少量黏液痰。

96. E。支气管扩张患者长期咳嗽和咳大量脓痰是最主要的症状，痰量与体位有关，常在晨起和夜间卧床时，由于体位改变致气管内痰液易流出而加重。

97. A。宫内导致的新生儿感染性肺炎的病原菌以革兰阴性杆菌为主。

98. B。新生儿败血症指细菌侵入血液循环并生长繁殖、产生毒素而造成的全身感染。以葡萄球菌、大肠埃希菌为主。

99. B。甲氨蝶呤属于影响核酸生物合成药。

100. A。氮芥属于烷化剂。长春新碱属于微管蛋白活性抑制剂。阿霉素属于干扰转录过程和阻止 RNA 合成药。甲状腺素属于内分泌类药物。

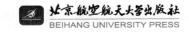